Hans O. Lüders und Soheyl Noachtar

Atlas und Klassifikation
der Elektroenzephalographie

Hans O. Lüders und Soheyl Noachtar

Atlas und Klassifikation der Elektroenzephalographie

Einführung in die EEG-Auswertung

Unter Mitwirkung von:
Stephan Arnold, Blaise Bourgeois, Richard C. Burgess, Dudley S. Dinner, Alois Ebner,
Hans Holthausen, George Klem, Prakash Kotagal, Ronald Lesser, Hans-Joachim Meencke, Harold Morris III,
Americo Sakamoto, Norman So, Ingrid Tuxhorn, Paul Van Ness und Elaine Wyllie.

CIBA-GEIGY VERLAG
Wehr 1994

© 1994 CIBA-GEIGY VERLAG, 79666 Wehr

Gestaltung und Satz:
Fotosatz Strütt und Rünzi, 79650 Schopfheim

Druck:
Druckerei Georg Gehringer, 67657 Kaiserslautern

ISBN 3-929 126-07-9

Autoren:

Hans-Otto Lüders, M. D., Ph. D.
Department of Neurology
The Cleveland Clinic Foundation
9500 Euclid Avenue
Cleveland, Ohio 44195
U. S. A.

Dr. med. Soheyl Noachtar
Neurologische Klinik und Poliklinik
Ludwig-Maximilians-Universität
Klinikum Großhadern
Marchioninistraße 15
81377 München

Unter Mitwirkung von:

Stephan Arnold
Epilepsie-Zentrum Bethel
Klinik Mara
Maraweg 21
33617 Bielefeld

Blaise Bourgeois, M.D.
Department of Neurology
Washington University
660 S. Euclid Avenue
St. Louis, Missouri 68110
U. S. A.

Richard C. Burgess
Department of Neurology
The Cleveland Clinic Foundation
9500 Euclid Avenue
Cleveland, Ohio 44195
U. S. A.

Dudley S. Dinner
Department of Neurology
The Cleveland Clinic Foundation
9500 Euclid Avenue
Cleveland, Ohio 44195
U. S. A.

Dr. med. Alois Ebner
Epilepsie-Zentrum Bethel
Klinik Mara
Maraweg 21
33617 Bielefeld

Dr. med. Hans Holthausen
Epilepsie-Zentrum Bethel
Klinik Mara
Maraweg 21
33617 Bielefeld

George Klem, R. EEG T.
Department of Neurology
The Cleveland Clinic Foundation
9500 Euclid Avenue
Cleveland, OH 44195
U. S. A.

Prakash Kotagal, M. D.
Department of Neurology
The Cleveland Clinic Foundation
9500 Euclid Avenue
Cleveland, Ohio 44195
U. S. A.

Ronald P. Lesser, M. D.
Departments of Neurology and Neurosurgery
John Hopkins University
600 North Wolfe Street
Baltimore, Maryland 21205
U. S. A.

Prof. Dr. med. Hans-Joachim Meencke
Neurologische Abteilung
Klinikum Rudolf Virchow
Freie Universität Berlin
Augustenburger Platz 1
13344 Berlin

Harold Morris III, M. D.
Department of Neurology
The Cleveland Clinic Foundation
9500 Euclid Avenue
Cleveland, Ohio 44195
U. S. A.

Americo C. Sakamoto, M. D., Ph. D.
Department of Neurology
Ribeirão Preto Medical School
University of São Paulo
14048-900 Ribeirão Preto – SP
Brasilien

Norman K. So, M. B. Ch. B.
Neurophysiology Laboratory
Good Samaritan Hospital Medical Center
1015 NW 22nd Avenue
Portland, Oregon 97210
U. S. A.

Ingrid Tuxhorn, M. B. Ch. B.
Epilepsie-Zentrum Bethel
Klinik Mara
Maraweg 21
33617 Bielefeld

Paul Van Ness, M. D.
Department of Neurology
The Cleveland Clinic Foundation
9500 Euclid Avenue
Cleveland, Ohio 44195
U. S. A.

Elaine Wyllie, M. D.
Department of Neurology
The Cleveland Clinic Foundation
9500 Euclid Avenue
Cleveland, Ohio 44195
U. S. A.

Inhalt

Vorwort 7

Einleitung 9

EEG-Klassifikation 15

Lokalisation 16
Grad der EEG-Pathologie 19
Vigilanz 19
Elektroden 19
Klassifikation epileptischer Anfälle
    und paroxysmaler Ereignisse 21

EEG-Atlas 23

I. Pathologisches EEG

Verlangsamungen 23
    Grundrhythmusverlangsamung 24
    Intermittierende Verlangsamung 24
    Kontinuierliche Verlangsamung 25

Epilepsietypische Potentiale 41
    Spikes 41
    Sharp-Waves 41
    Benigne epilepsietypische Potentiale
        der Kindheit 41
    Spike-Wave-Komplexe 42
    Slow-Spike-Wave-Komplexe 42
    3 Hz Spike-Wave-Komplexe 42
    Polyspikes 43
    Hypsarrhythmie 43
    Photoparoxysmale Reaktion 43
    Anfallsmuster 43
    Statusmuster 44
    Artefaktverdecktes EEG 44

Besondere Muster 104
    Exzessives Beta 104
    Asymmetrie 104
    Schlafbeginn-REM 104
    Periodisches Muster 105
    Triphasische Wellen 105
    Periodische lateralisierte epilepsie-
        typische Potentiale (PLEDs) 105
    Burst-Suppression 105
    Grundrhythmus-Suppression 106

Besondere Muster, die nur bei Patienten
in Sopor oder Koma verwendet werden 128
    Alpha-Koma/Alpha-Sopor 128
    Spindel-Koma/Spindel-Sopor 128
    Beta-Koma/Beta-Sopor 128
    Theta-Koma/Theta-Sopor 128
    Delta-Koma/Delta-Sopor 129

Elektrozerebrale Inaktivität 129

II. Normales EEG

Temporale Verlangsamung
    der Älteren 24
Deltawellen der Jugend 24
Theta-Grundrhythmus-Variante 24
Glossokinetisches Artefakt 25
Frontales Theta
    (»Ciganek Rhythmus«) 24
Hyperventilationsinduzierte
    Verlangsamung 25
Hypnagoge Hypersynchronie 25
Lambda-Wellen 41
Positive okzipitale scharfe Transienten
    des Schlafes (POSTS) 41
Small Sharp Spikes
    (= Benigne epilepsieähnliche
    Transienten des Schlafes) 41
Wicket-Spikes 41
6 Hz positive Spikes 41
Vertex-Wellen 41

Rektus lateralis »Spikes« 41
6 Hz »Phantom« Spike-Wave 41
14 und 6 Hz positive Spikes 41
»Telefon«-Artefakt 41
Subklinische rhythmische Entladungen
    der Erwachsenen (SREDA) 41, 43
Rhythmisches temporales Theta der
    Schläfrigkeit (= psychomotorische
    Variante) 41
EKG-Artefakte 41, 178
Photic Driving 43
Bewegungsartefakt 175
Augenbewegungsartefakte 178

Addendum

Lokalisationsbestimmung von
    EEG-Veränderungen 137
Lokalisationsregeln 137
Schreiberausschläge und Polarität 138
Visuelle Hinweise zur
    Polaritätsbestimmung 139
Regeln der Lokalisationsbestimmung ... 140
Bipolare Ableitung 140
Referentielle Ableitung 152
Potentialfeldkarte 164
Bipolare versus referentielle Ableitung ... 166
Spezielle Lokalisationsregeln 166
Methoden zur Polaritätsbestimmung
    von Potentialgeneratoren 175
Potentialfeldkarten zur Identifikation
    von Artefakten und Montagen 175
Potentialfelder durch Dipole 178
Multiple Potentialgeneratoren 180

Literatur 201

Register 205

Vorwort

Die Elektroenzephalographie erlebte nach Hans .Bergers Erstpublikation im Jahre 1929 ihre Blütezeit in den fünfziger und sechziger Jahren. Damals wie heute war die Treffsicherheit der Untersuchungsmethode bei Diagnose und exakter Lokalisation intrakranieller raumfordernder Prozesse unzureichend. EEG-Veränderungen, die charakteristisch für Hirntumoren sind, gibt es bis heute nicht.

Dementsprechend verlor das EEG in diesem diagnostischen Bereich nach Einführung der modernen bildgebenden Verfahren ganz wesentlich an Bedeutung. Bedingt durch die bei strukturellen Hirnläsionen hervorragende Darstellungsmöglichkeit von Computer- und Kernspintomographie werden EEGisten seither nicht selten mit der Meinung konfrontiert, ihre Diagnostik sei nun generell überflüssig. Es wird nach dem Stellenwert der Elektroenzephalographie in Rahmen der klinischen Diagnostik gefragt.

Dazu sagte bereits vor 40 Jahren Richard Jung: »Man soll vom EEG keine Aufschlüsse erwarten, die es nicht geben kann. Das EEG ist eine physiologische Methode; man darf daher nicht verlangen, daß es genauere Auskunft über anatomische oder psychologische Einzelheiten gibt.«

Das gilt auch heute noch: Im Rahmen der Diagnostik zerebraler Funktionsstörungen ist die kostengünstige und für den Patienten nicht belastende Elektroenzephalographie absolut konkurrenzlos. Die neuroradiologischen Untersuchungsverfahren sind dagegen im Bereich der strukturell-anatomischen Diagnostik unschlagbar.

Die Entwicklung ist nicht abgeschlossen. So hat erst kürzlich die neue digitale EEG-Gerätegeneration (auch papierloses EEG genannt) die diagnostischen Möglichkeiten weiter verbessert, wenn sie optimal eingesetzt wird. Optimal bedeutet Registrierung der EEG-Rohdaten mit exakt nach dem internationalen 10-20 System gesetzten Elektroden in Referenzschaltung. Bei der Auswertung des EEG ist es dann möglich, über jede Stelle der abgeleiteten Kurve jedes beliebige Elektrodenverschaltungsprogramm zu legen. Damit und mit der Vielzahl der nun gleichzeitig zur Verfügung stehenden Verstärkerkanäle (meist 24 und mehr) gelingt es wesentlich besser als früher, regionale EEG-Veränderungen oder Spitzenpotentiale zu erfassen. Voraussetzung dafür ist allerdings eine Abteilung, in welcher kenntnisreiche, speziell für diese Untersuchungsmethode ausgebildete EEG-MTA und -Ärzte arbeiten.

Auch im Zeitalter der schnellen Datenverarbeitung ist die EEG-Interpretation immer noch eine Kunst. Sie erfordert Kenntnisse im Bereich der Verstärkertechnik, der Neurophysiologie, der klinischen Neurologie, Neuropädiatrie und spezielle EEG-Kenntnisse. Letztere können nur über viele Monate mit der mühsamen Durchsicht hunderter von EEG-Kurven in einem EEG-Labor erworben werden. Die beste Methode zur Vermittlung von Grundlagen in der Elektroenzephalographie ist der Dialog zwischen einem erfahrenen EEG-Lehrer und einer möglichst kleinen Gruppe von Lernenden.

Eine hilfreiche und ergänzende Unterstützung bietet dabei der vorliegende EEG-Atlas. Zwei klinisch besonders erfahrene EEG-Lehrer, Herr Hans-Otto Lüders und Herr Soheyl Noachtar haben, unterstützt von vielen Mitarbeitern, ein didaktisch hervorragend gegliedertes Kurvenmaterial zusammengestellt und interpretiert. Die schwierige und zwischen den EEG-Interpreten oft diskrepante Befundbeschreibung wurde durch eine völlig neue Klassifikation pathologischer EEG-Befunde ersetzt.

Die Autoren beginnen mit einer gründlichen Einführung in ihre EEG-Klassifikation. Anhand zahlreicher EEG-Kurvenbeispiele stellen sie dann die Anwendung der Nomenklatur auf pathologische Elektroenzephalogramme vor. Dabei setzen sie sich zunächst mit der Verlangsamung der EEG-Grundaktivität, ihrer Beschreibung und Klassifikation auseinander, nachfolgend mit abnormen EEG-Befunden, wie sie sich bei zerebralen Anfallsleiden interiktal und iktal finden.

In einem gesonderten Kapitel werden neben der Bedeutung der EEG-Asymmetrien auch seltenere EEG-Befunde wie periodische Muster, triphasische Wellen, Burst-Suppressions-Aktivität und die Grundrhythmus-Suppression ausführlich abgehandelt. All diesen EEG-Abnormalitäten werden schließlich normale EEG-Befunde gegenübergestellt, vor allem solche, die grenzwertige Bedeutung haben und die allzu leicht vom weniger Erfahrenen mit pathologischen EEG-Befunden verwechselt werden.

Der vom Ciba-Geigy-Verlag hervorragend ausgestattete Atlas schließt mit zahlreichen einprägsamen Abbildungen und einer besonders umfassenden Einführung in die so wichtige Lokalisationsbestimmung von EEG-Veränderungen.

Die intensiven Bemühungen um die möglichst genaue Ortung von Generatoren für pathologische EEG-Befunde haben in den letzten Jahren die Elektroenzephalographie im klinischen Bereich, vor allem in der prächirurgischen Epilepsiediagnostik, wieder aufgewertet. Damit zeigt sich einmal mehr, daß die Enzephalographie in ihren diagnostischen Möglichkeiten immer noch nicht ausgeschöpft ist.

Allen an der Elektroenzephalographie Interessierten bieten die Autoren eine umfassende Einführung in diesen faszinierenden diagnostischen Bereich.

B. Bätz (Celle)

Einleitung

Eine Vielzahl von pathologischen EEG-Veränderungen ist seit Einführung des EEG vor über 60 Jahren beschrieben worden. Dieser Atlas soll in einer systematischen Weise typische, pathologische EEG-Befunde veranschaulichen. Von der Phänomenologie des EEG ausgehend wird eine systematische Befundklassifikation vorgestellt, die nach klinischen Gesichtspunkten geordnet ist und auf Ergebnissen elektro-klinischer Korrelationen und experimentellen Untersuchungen basiert. Auch wenn Klassifikationen den fließenden Übergängen der Natur nicht gerecht werden können, liegt der offenbare Nutzen in der Strukturierung der Vielfalt und im Zeitalter digitaler Datenerfassung und -dokumentation in der Einrichtung von Datenbanken.

Dieser EEG-Atlas zeigt von der Schädeloberfläche ableitbare pathologische EEG-Muster und auch jene EEG-Veränderungen, die damit leicht verwechselt werden können. Die Kurven wurden aus den EEG-Labors der Cleveland Clinic Foundation und dem Epilepsie-Zentrum Bethel ausgewählt und nach den Richtlinien der Amerikanischen (1984) bzw. Deutschen (1985) EEG-Gesellschaft abgeleitet. Zur besseren Anschaulichkeit werden meistens 8-kanalige EEG-Beispiele gezeigt, die aus 18-64 Kanal-Aufzeichnungen ausgewählt wurden. Die Frequenzfilter lagen bei 1 Hz bzw. 70 Hz.

Zumeist werden bipolare Längsreihen (Abb. 1a und 1b) gezeigt, gelegentlich auch bipolare Querreihen (Abb. 1c) und Referenzableitungen (Abb. 2a und b) (Deutsche EEG-Gesellschaft 1986). Die Elektrodenbezeichnung folgt der Empfehlung der Amerikanischen EEG-Gesellschaft (American Electroencephalographic Society 1991). Diese gleicht der Empfehlung der Deutschen EEG-Gesellschaft bis auf einige wenige Punkte. Die deutschen Elektrodenbezeichnungen des 10–20 Systems sind identisch mit der amerikanischen Nomenklatur bis auf T7/T8 und P7/P8, die der T3/T4 bzw. T5/T6 entsprechen.

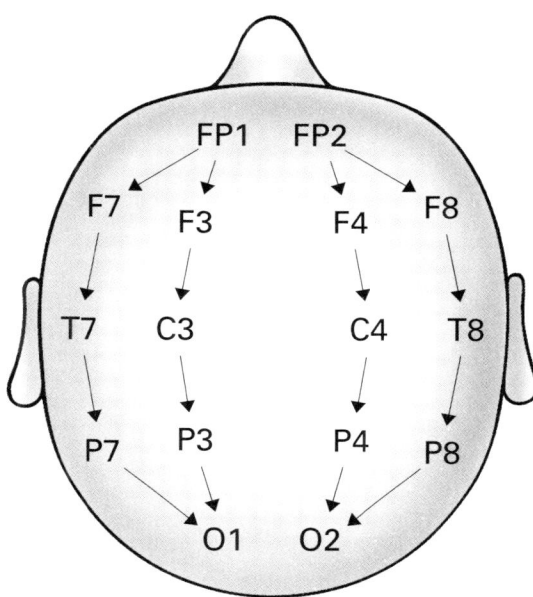

Abb. 1a: Bipolare Längsreihe.

Die häufigste in diesem Atlas verwendete Ableitemontage. Wegen ihrer Form wird sie auch »doppelte Banane« genannt.

In einem Begleitheft (s. Umschlag) ist eine separate Zusammenfassung der EEG- und Anfallsklassifikation ist zur besseren Übersicht beigefügt. In einem Addendum werden die wichtigsten Regeln der Polarität und ihre Anwendung in der EEG-Auswertung erläutert.

Die Auswertung einer EEG-Ableitung besteht zunächst in einer Beschreibung der Kurve und sollte einer Systematik folgen (Zifkin und Cracco 1990). Empfehlungen zur Terminologie und Beschreibung des EEG sind von der Deutschen EEG-Gesellschaft vorgeschlagen worden (1985).

An einem Beispiel soll die in diesem Atlas dargestellte Vorgehensweise veranschaulicht werden (Abb. 3a und b).

Bei einer 39-jährigen Patientin mit medikamentös therapieresistenten epigastrischen Auren und psychomotorischen Anfällen unklarer Genese seit dem 6. Lebensjahr wird ca. 1 Stunde nach einem psychomotorischen Anfall ein EEG abgeleitet.

EEG-Beschreibung:
(Die Beschreibung bezieht sich auf die gesamte EEG-Ableitung und nicht nur auf die hier abgebildeten Abschnitte in Abb. 3a und b).

Standard-Ableitung eines kooperativen Patienten mit einem 18-Kanal-Gerät eine Stunde nach einem psychomotorischen Anfall. Über rechts okzipital mäßige Ausprägung eines mittelamplitudigen (30–60 μV), mäßig spindelig modulierten 7 Hz Grundrhythmus, der auf Augenöffnen hin gut blockiert wird. Links okzipital ist diese Aktivität kaum ausgeprägt und deutlich niedriger in der

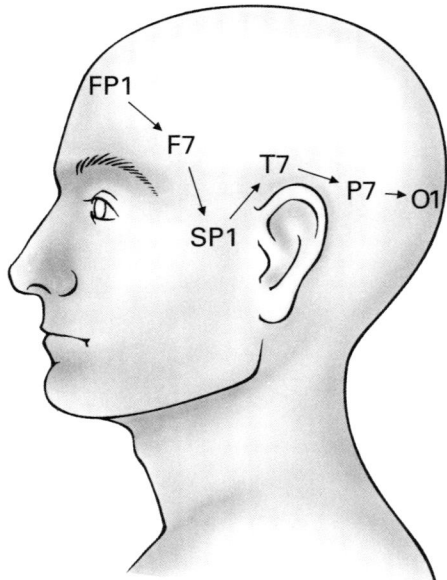

Abb.1b: Bipolare, anterior temporale Längsreihe.

FP1
F7
T7 → P7 → O1
SP1

Diese Montage bindet Sphenoidal-, anterior temporale oder Nasopharyngeal-Elektroden in die temporale Längsreihe ein. Sie wird häufig in diesem Atlas benutzt.

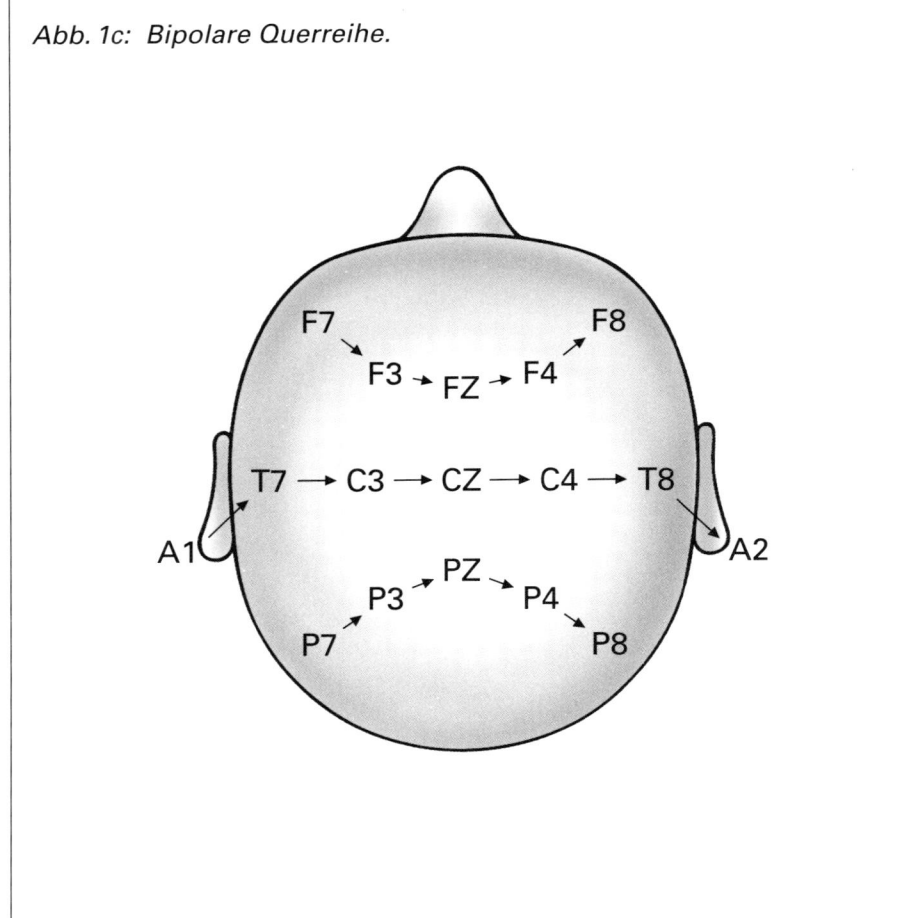

Abb. 1c: Bipolare Querreihe.

F7   F8
F3 → FZ → F4
T7 → C3 → CZ → C4 → T8
A1   A2
P3 → PZ → P4
P7   P8

Amplitude. Rechts mit höherer Amplitude als links fronto-zentral zeigen sich niedrigamplitudige (20 µV) Betafrequenzen um 18–23 Hz. Über links temporal (Maximum T7) Darstellung von Spikes (im Wachen ca. 3/min.). In der linken Temporo-parietalregion dominieren irreguläre Delta-Frequenzen um 2–4 Hz und einer Amplitude um ca. 50–90 µV. Diese Verlangsamung ist in ca. 95% der Ableitung (Wach und Schlaf) dargestellt und ist durch Augenöffnen unbeeinflußt. Rechts temporal zeigen sich selten vereinzelte Thetawellen um 4–5 Hz und 30–40 µV. In ca. 30% der Ableitung dominieren diffuse 4–7 Hz Frequenzen niedriger Amplitude (20–40 µV), wobei sich fronto-zentral die oben erwähnten Betafrequenzen deutlicher darstellen. In ca. 10% der Ableitung werden hochamplitudige (100–130 µV) Vertexwellen mit zentralem Maximum und bifronto-zentral mit leicht seitenwechselndem Schwerpunkt Schlafspindeln

einer Frequenz von 12–13 Hz und Amplitude um 60 µV abgeleitet. Im Schlaf treten die links temporalen Spikes häufiger (ca. 8/min) als im Wachen auf. Die links temporo-parietale, irreguläre Deltaverlangsamung besteht unverändert kontinuierlich.

Photostimulation mit 1–30 Hz und Hyperventilation über 5 Minuten zeigen keine Befunderweiterung.

EEG-Klassifikation: Pathologisch III
(Wach/Schlaf)
1) Spikes, links temporal
2) Kontinuierliche Verlangsamung, links temporoparietal
3) Asymmetrie, reduzierter Grundrhythmus linke Hemisphäre
4) Grundrhythmusverlangsamung

EEG-Beurteilung:
Dieses ca. 1 Stunde nach einem psychomotorischen Anfall abgeleitete EEG unterstützt die Diagnose einer fokalen Epilepsie mit Anfällen, die von der linken Temporalregion ausgehen und weist auf eine Läsion in diesem Bereich. Die Verlangsamung in der linken Temporalregion, die linksseitige Reduktion des Alpharhythmus und die Grundrhythmusverlangsamung sind vermutlich postiktal bedingt.

Anhand dieses Beispieles läßt sich die Strategie erläutern, nach der wir die EEG-Klassifikation durchführen. Während der EEG-Auswertung definieren wir die verschiedenen **EEG-Pathologien** und versuchen deren **Lokalisation** so genau wie möglich anzugeben. In diesem Fall haben wir es mit 4 verschiedenen EEG-Pathologien zu tun (Spikes, kontinuierliche Verlangsamung, Asym-

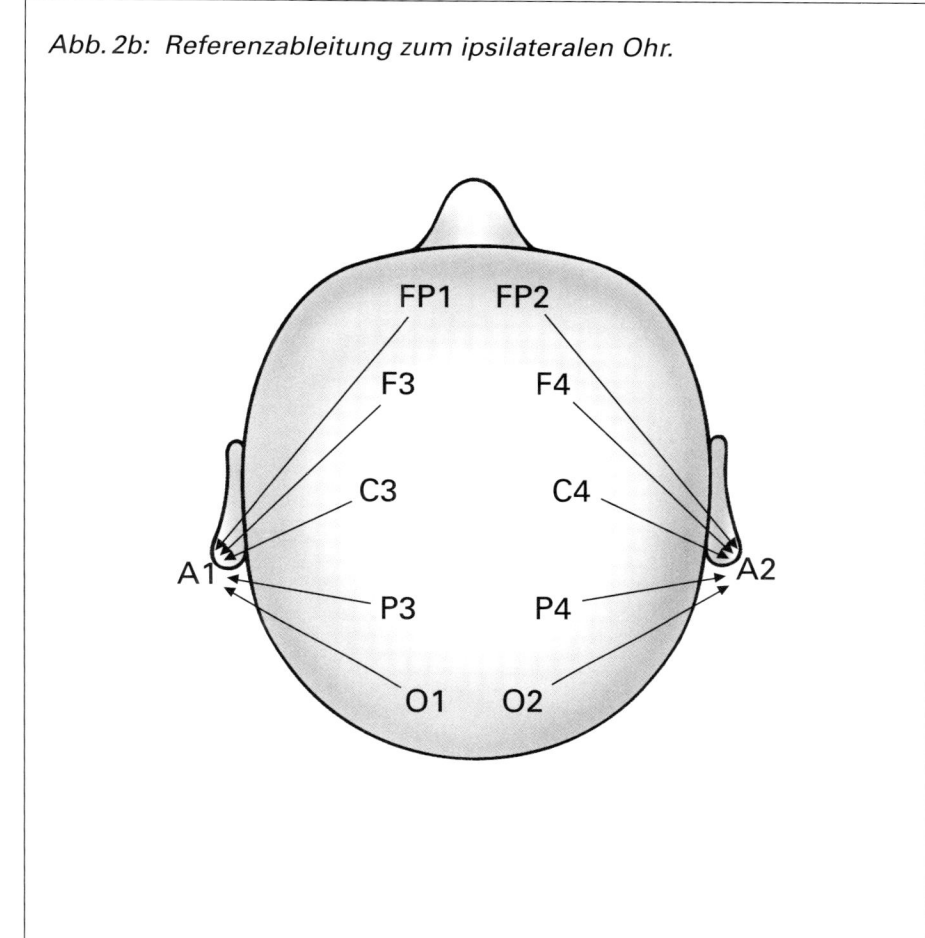

metrie und Grundrhythmusverlangsamung). Die Spikes waren temporal und die Verlangsamung temporo-parietal lokalisiert. Die Asymmetrie betraf die linke Hemisphäre. Die Grundrhythmusverlangsamung hat keinen lokalisatorischen Wert und wird somit in der EEG-Klassifikation ohne Lokalisationsangabe aufgeführt. Der **Bewußtseinszustand** des Patienten während des EEG wird eingeschätzt und wir berücksichtigen bei der Auswertung die benutzten **Elektrodentypen.** Wenn nicht explizit erwähnt, werden in allen Fällen nach dem internationalen 10-20-System an der Schädeloberfläche plazierte Elektroden benutzt (International Federation of Societies for Electroencephalography and Clinical Neurophysiology 1958, Jasper 1980). Gelegentlich werden Zusatzelektroden nach dem sogenannten 10-10-System benutzt (Abb. 4) (American Electroencephalographic Society 1991). Im obigen Beispiel wurden keine

Zusatzelektroden eingesetzt. Anterior temporale- oder Sphenoidalelektroden werden eingesetzt, um epilepsietypische Potentiale in der mesialen Temporalregion besser abzuleiten (Morris et al. 1986). Letztendlich wird bei der EEG-Auswertung eine Einschätzung des **Grades der EEG-Pathologie** vorgenommen, indem alle im jeweiligen EEG abgeleiteten EEG-Befunde und der Bewußtseinszustand des Patienten berücksichtigt werden. Die Graduierung erfolgt in Abhängigkeit vom EEG-Befund mit der höchsten klinischen Aussagekraft. In unserem Beispiel haben Spikes und eine kontinuierliche Verlangsamung den höchsten Grad an EEG Pathologie und folglich wird das EEG als »pathologisch III« eingestuft.

Die EEG-Auswertung sollte in **bewußter Unkenntnis der Anamnese und klinischen Befunde** erfolgen, um eine möglichst objektive Auswertung zu ermöglichen. Unter dieser Bedingung kann das

EEG als eine unabhängige diagnostische Untersuchung angesehen und sein diagnostischer Wert erhöht werden. Nach der Klassifizierung des EEG wird auf dem Hintergrund der anamnestischen und klinischen Daten sowie der Fragestellung eine **EEG-Beurteilung** erstellt. Diese sollte leichtverständlich verfaßt sein.

Auf den folgenden Seiten wird zunächst ein Überblick über die verschiedenen Kategorien der EEG-Klassifikation gegeben. Danach werden die einzelnen EEG-Pathologien im Detail erläutert und mit EEG-Beispielen veranschaulicht. In einem Addendum werden dem Leser Vorgehensweise und Regeln zur Lokalisationsbestimmung von EEG-Potentialen ausführlich dargestellt. Eine Zusammenfassung der EEG- und Anfallsklassifikation ist in einem Begleitheft beigefügt.

Abb. 3a: **Spikes, links temporal**
Kontinuierliche Verlangsamung, links temporo-parietal
Asymmetrie, reduzierter Grundrhythmus linke Hemisphäre
Grundrhythmusverlangsamung

FP1-F7

F7-T7

T7-P7

P7-O1

FP2-F8

F8-T8

T8-P8

P8-O2

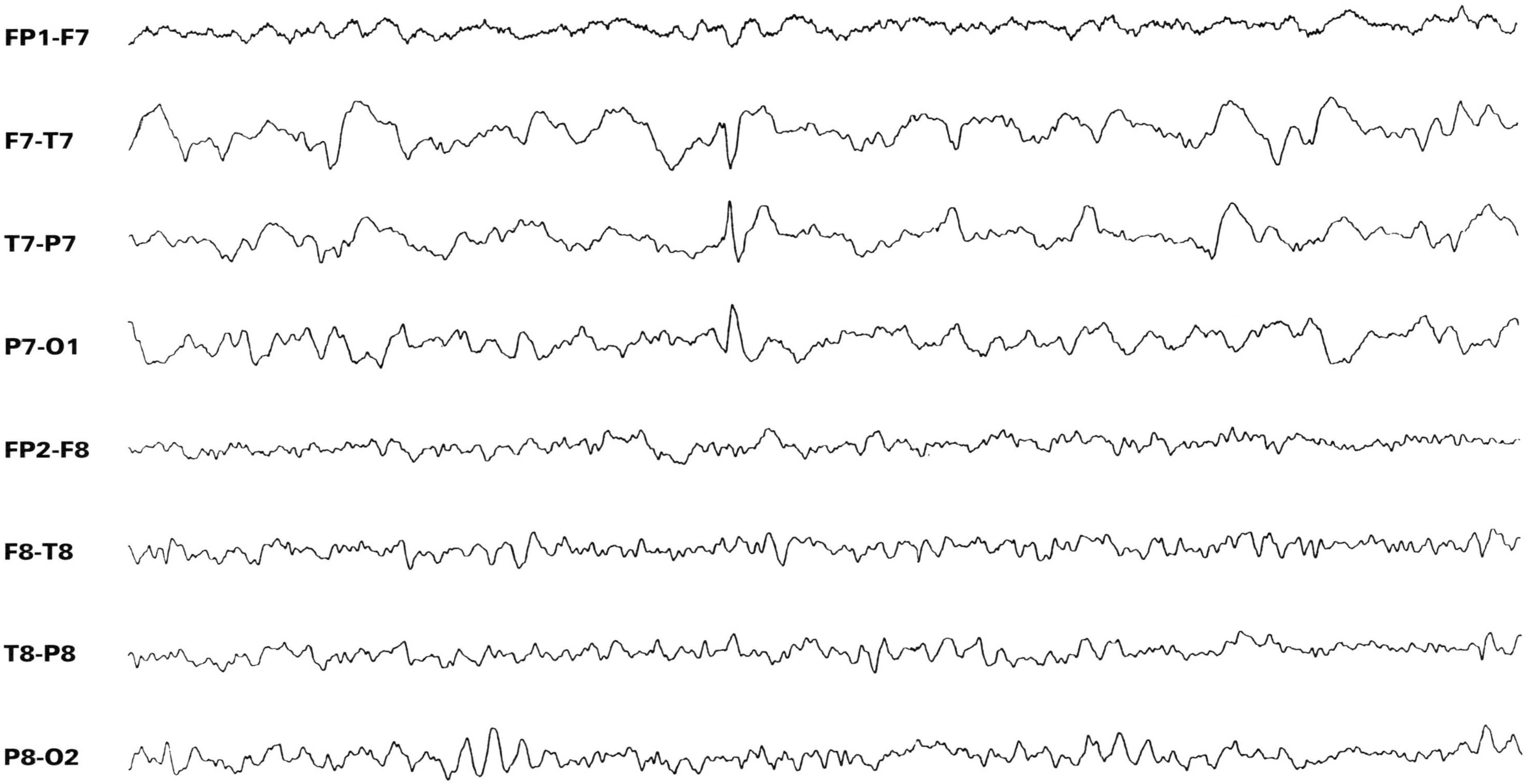

39-jährige Patientin mit medikamentös therapieresistenten epigastrischen Auren und psychomotorischen Anfällen unklarer Genese seit dem
6. Lebensjahr.

In diesem ca. 1 Stunde nach einem psychomotorischen Anfall abgeleiteten EEG zeigen sich
links temporal Spikes, links temporo-parietal eine
kontinuierliche irreguläre Deltaverlangsamung und
eine Asymmetrie mit linksseitiger Reduktion des
Alpha-Grundrhythmus. Der okzipitale Grundrhythmus ist auf 7 Hz verlangsamt.

EEG-KLASSIFIKATION:
Pathologisches EEG III (Wach)

1. *Spikes, links temporal*
2. *Kontinuierliche Verlangsamung, links temporo-*
   parietal
3. *Asymmetrie, reduzierter Grundrhythmus linke*
   Hemisphäre
4. *Grundrhythmusverlangsamung*

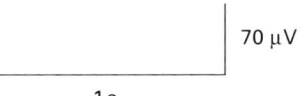

70 μV

1 s

Abb. 3b: **Kontinuierliche Verlangsamung, links temporo-parietal Asymmetrie, reduzierter Grundrhythmus linke Hemisphäre Grundrythmusverlangsamung**

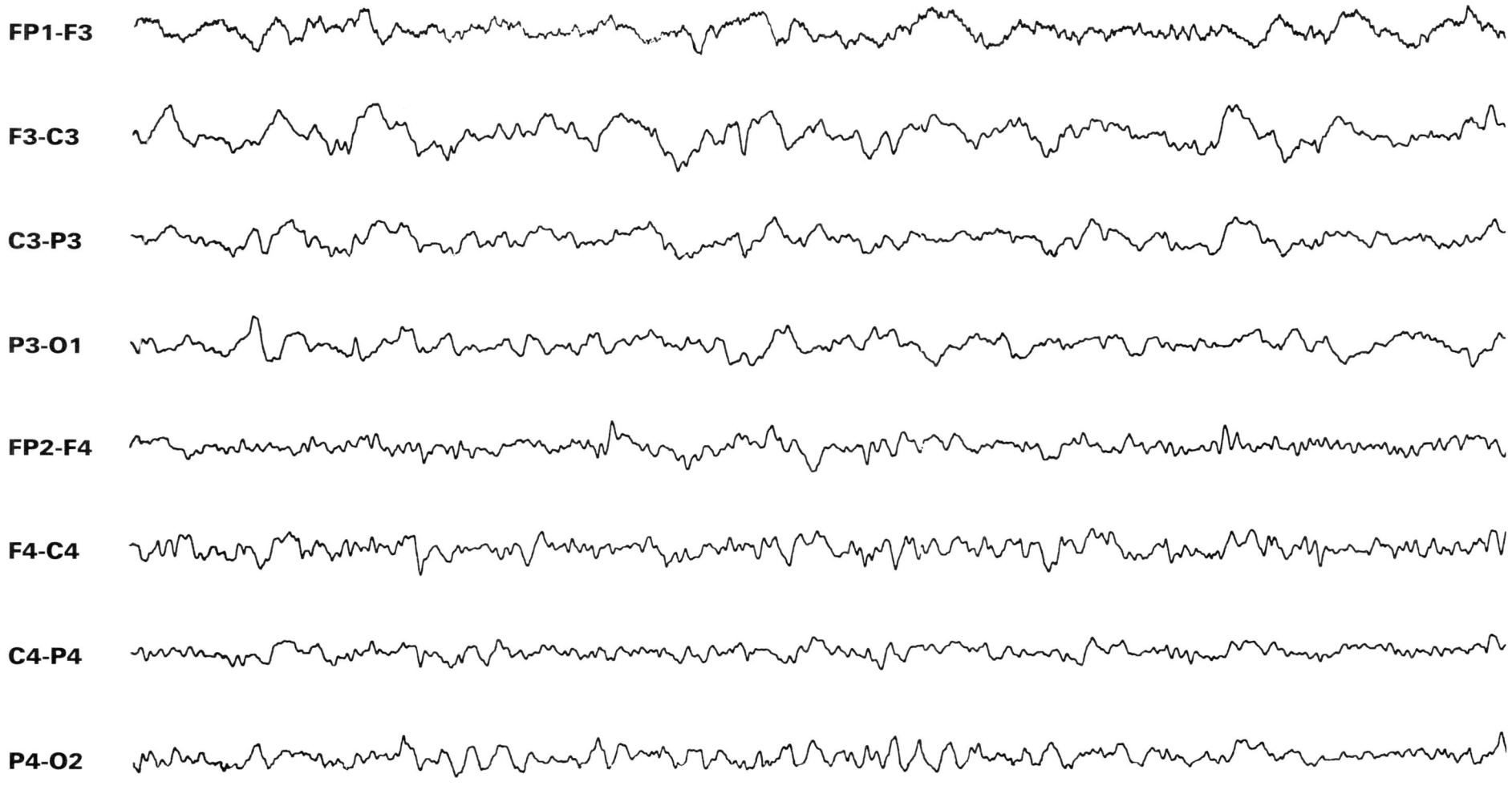

FP1-F3

F3-C3

C3-P3

P3-O1

FP2-F4

F4-C4

C4-P4

P4-O2

Parasagittale Ableitung von Abb. 3a.

70 µV

1 s

EEG-BEURTEILUNG: Dieses ca. 1 Stunde nach
einem psychomotorischen Anfall abgeleitete EEG
spricht für eine fokale Epilepsie mit Anfällen,
die von der linken Temporalregion ausgehen. Die
Verlangsamung in der linken Temporo-parietal-
Region, die linksseitige Alpha-Grundrhythmus-
abflachung und die Grundrhythmusverlangsamung
sind vermutlich postiktal bedingt.

EEG-Klassifikation

Im folgenden werden die unterschiedlichen EEG-Kategorien aufgeführt (Tafel 1). In Parenthese werden Abkürzungen für die jeweiligen Begriffe angegeben. Eine detaillierte Erläuterung der einzelnen EEG-Pathologien, illustriert mit EEG-Beispielen, erfolgt weiter unten im EEG-ATLAS. Weiterhin werden den typischen pathologischen Befunden ähnliche, normale EEG-Muster gegenübergestellt.

Tafel 1:

EEG-Kategorien

I) Pathologisches EEG

A) Verlangsamungen
1. Grundrhythmusverlangsamung (GRV)
2. Intermittierende Verlangsamung (IV)
3. Kontinuierliche Verlangsamung (KV)

B) Epilepsietypische Potentiale
1. Spikes (SP)
2. Sharp Waves (SW)
3. Benigne epilepsietypische Potentiale des Kindesalters (BEPK)
4. Spike-Wave-Komplexe (SWK))
5. Slow-Spike-Wave-Komplexe (SSWK)
6. 3 Hz Spike-Wave-Komplexe (3SWK)
7. Polyspikes (PSP)
8. Hypsarrhythmie (HYP)
9. Photoparoxysmale Reaktion (PR)
10. a) Anfallsmuster (AM)
    b) Anfallsklassifikation (s. Tafel 6)
11. a) Statusmuster (SM)
    b) Anfallsklassifikation (s. Tafel 6)
12. Artefaktverdecktes EEG (AVE)

C) Besondere Muster
1. Exzessives Beta (EB)
2. Asymmetrie (ASY)
3. Schlafbeginn-REM (SBR)
4. Periodisches Muster (PM)
5. Triphasische Wellen (TW)
6. Periodische lateralisierte epilepsietypische Potentiale (PLEDs)
7. Burst-Suppression (BUS)
8. Grundrhythmussuppression (GS)

D) Besondere Muster, die nur bei Patienten in Sopor oder Koma verwendet werden
1. Alpha-Koma (AK) / Alpha-Sopor (AS)
2. Spindel-Koma (SK) / Spindel-Sopor (SS)
3. Beta-Koma (BK) / Beta-Sopor (BS)
4. Theta-Koma (TK) / Theta-Sopor (TS)
5. Delta-Koma (DK) / Delta-Sopor (DS)

E) Elektrozerebrale Inaktivität (EZI)

II) Normales EEG

Lokalisation

Die Lokalisation von EEG-Pathologien ist ein wesentlicher Bestandteil der EEG-Klassifizierung. EEG-Pathologien können sehr unterschiedlich lokalisiert sein. Die Tabelle erläutert die Begriffe, die für jede EEG-Pathologie, die eine Lokalisationsangabe erfordert, verwendet werden. Danach kann unter Umständen eine spezielle Lokalisation noch weiter differenziert werden. Im oben beschriebenen Beispiel (Abb. 3a und b) waren die Spikes **regional** (Lokalisationsbegriff) und stellten sich in der linken temporalen Region dar (Lokalisationsbestimmung). Im allgemeinen haben an der Schädeloberfläche ableitbare EEG-Pathologien durch die Beeinflussung der Potentialfelder, die vom Schädelknochen und den anderen zwischen Hirn- und Schädeloberfläche liegenden Medien herrühren, ein weites Potentialfeld. Als eine Faustregel kann gelten, daß wir als Ursprung einer EEG-Pathologie jene Hirnregion ansehen, die vom Maximum des Potentialfeldes an der Schädeloberfläche bis zur 80% Isopotentialfeldlinie reicht. Einige weitere wesentliche Prinzipien, die sich aus der klinischen Erfahrung ergeben, müssen noch berücksichtigt werden, wenn wir die Vorgehensweise zur Lokalisationsbestimmung besprechen.

Es ist gut belegt, daß im strengen Sinne generalisierte EEG-Pathologien nicht existieren (Bätz 1983) (und sich an der Schädeloberfläche durch Isoelektrizität aufheben würden). Generalisierte Pathologien zeigen im EEG im allgemeinen eine auffällig bifrontale Betonung. Spikes als Ausdruck einer generalisierten Epilepsie sind in der Regel verhältnismäßig generalisiert (d.h »diffus« bilateral bzw. symmetrisch mit einer bifrontalen Betonung), können jedoch auch nicht allzu selten links oder rechts frontal »regional« auftreten. Diese »regionalen« EEG-Befunde sollen in der EEG-Beschreibung reflektiert sein. Der EEG-Befunder muß sich jedoch nach der Auswertung der gesamten Ableitung ein Urteil darüber machen, welcher Befund dominiert und was er als die am wahrscheinlichsten zugrunde liegende Ursache ansieht. Wenn man zur Ansicht kommt, daß eine generalisierte Pathologie vorliegt, wird man trotz »regionaler« Befunde die EEG-Pathologie als generalisiert klassifizieren und nicht als regional.

Lokalisationsbegriff	Beschreibung	Abb.
Fokal	Wird nur benutzt für interiktale und iktale epilepsietypische Entladungen, die mit **invasiven Elektroden** abgeleitet werden und die auf ein oder zwei Elektroden beschränkt sind. An der Schädeloberfläche sind EEG-Veränderungen, zumeist epilepsietypische Potentiale, nicht ableitbar, wenn weniger als ca. 6 cm² Hirnrinde synchronisiert ist (Cooper et al. 1965). Das bedeutet, daß an der Schädeloberfläche abgeleitete umschriebene EEG-Veränderungen immer regional sind.	Atlas epileptischer Anfälle und Syndrome (Lüders und Noachtar, im Druck)
Multifokal	Wird nur gebraucht für interiktale Entladungen, die mit **invasiven Elektroden** abgeleitet werden, wenn mehr als 3 unabhängige Spike-Foci vorliegen. Wenn nur 2 Foci vorliegen, sollte der Begriff fokal verwendet werden und die Lokalisation der jeweiligen Foci angegeben werden.	Atlas epileptischer Anfälle und Syndrome (Lüders und Noachtar, im Druck)
Regional	EEG-Veränderungen, die sich auf einen Lappen oder einen Teil eines Lappens beschränken. Beispiele wären z.B. mesiale Temporallappenstrukturen oder der Frontallappen. **Mit Skalpelektroden ist regional die höchste Lokalisationsstufe.** Intrakraniell abgeleitete epilepsietypische Potentiale, (iktal oder interiktal) die sich an 3 oder mehr Elektroden darstellen werden so genannt, solang sie sich auf relativ umschriebene anatomische Bezirke, wie z.B. den Hippocampus, beziehen.	3a–b, 8a–b, 14, 17a–b, 20a–d, 29a–c, 30–32, 41, 49a–d, 59, 61, 63, 78, 86a–b, 87a–b, 88a–b, 89a–b, 90, 91a–b, 92a–c, 93a–b, 94a–b, 95a–c, 96a–d, 99, 106, 110, 112a, 113a–b, 114, 124a–c
Multiregional	Wenn **3 oder mehr regionale Foci** bestehen (in der Regel epilepsietypische Potentiale) kann der Begriff multiregional benutzt werden. Für Fälle in denen 2 unabhängige Spike-Foci auftreten, wird der Begriff regional verwendet und die jeweilige Lokalisation angegeben.	19

Lateralisiert	EEG-Veränderungen, die auf **eine Hemisphäre,** aber nicht auf einen Lappen oder eine Region der Hemisphäre beschränkt bleiben.	3a–b, 17a, 41, 64, 70–73, 76
Generalisiert	EEG-Veränderungen die **bilateral und relativ diffus** verteilt auftreten. Häufig haben sie einen frontalen Schwerpunkt. Wenn eine Veränderung generalisiert ist, kann der Ausdruck »generalisiert Maximum...« gebraucht werden, um darauf hinzuweisen, wo das Maximum der Veränderung liegt, wie z.B. bei »kontinuierliche Verlangsamung, generalisiert Maximum frontal«. Wenn sie regional auftritt, sollte die genaue Lokalisation angegeben werden, z.B. »kontinuierliche Verlangsamung, rechts frontal«. »Generalisiert Maximum...« und »generalisiert und regional...« oder »generalisiert und lateralisiert...« sind nicht identisch. Z.B. weist »kontinuierliche Verlangsamung, generalisiert mit Maximum rechts frontal« auf eine diffuse Funktionsstörung mit einem relativen Schwerpunkt in der rechten Frontalregion. Im Gegensatz hierzu drückt »kontinuierliche Verlangsamung, generalisiert und rechts frontal« aus, daß über eine diffuse Hirnfunktionsstörung hinaus noch eine rechts frontale Läsion (z.B. ein Tumor) besteht. Die diffuse Hirnfunktionsstörung könnte in solch einem Fall sowohl durch die frontale Läsion, als auch durch eine andere Ursache (z.B. medikamentös) bedingt sein.	7, 10, 13, 16, 18, 33a–b, 35–40, 44a–b, 45–47, 50, 51, 58, 74, 75, 77
Nicht lateralisiert	Wird nur für die Lokalisation bei **Anfallsmustern** verwandt. Dieser Begriff wird gebraucht, wenn der Beginn des Anfallsmusters eine Lateralisation nicht erlaubt, andererseits jedoch kein klarer EEG- oder klinischer Hinweis dafür spricht, daß das Anfallsgeschehen generalisiert war.	52a–b

Bei Ableitung mit Oberflächenelektroden wird in der EEG-Klassifikation auf die Angabe der Begriffe »regional« und »lateralisiert« verzichtet. Durch die Angabe der Lokalisation, wie z.B. in Abb. 3a »Spikes, links temporal«, ergibt sich bereits, daß die Spikes »regional« sind und es wäre redundant »regional« in diesem Zusammenhang vorwegzustellen. Ähnlich ist es in derselben Abbildung mit der Klassifikation »Asymmetrie, reduzierter Grundrhythmus linke Hemisphäre«. Auch hier ergibt sich aus der Lokalisationsbestimmung »linke Hemisphäre«, daß es sich um eine »lateralisierte« EEG-Pathologie handelt. Der Begriff multiregional wird jedoch in der Klassifikation gebraucht, um auszudrücken, daß 3 oder mehr Foci in einer oder beiden Hemisphären vorliegen (Abb. 19).

Anders sind die Verhältnisse bei invasiven EEG-Ableitungen, wie sie im Atlas epileptischer Anfälle und Syndrome (Lüders und Noachtar, Ciba-Geigy-Verlag im Druck) gezeigt werden. Bei invasiven Elektroden ließe sich bei der Lokalisationsangabe »links temporal« nicht unbedingt auf ein regionales Potential schließen. Es gäbe auch die Möglichkeit eines »fokalen«, d.h wesentlich umschriebeneren Potentialfeldes. In diesem EEG-Atlas werden nur sog. nicht-invasive EEG-Befunde, d.h. mit Oberfächen- und Sphnoidalelektroden abgeleitete EEG gezeigt.

Tafel 2

**Pathologische EEG-Veränderungen,
für die die Lokalisation immer angegeben werden muß:**

- Intermittierende Verlangsamung
- Kontinuierliche Verlangsamung
- Spikes
- Sharp Waves
- Benigne epilepsietypische Potentiale des Kindesalters
- Spike-Wave-Komplexe
- Slow-Spike-Wave-Komplexe
- 3 Hz Spike-Wave-Komplexe
- Polyspikes
- Hypsarrhythmie
- Photoparoxysmale Reaktion
- Anfallsmuster
- Statusmuster
- Periodische lateralisierte epilepsietypische Potentiale (PLEDs)
- Burst-Suppression
- Grundrhythmus-Suppression

Tafel 3

Pathologische EEG-Veränderungen, die generalisiert sind
(Eine Lokalisation wird in der Klassifikation nicht angegeben):

- Grundrhythmusverlangsamung
- Exzessives Beta
- Schlaf-Beginn-REM
- Periodisches Muster
- Triphasische Wellen
- Alpha-Koma
- Spindel-Koma
- Beta-Koma
- Theta-Koma
- Delta-Koma
- Elektrozerebrale Inaktivität

Lokalisation von Asymmetrien

Asymmetrien werden als »erhöht« oder »reduziert« bezeichnet. Die Bezeichnung »reduziert« wird benutzt, wenn eine umschriebene einseitige Abschwächung des Grundrhythmus auftritt, wie z.B. bei einem Patienten mit einer Temporallappenepilepsie, der eine ausgedehnte kontinuierliche Verlangsamung über der rechten Hemisphäre aufweist (Abb. 17a). Asymmetrie, reduzierter Grundrhythmus rechts okzipito-parietal. Der Ausdruck »erhöht« wird gebraucht, wenn eine umschriebene, einseitige Amplitudenerhöhung physiologischer Rhythmen auftritt, wie z.B. bei einem Patienten mit einer links temporalen Kraniotomie: »Asymmetrie, erhöhter Grundrhythmus links temporal« (Abb. 61). Ein Beispiel für eine regionale Erhöhung der Betafrequenzen zeigt Abb. 63.

Bei allen an der Schädeloberfläche abgeleiteten EEG wird, wie oben erwähnt, auch hier auf die Begriffe regional bzw. lateralisiert verzichtet, da sich aus der Lokalisationsbestimmung diese Information bereits ergibt.

Grad der EEG-Pathologie

Das EEG wird zunächst in eine der folgenden sechs Kategorien eingeteilt:

- normales EEG
- pathologisches EEG I, II bzw. III
- technisch schwierig
- technisch ungenügend

Die pathologischen EEG-Veränderungen werden in der **Reihenfolge ihrer klinischen Bedeutung** angeordnet. Die Graduierung der EEG-Veränderungen in »pathologisch I, II oder III« erfolgt nach der klinischen Signifikanz der Befunde und korreliert entweder mit der Schwere der Hirnstörung oder mit der Spezifität des EEG-Befundes. So wird z.B. das EEG eines Patienten mit einer geringen Verlangsamung der Grundaktivität, die einer leichten diffusen Hirnfunktionsstörung entspricht, als »pathologisches EEG I« klassifiziert (Abb. 5), wohingegen das EEG eines Patienten im tiefen Koma und einer Verlangsamung im Delta-Bereich (Abb. 83) eingestuft wird als »pathologisches EEG III«.

Das EEG eines neurologisch unauffälligen Patienten, das unzweifelhafte Spikes zeigt, wird jedoch beurteilt als »pathologisches EEG III« (Abb. 18–20), weil dieser Befund eine hohe klinische Bedeutung hat, d.h. in hohem Maße (wenn auch nicht immer) mit dem klinischem Bild einer Epilepsie einhergeht. Der Bewußtseinszustand ist für die Klassifikation des EEG wesentlich. EEG-Befunde bei Patienten in Koma und Stupor werden immer als pathologisch III klassifiziert (Abb. 79–83).

Technisch ungenügende und technisch schwierige EEG sind Kurven, in denen keine ausreichende Beurteilung vorgenommen werden kann, entweder weil die/der MTA einen technischen Fehler nicht korrigiert hat **(technisch ungenügend)** (Beispiel: unkorrigiertes Pulsartefakt) oder weil der Patient unkooperativ war **(technisch schwierig)** (Beispiel: Muskelartefakt) oder weil andere Bedingungen vorlagen, welche die technische Qualität der Kurve beeinflußt haben (Beispiel: ein Schwitzartefakt besteht fort, obwohl die/der MTA wiederholt versucht hat, das Problem zu korrigie-

ren). Technisch ungenügende oder technisch schwierige EEG können aber trotzdem einige Informationen enthalten, die in der klinischen Beurteilung erwähnt werden können. Bei einer Ableitung, die wegen nicht korrigierter (nicht korrigierbarer) Elektrodenartefakte technisch ungenügend (oder technisch schwierig) ist, werden keine EEG-Pathologien in der EEG-Klassifikation aufgeführt. In der EEG-Beurteilung könnte allerdings z.B. gesagt werden »... die EEG -Ableitung zeigt, soweit bei artefaktgestörter Ableitung beurteilbar ist, keine epilepsietypischen Potentiale«.

Wenn Artefakte einer zuverlässigen EEG-Beurteilung **nicht** entgegen stehen, wird ein solches EEG entsprechend des Befundes klassifiziert (auf diese Fälle werden die Begriffe technisch unzureichend oder schwierig nicht angewandt). Artefakte sollen in der EEG-Beschreibung geschildert werden.

Vigilanz

Die Vigilanz des Patienten während der Ableitung bzw. eine Narkose wird in Parenthese nach der elektroenzephalographischen Klassifikation aufgeführt. In Klammern sind die jeweiligen Abkürzungen genannt.

Tafel 4

Vigilanz:

- Wach (W)
- Schläfrigkeit (SG)
- Schlaf (S)
- Somnolenz (SZ)
- Sopor (SO)
- Koma (KO)
- Anästhesie (AN)
- neuromuskuläre Blockade (NM)

Elektroden

Besondere Elektroden, die über die Elektroden des internationalen 10-20 Systems (Jasper 1958) hinausgehen, werden in Parenthese an die Graduierung der EEG-Pathologie angefügt. Hiermit sind sowohl zusätzliche Skalpelektroden (10-10-System, Abb. 4) (American Elektroencephalographic Society 1991), als auch sogenannte invasive Elektroden gemeint. In Klammern sind die jeweiligen Abkürzungen erwähnt.

Tafel 5

Elektroden:

- Nasopharyngeal-Elektroden (NP)
- Anterior temporale Elektroden (AT)
- Sphenoidal-Elektroden (SP)
- spezielle Skalp-Elektroden (SS)
- Foramen-ovale-Elektroden (FO)
- Epidural-Elektroden (EP)
- Subdural-Elektroden (SD)
- Tiefen-Elektroden (TI)

Beispiele:

- *Pathologisches EEG I (Wach): (Abb. 5)*
  1. Grundrhythmusverlangsamung

- *Pathologisches EEG II (Wach): (Abb. 14)*
  1. Intermittierende Verlangsamung, rechts temporal

- *Pathologisches EEG III (Schläfrigkeit, Sphenoidalelektroden): (Abb. 20)*
  1. Spikes, rechts temporal
  2. Kontinuierliche Verlangsamung, rechts temporal

- *Pathologisches EEG II (Wach): (Abb. 63)*
  1. Asymmetrie, erhöhtes Beta rechts zentro-parietal

- *Pathologisches EEG III (Koma): (Abb. 82)*
  1. Theta-Koma

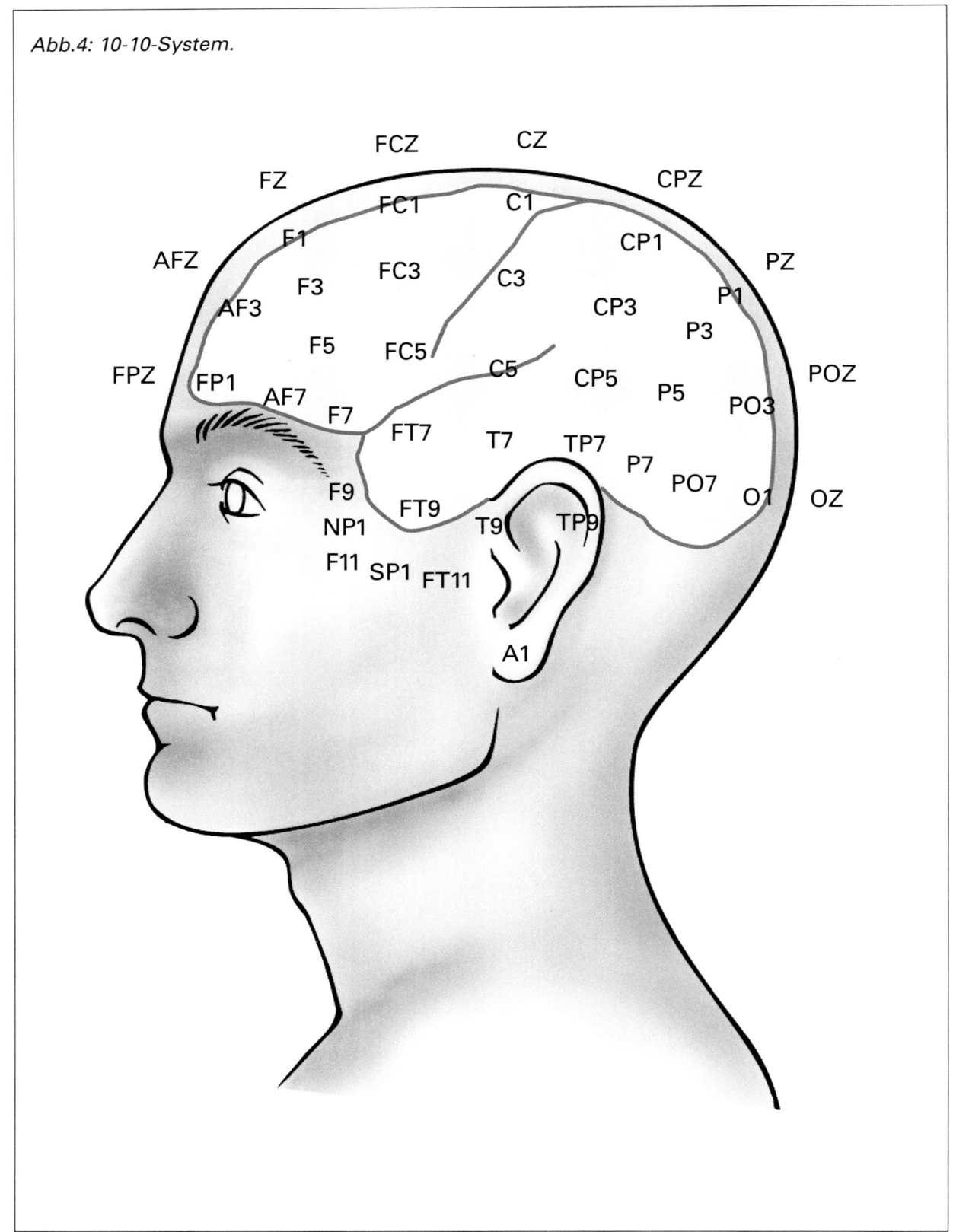

Abb.4: 10-10-System.

Auf halbierten Elektrodenabständen des internationalen 10-20-Systems werden zusätzliche Elektroden plaziert (American Elektroencephalographic Society 1991). Darüberhinaus ist die ungefähre Position der Sphenoidal- (SP1) und Nasopharyngeal-Elektroden (NP1) eingezeichnet.

Klassifikation epileptischer Anfälle und paroxysmaler Ereignisse

Im folgenden wird eine Klassifikation von epileptischen Anfällen und paroxysmalen Ereignissen vorgestellt, wie sie in diesem Atlas benutzt und in einem demnächst erscheinenden Atlas epileptischer Anfälle und Syndrome ausführlich erläutert werden wird (Lüders und Noachtar, im Druck). Grundzüge dieser Anfallsklassifikation wurden kürzlich vorgestellt (Lüders et al 1993). Im wesentlichen werden altbekannte Begriffe für epileptische Anfälle benutzt. Die bislang ungebräuchliche Bezeichnung »hypermotorischer« Anfall bezieht sich auf epileptische Anfälle, die mit heftiger, zum Teil bizarr anmutender Bewegungsunruhe der rumpfnahen Muskulatur einhergehen, wie sie in den letzten Jahren zunehmend beschrieben wurden und häufig einen Anfallsursprung im Frontallappen haben (Williamson et al. 1985, Meierkord 1992). Paroxysmales Ereignis bezieht sich auf Anfälle, die nicht ausreichend sicher als epileptisch oder nicht-epileptisch eingestuft werden können.

Der Begriff paroxysmales Ereignis soll etwas detaillierter erläutert werden. Dieser Ausdruck wird benutzt, wenn ein klinisches Anfallsereignis aufgezeichnet wird, das diagnostisch nicht weiter differenziert werden kann und das im EEG kein Anfallsmuster zeigt. Durch klinische Beobachtung allein ist es oftmals unmöglich bei einem anfallsartigen Ereignis mit hinreichender Sicherheit zu entscheiden, ob eine epileptische Genese vorliegt oder nicht (z.B. psychogene Anfälle), solange keine typischen EEG-Anfallsveränderungen die Diagnose der Epilepsie nahelegen. Psychogene Anfälle zeigen im EEG keine Veränderungen außer Bewegungs- und EMG-Artefakten. Epileptische Anfälle müssen andererseits nicht immer mit epilepsietypischen EEG-Veränderungen einhergehen. Dies ist z.B. der Fall, wenn die epileptische Entladung eine zu kleine Kortexregion einnimmt, oder zu medial liegt, um an der Schädeloberfläche reflektiert zu sein. Die EEG-Beurteilung kann auch durch iktale Artefakte (EMG, Bewegung) unmöglich werden (Abb. 53a und b). Paroxysmale Ereignisse werden innerhalb der EEG-Klassifikation als normal eingestuft, sofern sich keine pathologischen EEG-Veränderungen darstellen. Paroxysmale Ereignisse, die mit patho-

Tafel 6

Anfallsklassifikation

1. Aura
   a. Somatosensible Aura*
   b. Visuelle Aura*
   c. Olfaktorische Aura
   d. Gustatorische Aura
   e. Auditorische Aura
   f. Psychische Aura
   g. Vegetative Aura
   h. Epigastrische Aura

2. Absence**

3. Psychomotorischer Anfall**

4. Hypermotorischer Anfall**

5. Motorischer Anfall*
   a. Klonischer Anfall*
   b. Tonischer Anfall*
   c. Tonisch-klonischer Anfall*
   d. Atonischer Anfall*
   e. Akinetischer Anfall*
   f. Versiver Anfall*
   g. Myoklonischer Anfall*

6. Epileptischer Anfall**

7. Paroxysmales Ereignis

Bei den mit * markierten Anfällen kann zur weiteren Differenzierung angeben werden:
– Generalisiert
– Linksseitig
– Rechtsseitig

Zum Beispiel: linksseitiger tonischer Anfall.

Darüberhinaus kann die betroffene Körperregion mitgeteilt werden:

– Auge, Mund, Gesicht, Finger, Hand, Arm, Fuß, Bein.

Zum Beispiel: Klonischer Anfall linker Arm.

Wenn klinische Hinweise eine Lateralisierung des Anfallsursprungs zulassen, wird die Hemisphäre, von der der Anfallsursprung ausgeht mitgeteilt. Bei den mit ** gekennzeichneten Anfällen, wird die Seitenangabe vor den Anfalltyp gestellt.

Zum Beispiel: rechts-hemisphärischer psychomotorischer Anfall.

logischen EEG-Veränderungen einhergehen, wie z.B. bei einer Synkope, werden als pathologisch klassifiziert, wobei der Grad der Pathologie vom Ausmaß der EEG-Veränderungen während des aufgezeichneten klinischen Ereignis abhängt. Physiologische EEG-Veränderungen, wie man sie z.B. bei Hyperventilation oder beim okulären Kompressionstest sieht, werden nicht als pathologisch klassifiziert, solange sie nicht eindeutig im Ausmaß oder der Lokalisation pathologisch sind.

Beispiele:

Das EEG eines wachen Patienten, der ein Zucken der rechten Hand hat, das klinisch nicht unbedingt als epileptisch anzusehen ist und im EEG weder iktal noch interiktal Veränderungen zeigt, sollte wie folgt klassifiziert werden:

Normales EEG (Wach)
1a. Kein Anfallsmuster
  b. Paroxysmales Ereignis

Bei einem Patienten, der während der EEG-Ableitung fortwährend Kloni des linken Beins hat und im EEG ein zentrales EEG-Anfallsmuster bietet wird wie folgt klassifiziert (Abb. 59).

Pathologisches EEG III (Wach)
1a. Statusmuster, median bis links zentral
  b. Klonischer Status epileptikus linkes Bein

Beachte die sogenannte paradoxe Lateralisierung des iktalen EEG-Musters (Adelman et al. 1982): Wenn ein epileptischer Anfall durch einen Fokus generiert wird, der relativ tief liegt oder klein ist, kann das EEG im Anfall ohne pathologische EEG-Veränderungen bleiben. So kann z.B. ein Patient mit Temporallappenepilepsie interiktale Spikes haben, ohne daß seine epigastischen Auren mit einem pathologischen Anfallsmuster einhergehen. Dieses EEG wird dann folgendermaßen klassifiziert:

Pathologisches EEG III
(Wach/Schlaf/Sphenoidalelektroden)
1. Sharp Waves, links temporal
2a. Kein Anfallsmuster
  b. Epigastrische Aura

Wenn der gleiche rechtshändige Patient auch epigastrische Auren hat, die in einen psychomotorischen Anfall mit postiktaler Aphasie übergehen und während des Anfalles ein linksseitiges Anfallsmuster aufgezeichnet worden ist, wird wie folgt klassifiziert:

Pathologisches EEG III
(Wach/Schlaf/Sphenoidalelektroden)
1. Sharp Waves, links temporal
2a. Anfallsmuster, linke Hemisphäre
  b. Epigastrische Aura → links-hemisphärischer psychomotorischer Anfall

Wenn ein Patient eine Synkope hat und das EEG währenddessen eine diffuse Verlangsamung zeigt wird wie folgt klassifiziert:

Pathologisches EEG III (Wach)
1a. Kontinuierliche Verlangsamung, generalisiert
  b. Paroxysmales Ereignis

EEG-Atlas

In diesem Abschnitt werden die einzelnen EEG-Pathologien ausführlich erläutert und mit Beispielen illustriert. Zunächst wird jede EEG-Pathologie definiert und eine Liste der betreffenden Abbildungen angegeben. In der Legende der Abbildungen werden Daten der Patienten mitgeteilt und darauf hingewiesen, wenn an anderen Stellen der gleichen Ableitung noch andere EEG-Pathologien zu sehen waren. Danach wird eine EEG-Klassifikation nach den oben erläuterten Kriterien **nur** für den abgebildeten EEG-Abschnitt erstellt *(Kursivschrift)* und eine EEG-Beurteilung auf dem Hintergrund der klinischen Daten **nur** für den abgebildeten EEG-Abschnitt gegeben. Im EEG-Atlas werden auch Abbildungen von normalen EEG-Mustern gezeigt, die leicht mit EEG-Pathologien verwechselt werden können und sozusagen eine »EEG-Differentialdiagnose« darstellen. Im Begleitheft ist eine Liste der pathologischen und normalen EEG-Abbildungen und eine Zusammenfassung der EEG- und Anfallsklassifikation enthalten. Zur besseren Anschaulichkeit werden zumeist 8-Kanal-Ausschnitte gezeigt. Die Ableitungen wurden mit 18 bis 64-Kanal-Geräten aufgezeichnet.

A) Verlangsamungen

Dieser Überbegriff bezieht folgende EEG-Pathologien ein:

– Aktivität, die für das Alter des Patienten pathologisch langsam ist, und
– regionale oder lateralisierte Aktivität, die verglichen mit der homotopen kontralateralen Seite verlangsamt ist. Verlangsamung wird unterteilt in:

1. Grundrhythmusverlangsamung (GRV)
2. Intermittierende Verlangsamung (IV) und
3. Kontinuierliche Verlangsamung (KV)

nach folgenden Kriterien:

Tafel 7	Grundrhythmus-verlangsamung (GRV)	Intermittierende Verlangsamung (IV)	Kontinuierliche Verlangsamung (KV)
Frequenz	Theta	Theta und/oder Delta	Theta und/oder Delta
Verteilung	wie beim normalen Grundrhythmus	verschieden	verschieden
Wellenform	rhythmisch	irregulär/rhythmisch	irregulär
Ausprägung	kontinuierlich	intermittierend	kontinuierlich*
Reaktivität	deutlich reaktiv**	deutlich reaktiv**	nicht reaktiv***

* Kontinuierliche Verlangsamung nimmt mind. 90% der Wach-Ableitung ein

** deutlich reaktiv = Abnahme mit Augenöffnen und mentaler Aktivierung, Zunahme zu Beginn der Hyperventilation.

*** Kontinuierliche Verlangsamung kann auch einen Anteil intermittierender Verlangsamung miteinschließen.

1. Grundrhythmusverlangsamung (GV)
Abb. 3a–b, 5, 6, 7, 18, 39

Definition:
Verlangsamung des Grundrhythmus unter den Normalwert. Unterschreiten der unten aufgeführten Werte wird als pathologisch bezeichnet (Petersén und Eeg-Olofsson 1971, Katz und Horowitz 1982, Torres et al. 1983, Arenas et al 1986):

    1 Jahr: unter 5 Hz
    4 Jahre: unter 6 Hz
    5 Jahre: unter 7 Hz
    >8 Jahre: unter 8 Hz

Es muß sichergestellt sein, daß die Verlangsamung des Grundrhythmus nicht auf Schläfrigkeit zurückzuführen ist. Liegt ein Vor-EEG vor, ist eine Reduktion der Grundfrequenz von mehr als 1 Hz als pathologisch anzusehen, d.h. zum Beispiel bei einer Ableitung, in der ein Grundrhythmus von 10 Hz vorherrschte, eine Reduktion auf unter 9 Hz.

Bewertung:
Kortikale und/oder subkortikale Mechanismen der Generation des Grundrhythmus sind gestört und führen zur Synchronisation abnorm langsamer Grundrhythmusfrequenzen. Dies kann Ausdruck einer diffusen Dysfunktion des Kortex oder – weniger häufig – subkortikaler grauer Strukturen sein. Grundrhythmusverlangsamung ist ein unspezifischer EEG-Befund und kann durch eine Fülle von Ursachen bedingt sein, wobei im Alter zerebrale Perfusionstörungen und metabolische, sowie toxische Ursachen am häufigsten zugrunde liegen, während in der Kindheit perinatale Folgezustände und degenerative zerebrale Prozesse überwiegen (Gloor et al 1968, Markand 1984, Schaul 1990). Die sog. Thetavariante der okzipitalen Grundfrequenz muß als Normvariante Gesunder abgegrenzt werden (Aird und Gastaut 1959, Kubicki 1980, Markand 1990) (Abb. 15).

Grad der EEG-Pathologie:
In Abhängigkeit vom Grad der Grundrhythmusverlangsamung wird dieser Befund entweder klassifiziert als »pathologisch Grad I« (Abb. 5) oder »pathologisch Grad II« (Abb. 6). Für Erwachsene mit einer Grundrhythmusfrequenz über 6 Hz wird Grad I und bei Frequenzen bis 6 Hz Grad II angenommen. Bei Kindern ist die Frequenz des Grundrhythmus altersabhängig, was bei der Beurteilung berücksichtigt werden muß.

2. Intermittierende Verlangsamung (IV)
Abb. 7, 8a–b, 10, 14, 114

Definition:
Deutliche Verlangsamung, die intermittierend auftritt und nicht durch Schläfrigkeit bedingt ist. Eine intermittierende Verlangsamung kann irregulär sein oder eher rhythmisch. Ableitungen von Kindern enthalten in unterschiedlichem Ausmaß generalisierte, wechselnd seitenbetonte irreguläre Verlangsamungen. Nur EEG-Ableitungen, bei denen das Ausmaß der Verlangsamung deutlich das physiologische Maß überschreitet, werden als pathologisch klassifiziert.

Bewertung:
Intermittierende Verlangsamung kann generalisiert oder regional bzw. lateralisiert auftreten. Der Grundrhythmus (im allgemeinen dabei gut erhalten, was anzeigt, daß die kortikalen und subkortikalen Mechanismen der Generierung des Grundrhythmusses normal funktionieren) wird intermittierend unterbrochen von langsamen Wellen. Intermittierende Verlangsamung spricht wie die Grundrhythmusverlangsamung für eine unspezifische Hirnfunktionsstörung und kann vielfältige Ursachen haben. Intermittierende Verlangsamung kann auch Ausdruck einer frühen Manifestation folgender mehr »spezifischer« EEG-Veränderungen sein (Gloor et al. 1968, Schaul 1990):

1. Kontinuierliche Verlangsamung
2. Epilepsietypische Veränderungen

Einseitige regionale intermittierende Verlangsamungen sprechen für eine gleichseitige Hirnfunktionsstörung, wobei diese unspezifisch ist und unterschiedlichste Ursachen haben kann (Gloor et al. 1968). Bei Patienten mit Temporallappenepilepsien findet man nicht selten intermittierende **rhythmische** Verlangsamungen in den Temporalregionen (Reiher et al. 1989). Die bei Gesunden auftretenden rhythmischen temporalen Theta-Bursts der Schläfrigkeit, früher auch psychomotorische Variante genannt, müssen hiervon abgegenzt werden (Gibbs et al. 1963, Westmoreland 1990) (Abb. 54, 55). Frontale Thetawellen bei Vigilanzminderung sind als normale Muster anzusehen (Abb. 12).

Kurzdauernde, **irreguläre** intermittierende Verlangsamung in den Temporalregionen mit Überwiegen von Thetafrequenzen und linksseitigem Schwerpunkt ist ab ca. dem 50. Lebensjahr nicht als sicher pathologisch anzusehen (Katz und Horowitz 1982, Torres et al. 1983) ohne daß bislang klare Kriterien vorliegen bis zu welchem Ausmaß dieser Befund noch als normal zu gelten hat (Kellaway 1984 und 1990) (Abb. 8a und b).

Generalisierte intermittierende Verlangsamung kann durch infra- oder supratentorielle Läsionen bedingt sein. Unprovozierte intermittierende Verlangsamung weist auf eine diffuse Hirnfunktionsstörung oder generalisierte Epilepsien (Abb. 10) (Gloor et al. 1968, Schaul et al. 1981). Häufig zeigt sich eine Betonung über den frontalen Hirnregionen bei Erwachsenen (FIRDA = **F**rontale **I**ntermittierende **R**hythmische **D**elta **A**ktivität) und über den hinteren Abschnitten bei Kindern unter 10 Jahren (OIRDA = **O**kzipitale **I**ntermittierende **R**hythmische **D**elta **A**ktivität) (Daly 1975 und 1990). Bei schwereren diffusen Hirnfunktionsstörungen sieht man häufig zusätzlich auch eine generalisierte Verlangsamung der Grundaktivität oder eine kontinuierliche Verlangsamung. Bei milderen Formen ist der Grundrhythmus im allgemeinen gut erhalten. Bei generalisierten Epilepsiesyndromen sind die epilepsietypischen Entladungen gewöhnlich untermischt mit einigen Verlangsamungsgruppen. Generalisierte intermittierende Verlangsamung zeigt häufig wechselnde Seitenbetonung. Eine konsistente und klar definierte Seitenbetonung weist auf eine supratentorielle Läsion hin. Die Läsion liegt gewöhnlich auf der Seite, auf der die Wellengruppen intermittierender Verlangsamung eine höhere Amplitude haben.

Insbesondere bei Kindern kann unter Schläfrigkeit ein normales, als hypnagoge Hypersynchronie bezeichnetes EEG-Muster auftreten, das aus generalisierten rhythmischen Theta- und Deltawellen besteht (Gibbs und Gibbs 1951) (Abb. 57). Bei Kindern und Jugendlichen können sich in den okzipitalen Grundrhythmus physiologischer Weise einzelne Deltawellen einlagern (»Delta de la Jeunesse«, Abb. 9). Unter Hyperventilation können vor allem bei Kindern und jungen Erwachsenen mehr oder weniger rhythmische generalisierte Verlangsamungen im Theta- und Deltafrequenzbereich auftreten, ohne daß dem eine pathologische Bedeutung zukäme (Abb. 13, 35). Artefakte können intermittierenden rhythmischen Verlangsamungen täuschend ähnlich sehen (Glossokinetischer Artefakt, Abb. 11).

Grad der EEG-Pathologie:
Im allgemeinen wird dies als »pathologisches EEG I« eingestuft. Wenn die intermittierende Verlangsamung aber deutlich lokalisiert oder lateralisiert ist, sollte sie als »pathologisches EEG II« eingestuft werden.

3. Kontinuierliche Verlangsamung (KV)
Abb. 3a–b, 16, 17a–b, 20a–c, 41, 61, 64, 92a–b, 112a, 113a–b

Definition:
Langsame Aktivität, die kontinuierlich auftritt, auf externe Stimuli nicht reaktiv ist und den Anteil kontinuierlicher Verlangsamung deutlich überschreitet, der für das Alter des Patienten physiologisch ist. Sie ist in der Regel irregulär (polymorph) und liegt im Delta/Theta Frequenzbereich. Je jünger der Patient, desto deutlicher ist eine physiologische Tendenz zu untermischter generalisierter Verlangsamung, deren Frequenz kontinuierlich langsamer wird.

Regionale kontinuierliche Verlangsamung ist immer pathologisch. Es muß allerdings immer die Möglichkeit einer umschriebenen Unterdrückung einer ansonsten physiologischen, generalisierten kontinuierlichen Verlangsamung erwogen werden. In diesem Fall stellt die fokale Unterdrückung der physiologischen kontinuierlichen Verlangsamung eine Unterdrückung eines Grundrhythmus dar und sollte folglich als Asymmetrie eingestuft werden (s.u.).

Bewertung:
Schwere Störungen der interneuronalen Verbindungen und/oder des biochemischen Umfeldes kortikaler Neurone führen zu kontinuierlichen Verlangsamungen (Gloor et al. 1968). Eine generalisierte kontinuierliche Verlangsamung hat die gleiche Bedeutung wie eine Verlangsamung des Grundrhythmus, repräsentiert aber gewöhnlich einen höheren Grad von Pathologie. Fokale kontinuierliche Verlangsamung ist eine relativ »spezifische« Veränderung, die gewöhnlich durch eine akute oder subakute progressive destruierende Läsion verursacht ist. Aber auch eine chronisch statische Läsion kann eine niedrig-amplitudige fokale kontinuierliche Verlangsamung erzeugen (Hess 1958, Gilmore et al. 1981). Allerdings muß berücksichtigt werden, daß eine regionale kontinuierliche Verlangsamung auch noch Tage nach einem Migräneanfall (Hockaday und Whitty 1969) und nach fokalen epileptischen Anfällen (Abb. 3, 64) (Kaibara und Blume 1988) gesehen werden kann.

Grad der EEG-Pathologie:
Eine generalisierte kontinuierliche Verlangsamung kann klassifiziert werden als »pathologisch I, II oder III«, ganz in Abhängigkeit von der Ausprägung der rhythmischen Grundaktivität und der Amplitude bzw. Frequenz der Verlangsamung (Theta/Delta) (Goldensohn 1984). Eine kontinuierliche Verlangsamung, die einen normalen rhythmischen Grundrhythmus durchbricht, wird als »pathologisch I« eingestuft. Eine kontinuierliche Verlangsamung mit einem verlangsamten Grundrhythmus wird als »pathologisch II« eingestuft, sofern der Patient nicht soporös oder komatös ist (s.u). Wenn eine kontinuierliche Verlangsamung so gut wie keine rhythmische Grundaktivität mehr abgrenzen läßt, wird das EEG als »pathologisch III« eingestuft (Abb. 16). Wenn ein Patient dabei soporös oder komatös ist, wird das EEG als Theta- oder Delta-Sopor klassifiziert (Abb. 66, 71, 73, 82 und 83) (Vergleiche EEG-Klassifikation für Patienten in Sopor oder Koma). Der Grad der EEG-Pathologie (I bis III) geht parallel mit dem Ausmaß der Hirnfunktionsstörung (Enzephalopathie).

Eine fokale kontinuierliche Verlangsamung wird als relativ spezifische EEG-Veränderung eingestuft und mit Grad III bewertet.

Abb. 5:   **Grundrhythmusverlangsamung**

FP1-F3

F3-C3

C3-P3

P3-O1

FP2-F4

F4-C4

C4-P4

P4-O2

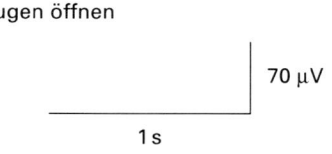 Augen öffnen

70 µV

1 s

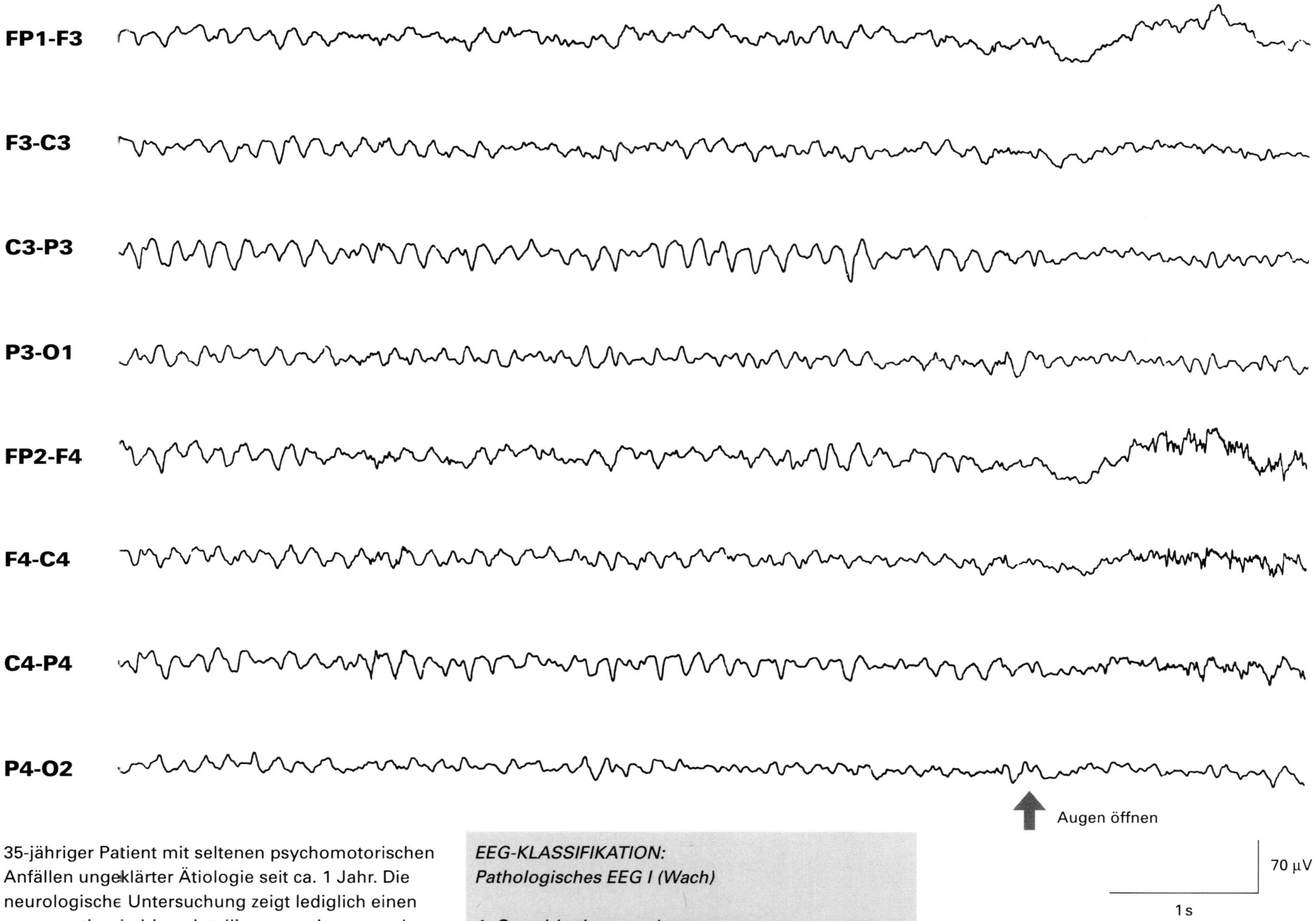

35-jähriger Patient mit seltenen psychomotorischen Anfällen ungeklärter Ätiologie seit ca. 1 Jahr. Die neurologische Untersuchung zeigt lediglich einen grenzwertig-niedrigen Intelligenzquotienten und bleibt ansonsten unauffällig.

Das EEG zeigt einen okzipitalen Grundrhythmus von ca. 7 Hz mit einer ungewöhnlich weiten Verteilung, die bis in die frontalen Regionen reicht. Beachte die Blockierung des Grundrhythmus mit Augenöffnen.

EEG-KLASSIFIKATION:
Pathologisches EEG I (Wach)

1. Grundrhythmusverlangsamung

EEG-BEURTEILUNG: Dieses EEG zeigt Hinweise für eine milde unspezifische diffuse Hirnfunktionsstörung.

Abb. 6:   **Grundrhythmusverlangsamung**

FP1-F3

F3-C3

C3-P3

P3-O1

FP2-F4

F4-C4

C4-P4

P4-O2

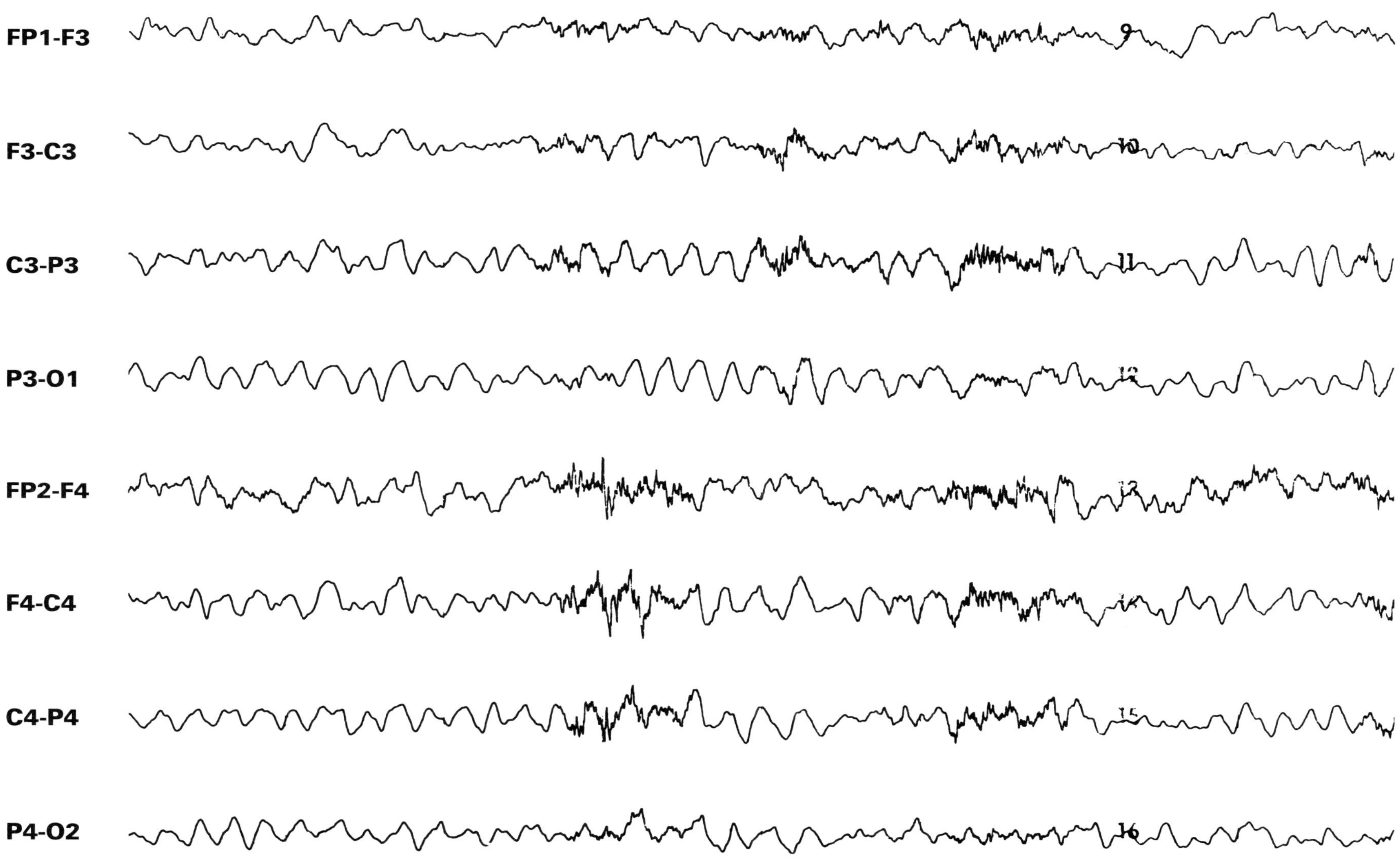

47-jähriger Patient mit hepatischer Enzephalopathie. EMG-Artefakt-Einstreuungen bestanden
während der gesamten Ableitung und waren bei
dem verwirrten und unkooperativen Patienten nicht
vermeidbar.

Eine rhythmische okzipitale Grundaktivität
von ca. 5 Hz mit weiter Verteilung ist dargestellt.

EEG-KLASSIFIKATION:
Pathologisches EEG II (Wach)

1. Grundrhythmusverlangsamung

EEG-BEURTEILUNG: Dieses EEG zeigt Hinweise für
eine mittelgradige diffuse Hirnfunktionsstörung, die
höchstwahrscheinlich durch die hepatische Enzephalopathie bedingt ist.

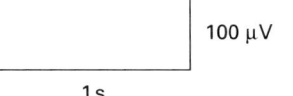

100 μV

1 s

Abb. 7: **Intermittierende Verlangsamung, generalisiert Grundrhythmusverlangsamung**

FP1-F3

F3-C3

C3-P3

P3-O1

FP2-F4

F4-C4

C4-P4

P4-O2

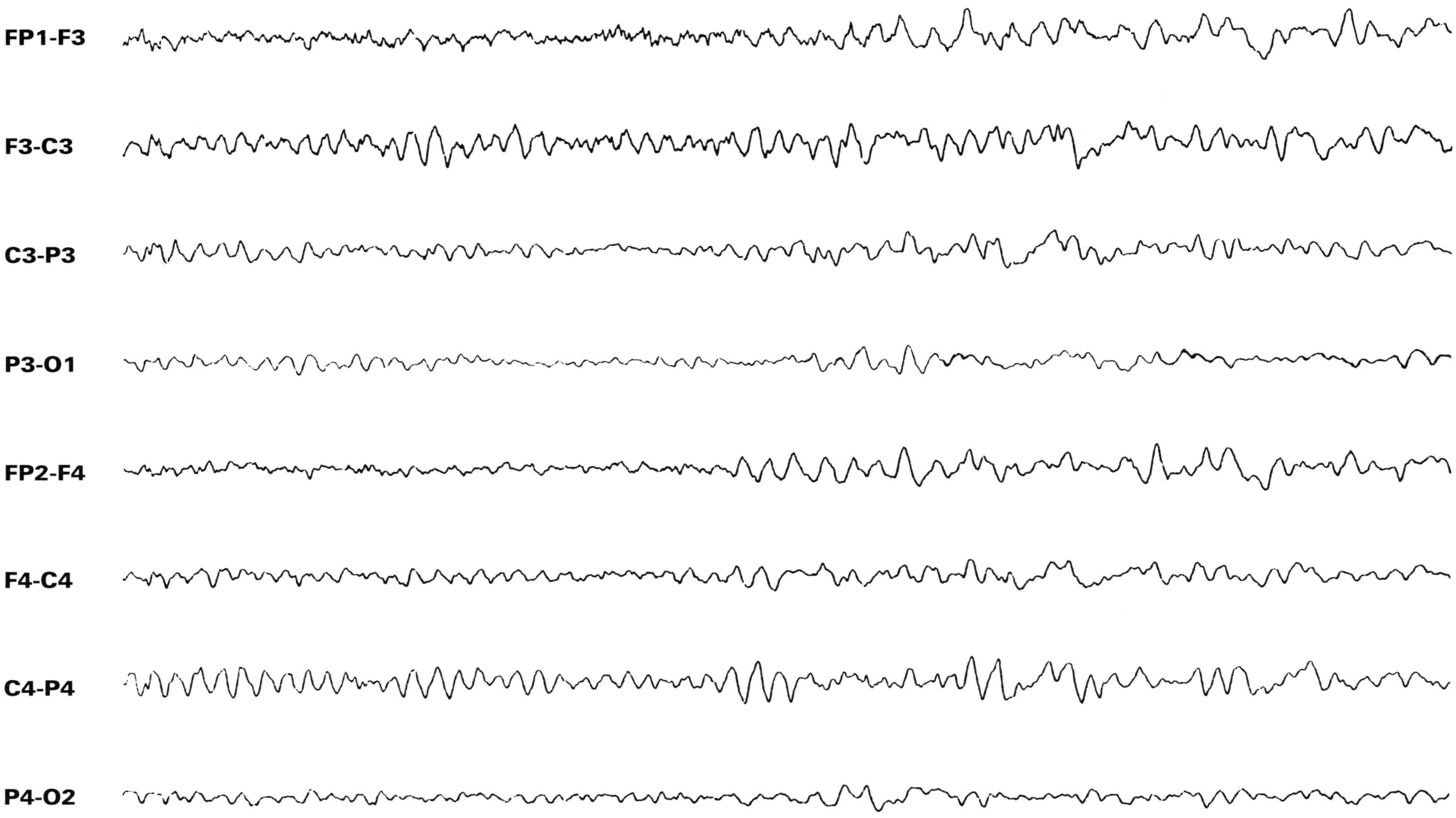

75-jähriger Patient mit einer milden diffusen Hirn-funktionsstörung bei koronarer Herzerkrankung mit amnestischen Episoden und »Drop Attacks«.

Ein gut ausgeprägter 7 Hz Grundrhythmus wird in der zweiten Hälfte der Abbildung durch irregulä-re generalisierte Deltaaktivität unterbrochen. Der Patient war während der Ableitung wach und bot keine Hinweise für Schläfrigkeit.

EEG-KLASSIFIKATION:
Pathologisches EEG I (Wach)

1. Intermittierende Verlangsamung, generalisiert
2. Grundrhythmusverlangsamung

EEG-BEURTEILUNG: Dieses EEG zeigt Hinweise für eine mittelgradige unspezifische diffuse Hirnfunkti-onsstörung. Epilepsietypische Potentiale kommen nicht zur Darstellung.

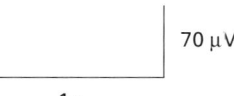

70 μV

1 s

Intermittierende Verlangsamung, links temporal

FP1-F7

F7-T7

T7-P7

P7-O1

FP2-F8

F8-T8

T8-P8

P8-O2

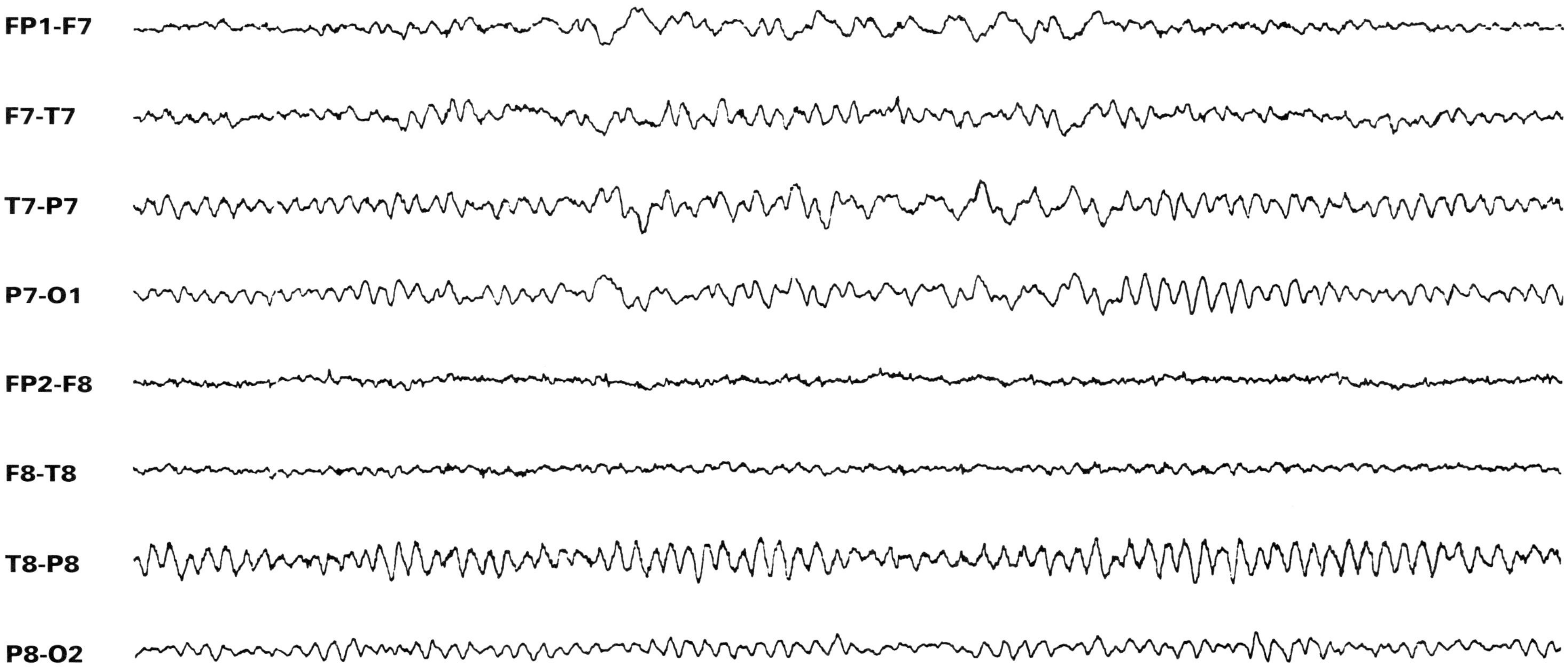

20-jähriger Patient mit epigastrischen Auren und psychomotorischen Anfällen ungeklärter Ursache seit dem 7. Lebensjahr.

Links temporal treten für ca. 4 Sekunden irreguläre Delta- und Thetawellen mittlerer Amplitude auf.

EEG-KLASSIFIKATION:
Pathologisches EEG II (Wach)

1. Intermittierende Verlangsamung, links temporal

EEG-BEURTEILUNG: Dieses EEG zeigt eine links temporale Funktionsstörung ohne Darstellung epilepsietypischer Potentiale.

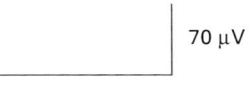

70 µV

1 s

Abb. 8b: **Intermittierende Verlangsamung, links temporal**

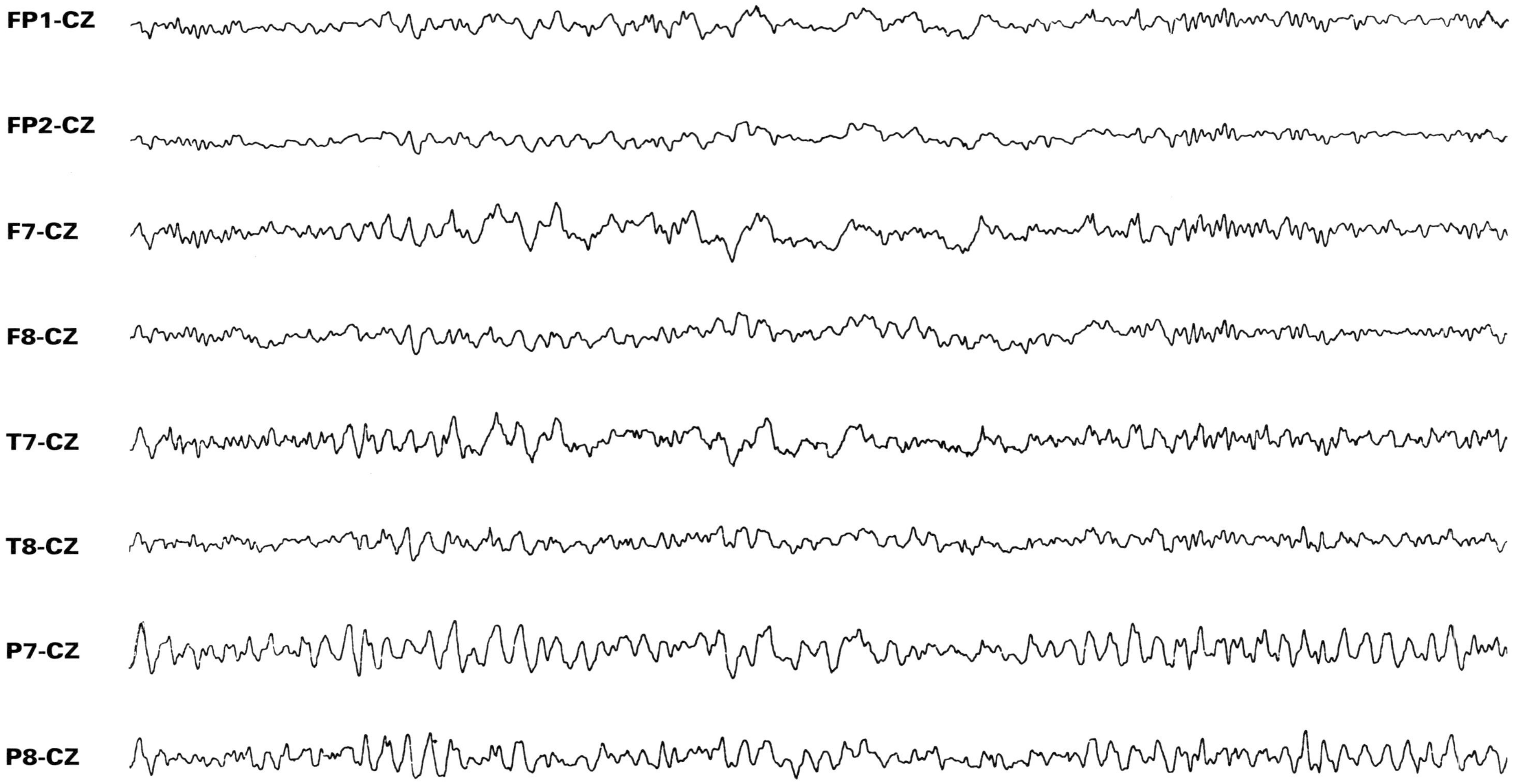

FP1-CZ

FP2-CZ

F7-CZ

F8-CZ

T7-CZ

T8-CZ

P7-CZ

P8-CZ

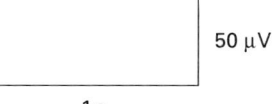

53-jährige Patientin mit langjährig vorbestehenden psychomotorischen Anfällen ungeklärter Ursache.

Alternierende Referenzableitung zum Vertex. Links temporal zeigen sich für ca. 5 Sekunden irreguläre Delta- und Thetawellen mittlerer Amplitude. In anderen Teilen dieses EEG zeigten sich links und rechts temporale Sharp Waves.

EEG-KLASSIFIKATION: Normales EEG (Wach)

EEG-BEURTEILUNG: Dieses EEG zeigt eine links temporale Verlangsamung, die in diesem Fall nicht von einer sogenannten temporalen Verlangsamung der Älteren, die ein noch normales Phänomen darstellt, zu differenzieren ist. Die links temporale Verlangsamung könnte allerdings auch Ausdruck einer unspezifischen Funktionsstörung der linken Temporalregion sein und im Zusammenhang mit der Temporallappenepilepsie der Patientin stehen.

50 µV

1 s

Okzipitale Deltawellen der Jugend

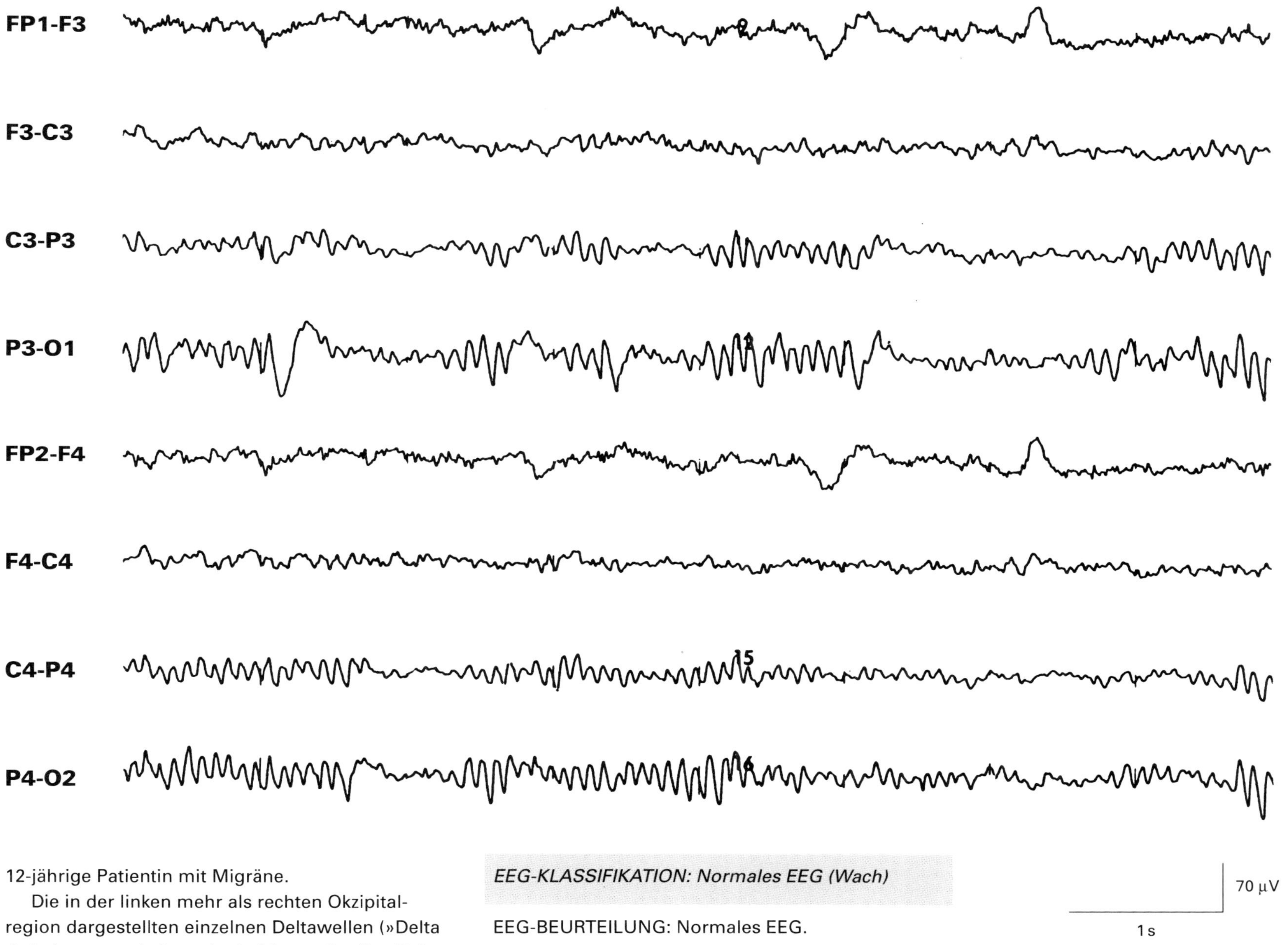

FP1-F3

F3-C3

C3-P3

P3-O1

FP2-F4

F4-C4

C4-P4

P4-O2

12-jährige Patientin mit Migräne.

Die in der linken mehr als rechten Okzipitalregion dargestellten einzelnen Deltawellen (»Delta
de la jeunesse«) als auch niedrigamplitudige Deltawellen diffuser Verteilung sind in diesem Alter
normal und haben keine klinische Relevanz. Beachte in den Fronto-polaren Regionen dargestellte
Blinkartefakte und ein durch Augenöffnen beding-
tes Artefakt gegen Ende der Abbildung.

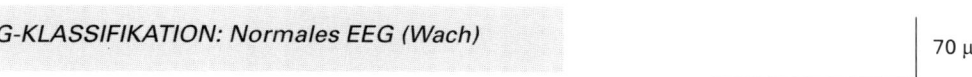

EEG-KLASSIFIKATION: Normales EEG (Wach)

EEG-BEURTEILUNG: Normales EEG.

70 µV

1 s

Abb. 10: Intermittierende Verlangsamung, generalisiert Maximum frontal

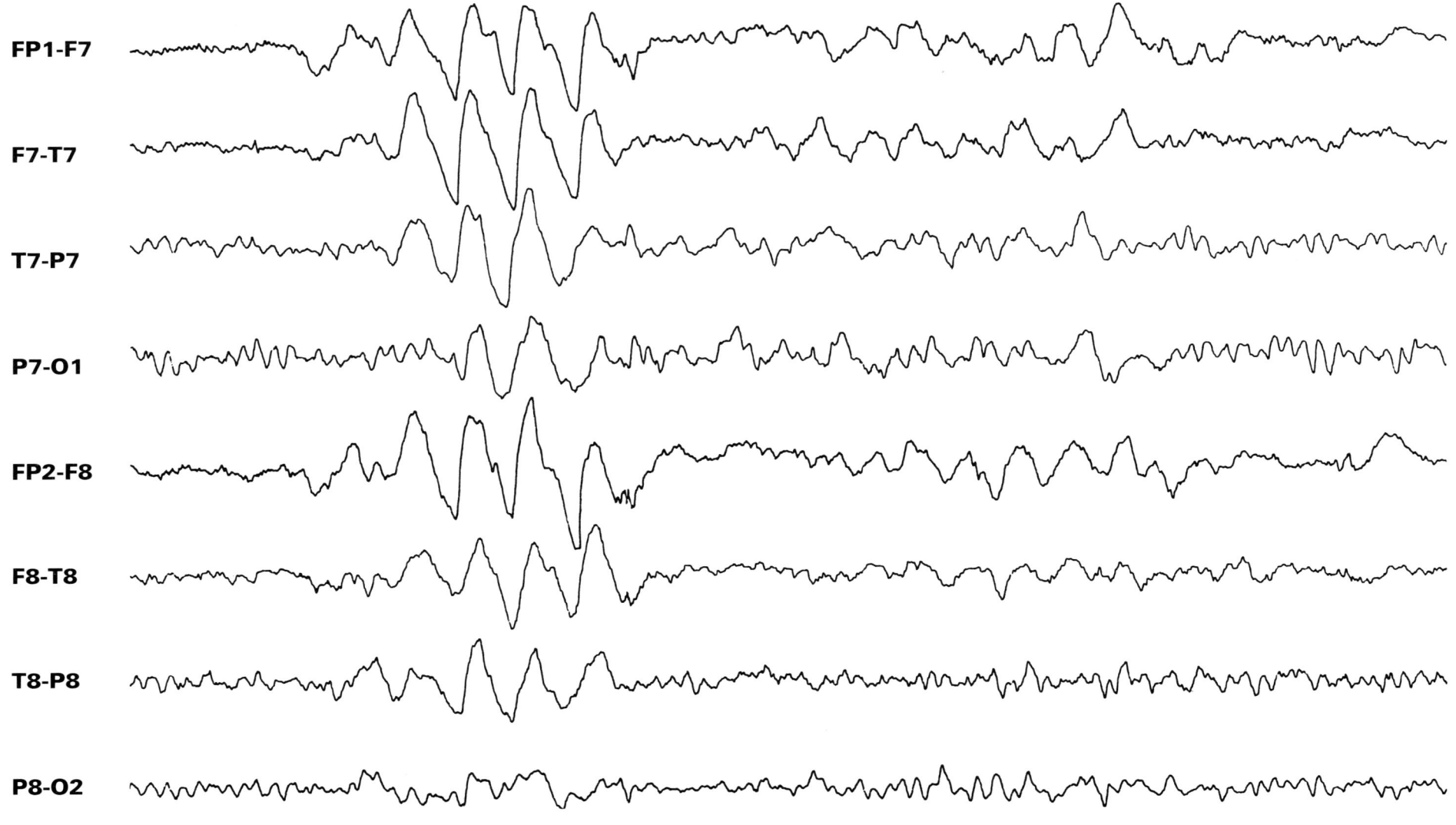

29-jährige Patientin mit generalisierten tonisch-klonischen Anfällen nach Virus-Enzephalitis im 20. Lebensjahr. Anfallsfreiheit durch Antiepileptika.

Ein okzipitaler 9 Hz Grundrhythmus wird durch eine hochamplitudige rhythmische Delta-aktivität mit frontalem Maximum unterbrochen. Dieses Muster wird auch als FIRDA (**F**rontale **I**ntermittierende **R**hythmische **D**elta-**A**ktivität) bezeichnet. Eine ähnliche, amplitudenflachere und weniger rhythmische Gruppe von Verlangsamungswellen ist auf der rechten Seite der Abbildung zu sehen.

EEG-KLASSIFIKATION:
Pathologisches EEG I (Wach)

1. Intermittierende Verlangsamung, generalisiert Maximum frontal

EEG-BEURTEILUNG: Dieses EEG zeigt Hinweise für eine milde unspezifische diffuse Hirnfunktions-störung, die höchstwahrscheinlich Folge der abge-laufenen Virusenzephalitis ist.

100 µV

1 s

Abb. 11:   **Glossokinetisches Artefakt**

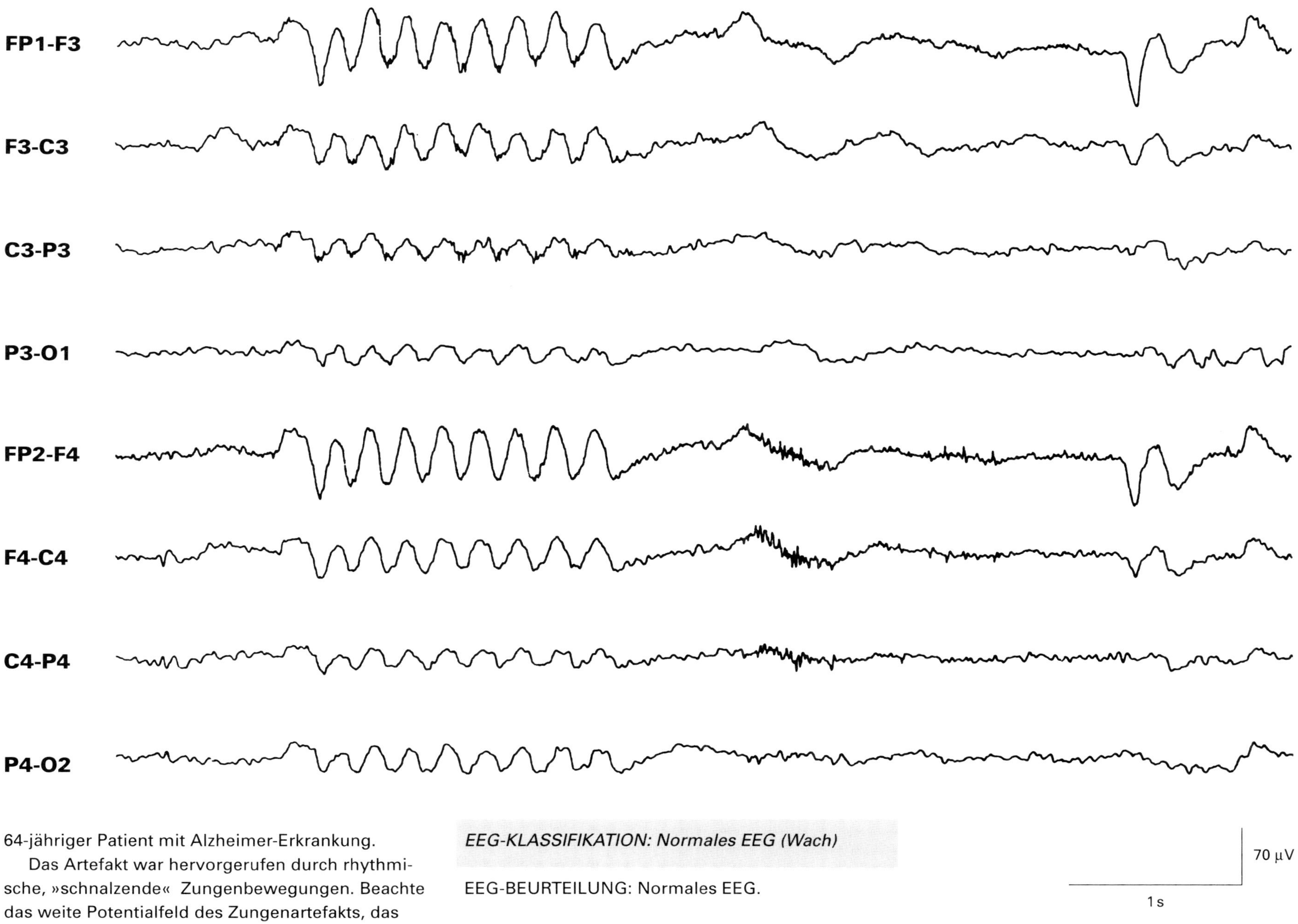

FP1-F3

F3-C3

C3-P3

P3-O1

FP2-F4

F4-C4

C4-P4

P4-O2

64-jähriger Patient mit Alzheimer-Erkrankung.

Das Artefakt war hervorgerufen durch rhythmische, »schnalzende« Zungenbewegungen. Beachte
das weite Potentialfeld des Zungenartefakts, das
sich durch die Polarität der Zunge erklären läßt (die
Zungenspitze ist negativ, der Zungengrund positiv
geladen). Gegen Ende der Abbildung trat ein Au-
genblink mit deutlich steiler abfallendem Potentialfeld auf, was sich darin ausdrückt, daß in den Kanälen C3-P3, P3-O1 und C4-P4, P4-O2 kaum noch
ein Ausschlag zu sehen ist.

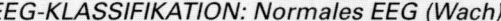
EEG-KLASSIFIKATION: Normales EEG (Wach)

EEG-BEURTEILUNG: Normales EEG.

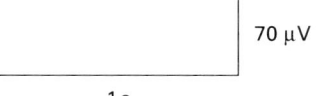

70 µV

1 s

Abb. 12:   **Frontales Theta (»Ciganek-Rhythmus«)**

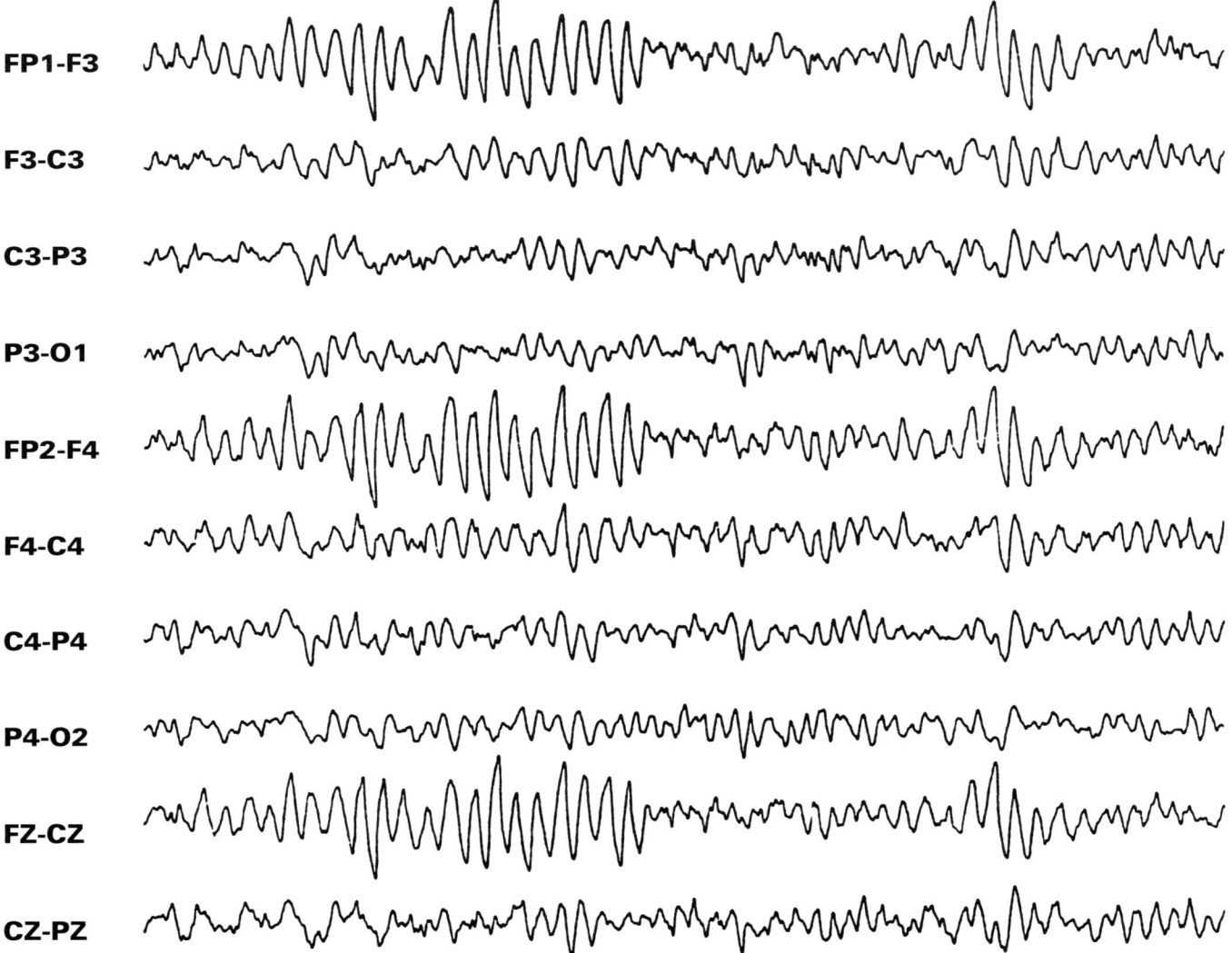

FP1-F3

F3-C3

C3-P3

P3-O1

FP2-F4

F4-C4

C4-P4

P4-O2

FZ-CZ

CZ-PZ

17-jähriger Patient mit epileptischen Anfällen seit dem Alter von 18 Monaten.

Leicht schläfriger Patient mit einem okzipitalen 10 Hz Grundrhythmus. Über frontal Abbildung einer rhythmischen 6–7 Hz Theta-Verlangsamung, die generalisiert ist und ein frontales Maximum hat. Dieses frontale rhythmische Theta ist Ausdruck von Schläfrigkeit und unspezifisch. Es wird auch als »Ciganek-Rhythmus« bezeichnet.

EEG-KLASSIFIKATION: Normales EEG (Schläfrigkeit)

EEG-BEURTEILUNG: Normales EEG.

100 µV

1 s

Hyperventilationsinduzierte intermittierende Verlangsamung, generalisiert

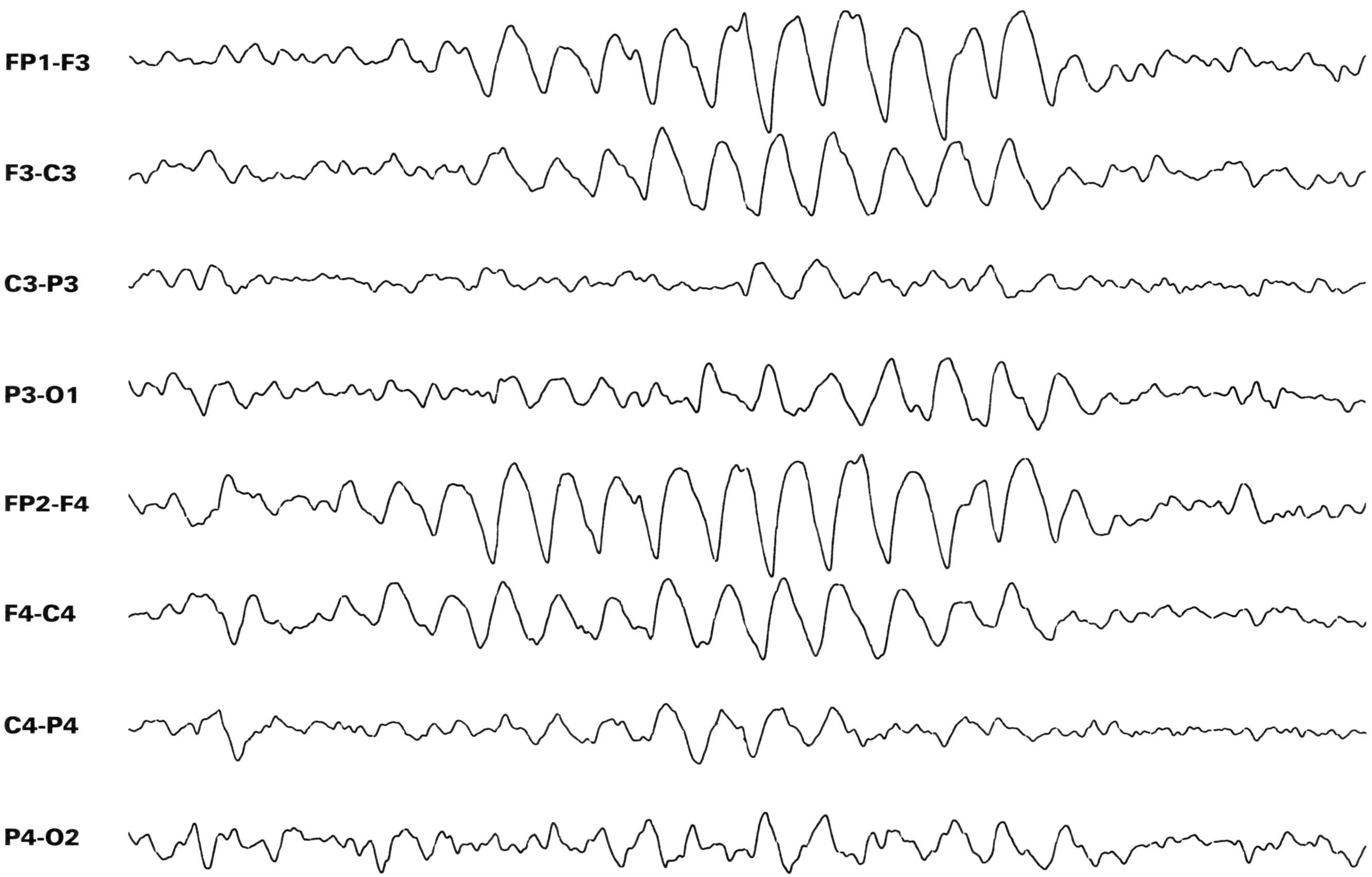

FP1-F3

F3-C3

C3-P3

P3-O1

FP2-F4

F4-C4

C4-P4

P4-O2

8-jähriger Patient mit durch Hyperventilation induzierten, generalisierten Gruppen rhythmischer Verlangsamung, die fälschlich als Hinweise für eine Absence-Epilepsie interpretiert worden waren und zu einer antiepileptischen Medikation geführt hatten. Es ergaben sich weder anamnestisch noch nach Absetzen der Medikation Hinweise für epileptische Anfälle.

Die Abbildung zeigt das EEG 110 Sekunden nach Beginn der Hyperventilation. Auf eine diffuse Theta-Deltaaktivität lagern sich intermittierende rhythmi-

sche hochamplitudige Deltawellen auf. Dies stellt eine normale Reaktion auf Hyperventilation dar.

EEG-KLASSIFIKATION: Normales EEG (Wach)

EEG-BEURTEILUNG: Normales EEG.

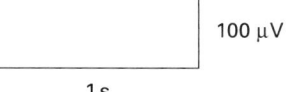

100 μV

1 s

Intermittierende Verlangsamung, rechts temporal

FP1-F7

F7-T7

T7-P7

P7-O1

FP2-F8

F8-T8

T8-P8

P8-O2

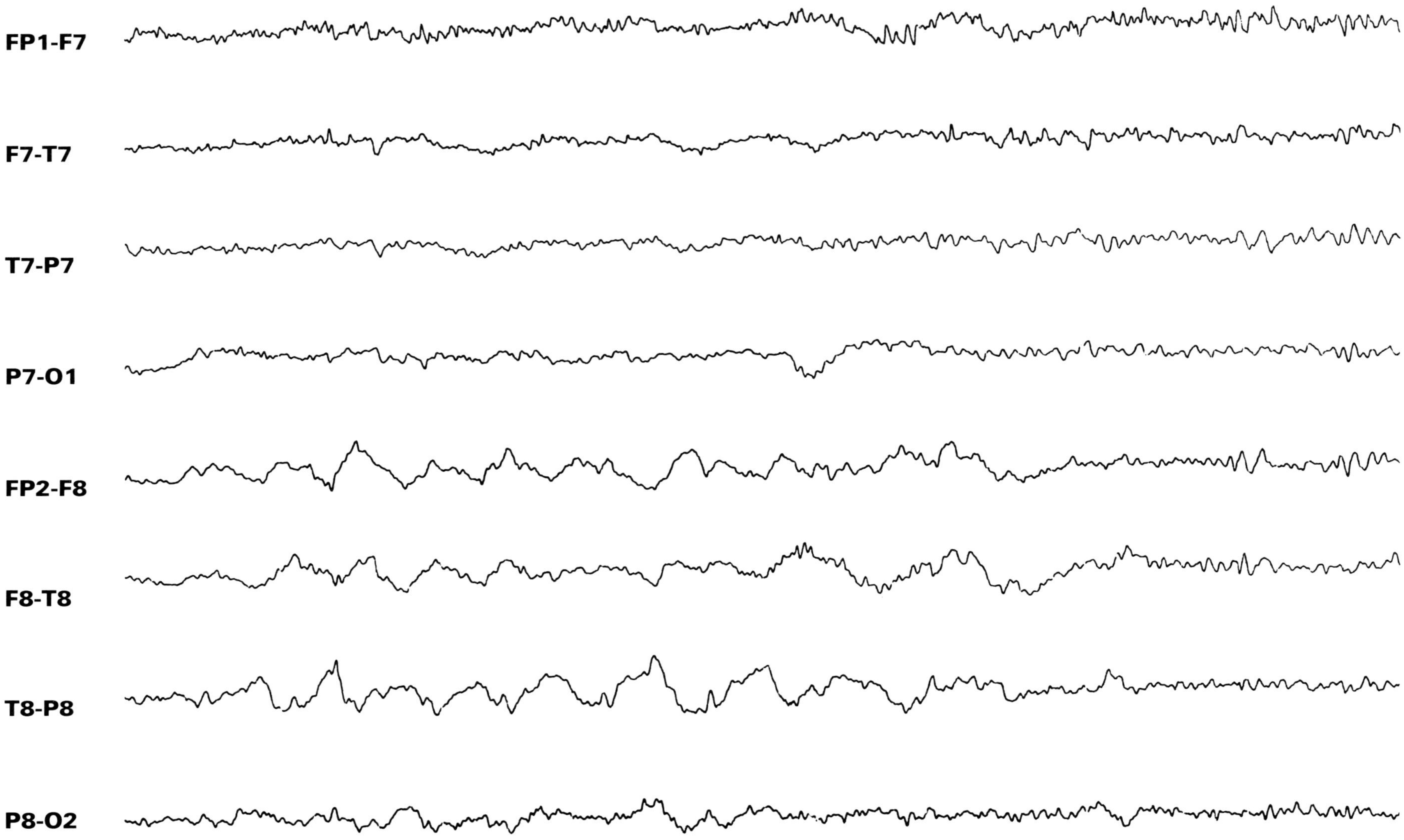

39-jähriger Patient mit psychomotorischen und generalisierten tonisch-klonischen Anfällen.

Rhythmische 1,5 Hz Deltawellen traten intermittierend auf und zeigen im abgebildeten Abschnitt jeweils vorausgehende kleine »scharfe Transienten«, die den Eindruck von Spike-Wave-Komplexen erwecken. In anderen Teilen des EEG zeigten sich eindeutige rechts posterior temporale Sharp Waves.

EEG-KLASSIFIKATION: Pathologisches EEG II (Wach)

1. Intermittierende Verlangsamung, rechts temporal

EEG-BEURTEILUNG: Dieses EEG zeigt Hinweise für eine rechts temporale Funktionsstörung.

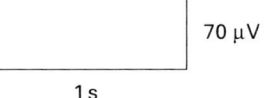

70 µV

1 s

Abb. 15:   **Theta-Grundrhythmus-Variante**

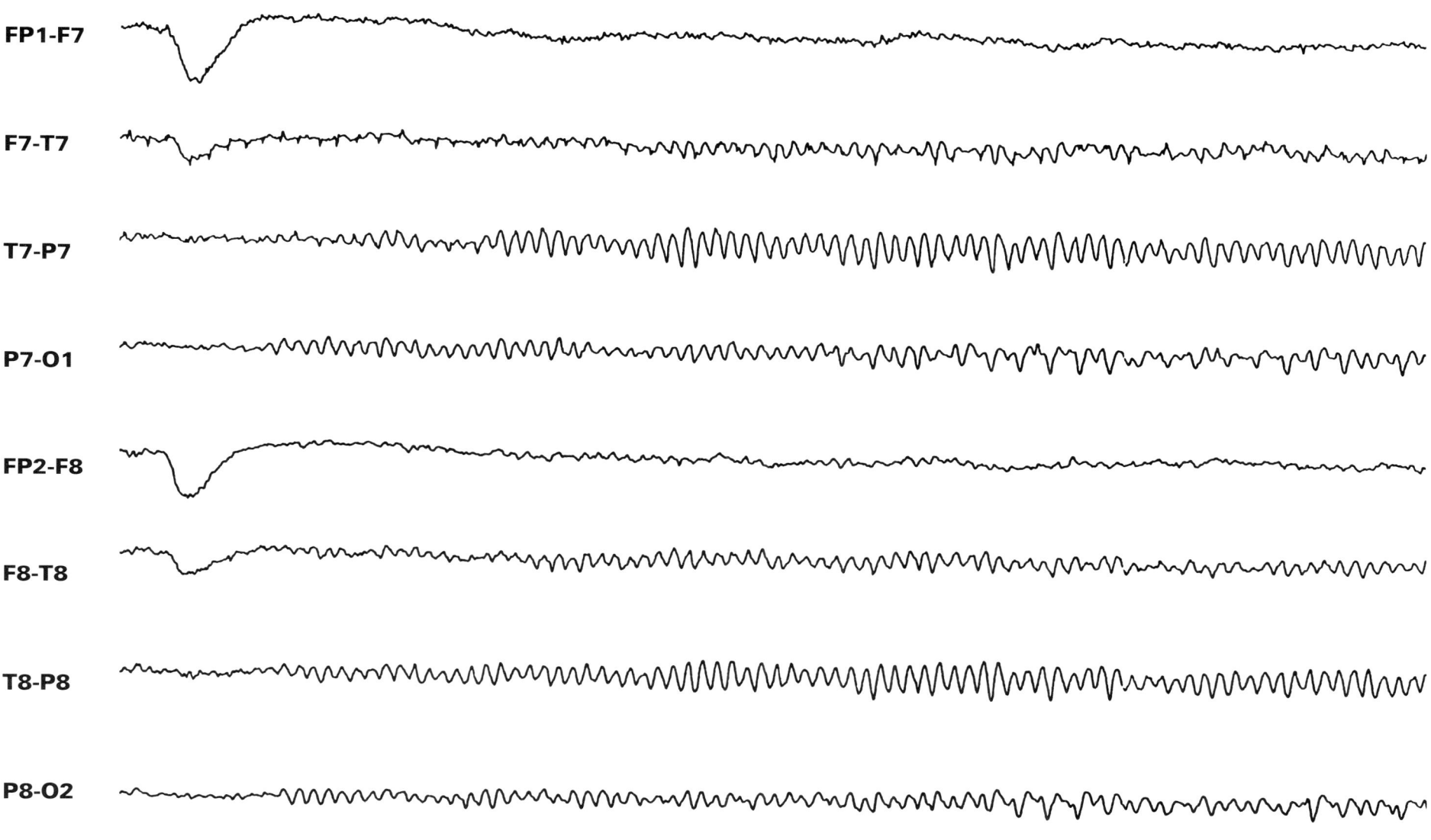

FP1-F7

F7-T7

T7-P7

P7-O1

FP2-F8

F8-T8

T8-P8

P8-O2

70 µV

1 s

30-jährige Patientin mit kürzlich aufgetretenen Episoden von Hitzewallungen. Kein Hinweis für epileptische Anfälle. Die neurologische Untersuchung war normal.

Die Ableitung zeigt einen temporo-okzipitalen 10-11 Hz Alpha-Grundrhythmus, der in der rechten Abbildungshälfte von einem stärker auf die Okzipitalregion beschränkten 5–5,5 Hz Thetarhythmus unterlagert wird. Diese subharmonische

Frequenz des Alpha wird als Theta-Grundrhythmus-Variante bezeichnet und stellt ein normales Muster dar.

EEG-KLASSIFIKATION: Normales EEG (Wach)

EEG-BEURTEILUNG: Normales EEG.

Abb. 16: **Kontinuierliche Verlangsamung, generalisiert**

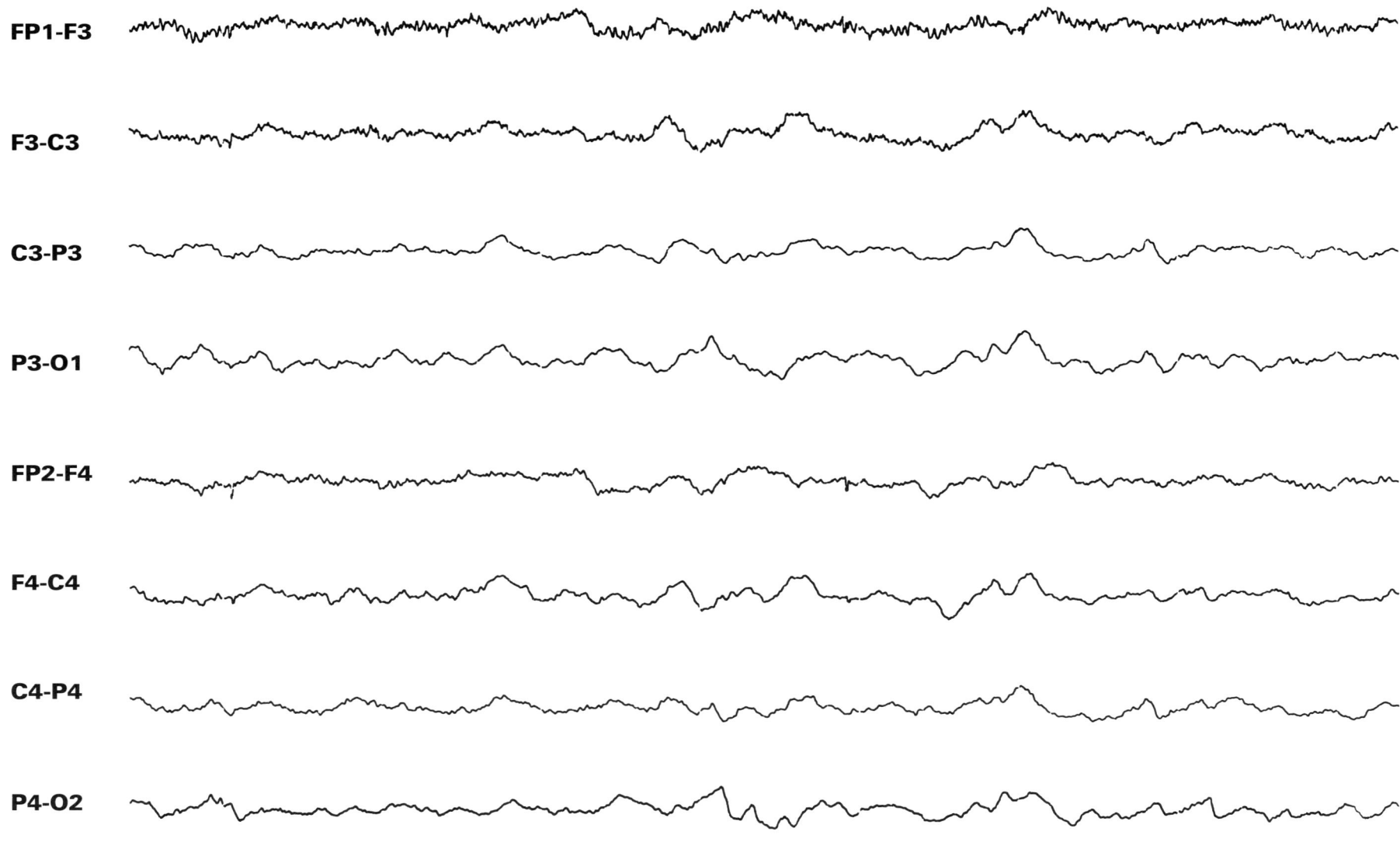

FP1-F3

F3-C3

C3-P3

P3-O1

FP2-F4

F4-C4

C4-P4

P4-O2

75-jähriger Patient mit einer diffusen schweren anoxischen Enzephalopathie nach Herzkreislaufstillstand bei Tachyarrhythmia absoluta.

Das EEG wird dominiert von diffusen irregulären Theta- und Deltafrequenzen. EMG-Artefakt links frontal. Hochfrequenzfilter bei 35 Hz.

EEG-KLASSIFIKATION: Pathologisches EEG III (Somnolenz)

1. Kontinuierliche Verlangsamung, generalisiert

EEG-BEURTEILUNG: Dieses EEG zeigt Hinweise für eine schwere diffuse Hirnfunktionsstörung, die im Zusammenhang mit der Anamnese Folge einer zerebralen Anoxie nach Herz-Kreislauf-Stillstand ist.

50 µV

1 s

**Kontinuierliche Verlangsamung, rechte Hemisphäre
Asymmetrie, reduzierter Grundrhythmus rechts okzipito-parietal**

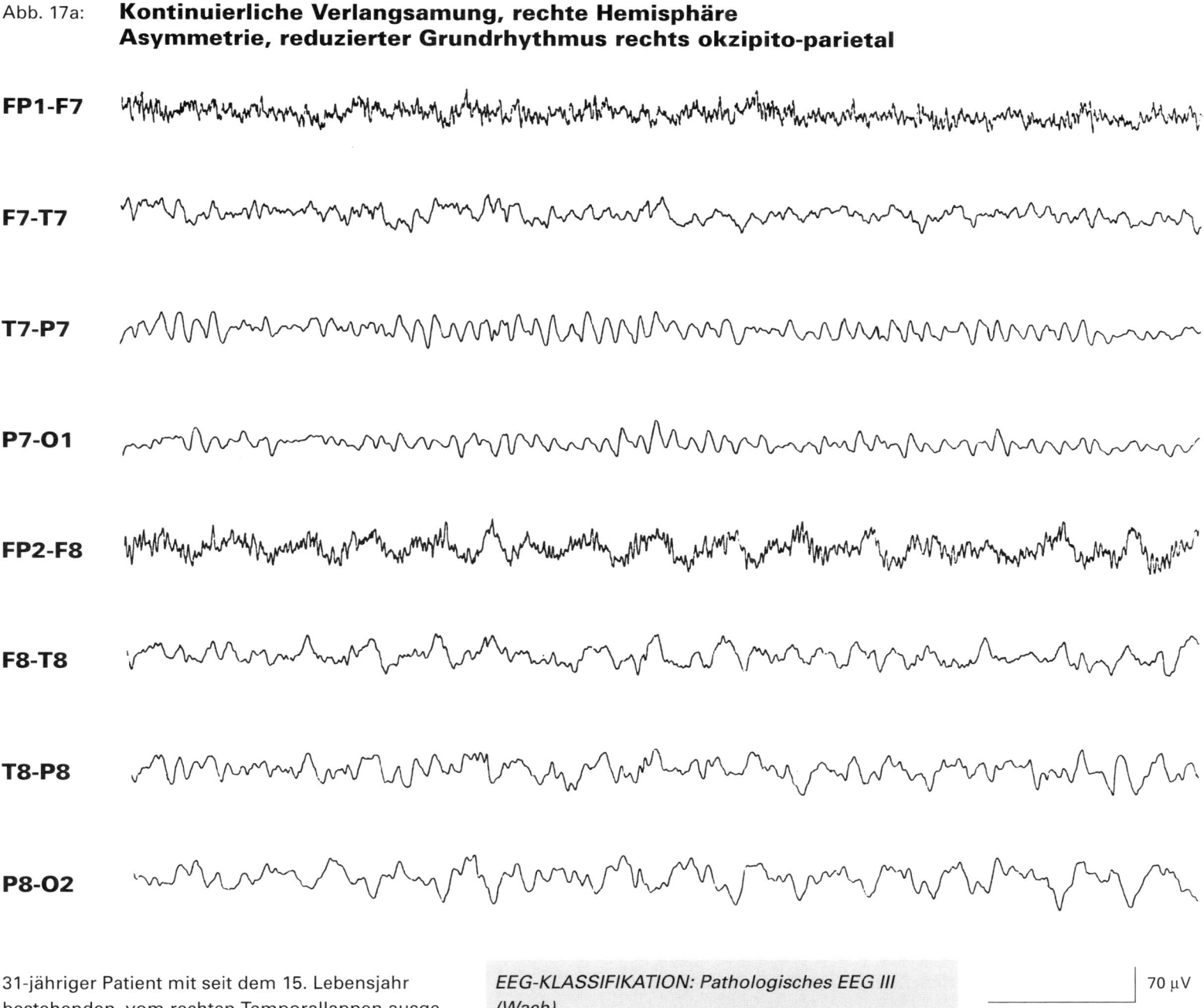

FP1-F7

F7-T7

T7-P7

P7-O1

FP2-F8

F8-T8

T8-P8

P8-O2

31-jähriger Patient mit seit dem 15. Lebensjahr bestehenden, vom rechten Temporallappen ausgehenden psychomotorischen Anfällen.

Über der rechten Hirnhälfte herrscht eine irreguläre Deltaaktivität vor. Der linkshirnig deutlich ausgeprägte Alpharhythmus ist rechts sehr spärlich ausgeprägt und erheblich amplitudenreduziert. Fronto-polare EMG-Artefakteinstreuung.

EEG-KLASSIFIKATION: Pathologisches EEG III (Wach)

1. Kontinuierliche Verlangsamung, rechte Hemisphäre
2. Asymmetrie, reduzierter Grundrhythmus rechts okzipito-parietal

EEG-BEURTEILUNG: Dieses EEG zeigt Hinweise für eine ausgedehnte Läsion bzw. schwere Funktionsstörung der rechten Hemisphäre.

70 µV

1 s

Abb. 17b: **Kontinuierliche Verlangsamung, links temporal**

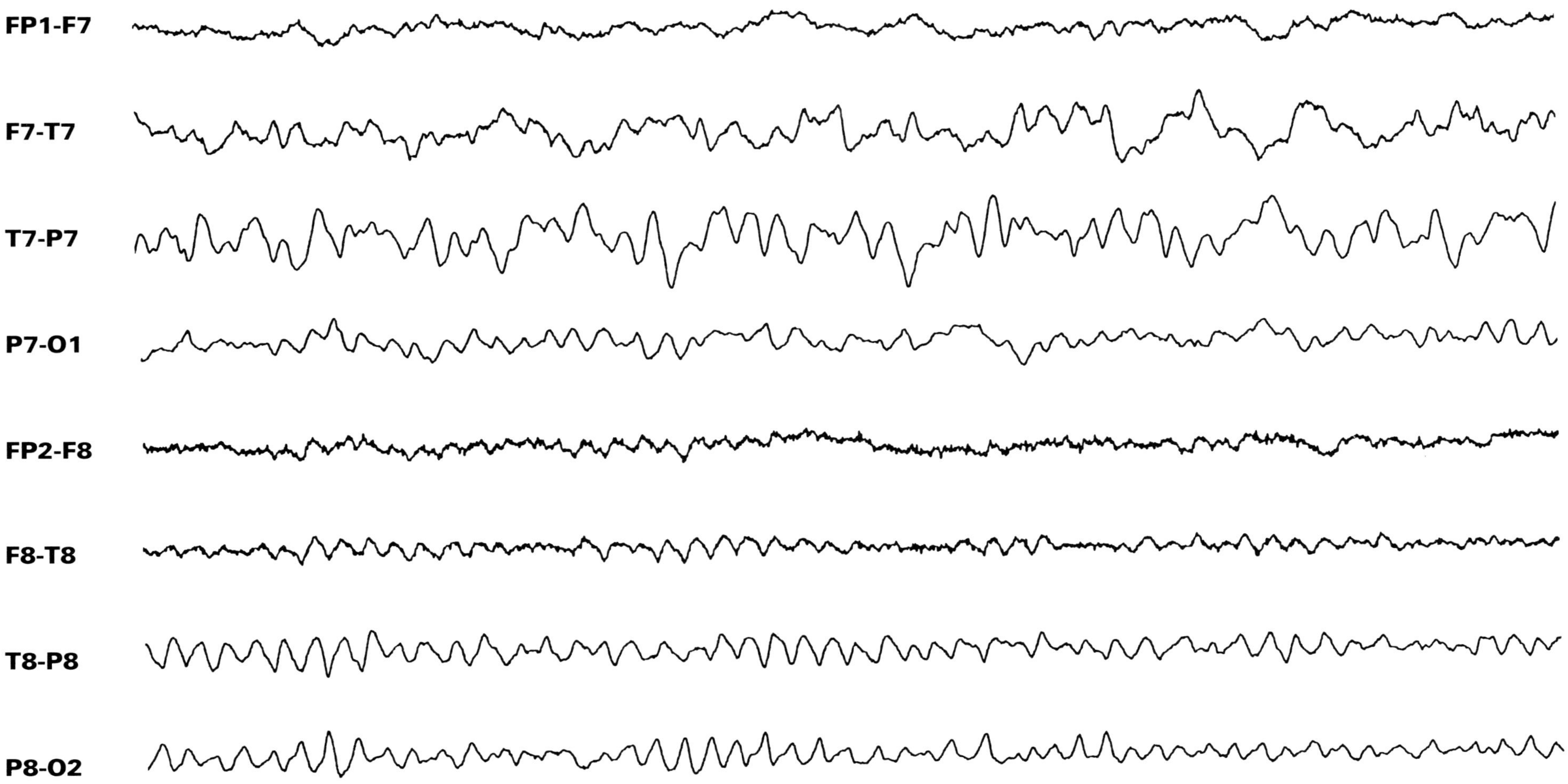
FP1-F7
F7-T7
T7-P7
P7-O1
FP2-F8
F8-T8
T8-P8
P8-O2

Diese 41-jährige Patientin mit einem großen konnatalen zystischen Substanzdefekt links temporal und psychomotorischen sowie generalisierten tonisch-klonischen Anfällen wurde links temporal zystektomiert.

Links temporal dominieren irreguläre, hochamplitudige Delta- und Thetawellen.

EEG-KLASSIFIKATION: Pathologisches EEG III (Wach)

1. Kontinuierliche Verlangsamung, links temporal

EEG-BEURTEILUNG: Dieses EEG zeigt Hinweise für eine ausgedehnte links temporale Läsion.

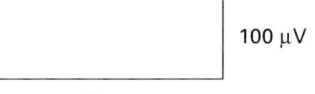

100 µV
1 s

B) Epilepsietypische Potentiale

Hiermit sind »steile Wellen« gemeint, die sich deutlich von der Grundaktivität abgrenzen lassen und nicht zu den »steilen Transienten« gehören, die häufig bei Patienten ohne Epilepsie beobachtet werden können. Der Begriff »epilepsietypische Potentiale« wird in diesem Atlas synonym mit dem Begriff »Spitzenpotentiale« benützt. Die deutschen Begiffe scharfe Wellen und Spitzen stehen neben den englischen Sharp Wave und Spikes. Ein Glossar der gebräuchlichsten Begriffe ist bei Kugler (1981) zu finden. Es muß immer berücksichtigt werden, daß es physiologische »steile« Potentiale gibt und das Auftreten epilepsietypischer Potentiale nicht zwangsläufig für das Vorliegen einer Epilepsie spricht. Physiologisch sind »steile Transienten« wie Vertexwellen (Abb. 26 und 33a), positive okzipitale steile Transienten des Schlafes (= POSTS, Abb. 22), Lambda-Wellen (Abb. 21b) etc. Auch ähnliche Muster, die nicht Ausdruck einer epileptogenen Störung sind, wie 14 und 6 Hz positive Spikes (Abb. 42), benigne epilepsieähnliche Transienten des Schlafes (= BETS oder Small Sharp Spikes, Abb. 23), 6 Hz »Phantom« Spike-Wave (Abb. 34), Wicket Spikes (Abb. 24), rhythmisches temporales Theta der Schläfrigkeit (psychomotorische Variante) (Abb. 54 und 55) oder subklinische rhythmische EEG-Entladungen der Erwachsenen (SREDA) (Abb. 52) sind ausgenommen (Westmoreland und Klass 1981, Klass und Westmoreland 1985, Westmoreland 1990). Artefakte physiologischer oder technischer Ursache können epilepsietypischen Potentialen ähnlich sehen (Rektus lateralis »Spike« Abb. 27. EKG-Artefakt Abb. 28, »Telefon«-Artefakt Abb. 43).

Die Polarität der Hauptkomponente epilepsietypischer Potentiale ist in der Regel negativ und nur ausnahmsweise zeigt sich eine Positivität (Abb. 20a–d, 29b) (Goldensohn und Koehle 1975, Matsuo und Knott 1977, Lüders et al. 1987). Epilepsietypische Potentiale können bei einigen Epilepsiesyndromen je nach Alter und »Epileptogenizität« in bis zu 98% von Epilepsiepatienten auftreten (Ajmone-Marsan und Zivin 1970), wobei die Ausbeute des EEG bis zu einem gewissen Grad mit zunehmender Zahl der Ableitungen steigt (Salinsky et al. 1987). Andrerseits gibt es

auch Epilepsiesyndrome, wie z.B. bei Patienten mit seltenen generalisierten tonisch-klonischen Anfällen, bei denen interiktale epilepsietypische Potentiale im EEG die Ausnahme darstellen. Allerdings gibt es auch selten Menschen, die epilepsietypische Potentiale bieten, ohne an epileptischen Anfällen zu leiden (Zivin und Ajmone-Marsan 1968,). Insbesondere zeigen 1–2% der normalen Kinder benigne epilepsietypische Potentiale (Eeg-Olofsson et al. 1971). Vermutlich erleiden nur ca. 8% von Kindern mit benignen epilepsietypischen Potentialen des Kindesalters epileptische Anfälle (Lüders et al. 1987).

In dieser Klassifikation werden 9 verschiedene interiktale epilepsietypische EEG-Muster aufgelistet. Iktale EEG-Veränderungen werden aufgeführt als Anfalls- oder Statusmuster, wenn das EEG so aussieht wie bei einem epileptischen Anfall oder einem Status epilepticus. Die Lokalisation der ersten erkennbaren iktalen Potentiale ist von besonderer Bedeutung, weil sie auf den Ort der Anfallsentstehung hinweist. Darüberhinaus werden die verschiedenen iktalen Muster nicht weiter untergliedert, da die klinische Bedeutung der unterschiedlichen EEG-Morphologie bislang nicht ausreichend bekannt ist. Interiktale und iktale Information werden **unabhängig voneinander** klassifiziert, damit deutlich ist, auf welche Information sich die Klassifikation stützt. Anfallsartige Ereignisse während der Ableitung, die nicht von einer EEG-Veränderung begleitet werden, und nicht sicher klinisch diagnostiziert werden können, sollten lediglich als »paroxysmales Ereignis« bezeichnet werden (s. Tafel 6).

1. Spikes (SP)
Abb. 3a, 18, 19, 87b, 88a–b, 91a, 92a–b, 124

Definition:
»Steile Wellen« mit einer Dauer von 40–80 ms. (gemessen am Mittelpunkt zwischen Grundlinie und Spitze des Spikes).

Bewertung:
Dieses EEG-Muster gilt als relativ typisch für Epilepsie, wobei zwischen Sharp Waves und Spikes kein Unterschied in der diagnostischen Aus-

sage besteht (Daly 1990). Die sog. Small Sharp Spikes oder als auch BETS (= **B**enigne **E**pilepsieähnliche **T**ransienten des **S**chlafes) bezeichneten Potentiale, die vor allem in leichten Schlafstadien aufgezeichnet werden, können mit epilepsietypischen Spikes verwechselt werden (Abb. 23) (Gibbs and Gibbs 1964, White et al. 1977, Klass und Westmoreland 1985, Westmoreland 1990). Wicket Spikes treten in ca. 1% von EEG-Ableitungen gesunder Erwachsener auf und müssen von epilepsietypischen Potentialen differenziert werden (Abb. 24) (Reiher und Lebel 1977). Bei gesunden Jugendlichen finden sich häufig sog. 14 und 6 Hz positive Spikes (auch Ctenoids genannt), die sich wegen ihrer Charakteristika leicht von epilepsietypischen Spikes abgrenzen lassen (Abb. 42) (Lombroso et al. 1966, Westmoreland 1990).

Grad der EEG-Pathologie:
Spikes werden als pathologisch III klassifiziert, wegen ihrer relativ engen Beziehung zu Epilepsien.

2. Sharp Waves (SW)
Abb. 20a–d, 86a–b, 87a, 89a–b, 91a, 93a, 94a, 99, 106, 110

Definition:
Epilepsietypische »steile Wellen« von einer Dauer zwischen 80 und 200 ms (gemessen wird auf der Mittellinie zwischen Grundlinie und Spitze der »steilen Welle«).

Bewertung:
Dieses EEG-Muster wird als typisch für Epilepsie angesehen (Daly 1990, Niedermeyer 1987). Oben wurde erwähnt, daß selten auch Menschen ohne epileptische Anfälle solche Potentiale bieten können (Zivin und Ajmone-Marsan 1968, Eeg-Olofsson et al. 1971).

Grad der Pathologie:
Dieses EEG-Muster wird als »pathologisch III« eingestuft wegen seiner relativ engen Beziehung zu klinisch manifesten Epilepsien.

3. Benigne epilepsietypische Potentiale der Kindheit (BEPK)
Abb. 29a–c, 30–33, 90, 95a–c

Definition:
Regionale oder multiregionale Sharp Waves, denen normalerweise eine negative langsame Welle mit niedrigerer Amplitude als die negative Spitze folgt und die gelegentlich eine dipolare Verteilung zeigen (Lüders et al. 1987, Noachtar und Wyllie 1993). Diese Sharp Waves treten oftmals multiregional auf und sind an ihrer stereotypen Morphologie leicht zu erkennen. Wenn diese Sharp Waves in der Zentro-temporal-Region auftreten, werden sie auch »Rolando-Spitzen« genannt. Sie nehmen typischerweise im Schlaf zu und neigen dazu, sich in Serien darzustellen. Dieses Muster wird häufig bei Kindern zwischen 5 und 15 Jahren gesehen, die an einer benignen, d.h. gutartig verlaufenden Epilepsie leiden (Lüders et al. 1987). Die Potentiale, als auch die Epilepsie, verschwinden mit der »Reifung« nach der Pubertät. Allerdings werden solche Sharp Waves auch bei ca. 1–2% gesunder Kinder angetroffen (Eeg-Olofsson et al. 1971) und vermutlich erleiden nur ca. 8% der Kinder, die solche Sharp waves im EEG bieten, je epileptische Anfälle (Blom et al. 1972, Lüders et al. 1987).

Bewertung:
Dieses EEG-Muster ist relativ spezifisch für das klinische Syndrom benigner fokaler Anfälle des Kindesalters.

Grad der EEG-Pathologie:
Dieses EEG-Muster wird klassifiziert als »pathologisch Grad III« wegen seiner relativ engen Verbindung mit einem klinischen Epilepsiesyndrom.

4. Spike-Wave-Komplexe (SWK)
Abb. 33a–b

Definition:
Spike-Wave-Komplexe sind repetitiv aufeinander folgende Spike-Waves, die nicht weiter differenziert werden , d.h. nicht die Kriterien für Slow-Spike-Wave-Komplexe oder 3 Hz Spike-Wave-Komplexe erfüllen (s.u.). Einzelne »steile Wellen« werden als Sharp Waves oder Spikes klassifiziert und nicht als Spike-Wave-Komplexe, auch wenn ihnen regelhaft eine langsame Welle folgt. Der Übergang zwischen interiktaler und iktaler Entladung ist bei diesem EEG-Muster fließend und hängt wesentlich von der Dauer der Entladung ab (Abb. 33b, 38a–b, 46).

Bewertung:
Dieses EEG-Muster wird als relativ typisch angesehen wegen seiner deutlichen Korrelation zu Epilepsien (Gibbs et al. 1935). Durch Schlaf werden generalisierte Spike-Wave-Komplexe häufig aktiviert und treten in kürzeren irregulären Gruppen auf. Von diesem Muster müssen die seltenen sog. 6 Hz Spike-Wave (Abb. 34) (auch »Phantom-« oder »Miniatur-Spike-Wave« genannt) abgegrenzt werden, die bei gesunden Heranwachsenden und Erwachsenen auftreten können und deren Bedeutung in der Epilepsiediagnostik bislang nicht geklärt ist (Klass und Westmoreland 1985). Es wurde berichtet, daß bei einem frontalem Maximum eher eine Korrelation zu Epilepsie herzustellen sei, als bei okzipitaler Betonung (Hughes 1980). 6 Hz »Phantom« Spike-Wave mit »Miniatur-Spikes« (Spikes sehr niedriger Amplitude) (Abb. 34) sollten eindeutig unterschieden werden von Spike-Wave-Komplexen einer Repetitionsrate von 6 Hz mit Spikes **hoher** Amplitude, die sicher als pathologisch einzustufen sind (Abb. 33a–b). Zurückhaltung ist auch bei der Interpretation von unter Hyperventilation auftretenden, hochgespannten rhythmischen langsamen Wellen geboten, in die sich »steile« Betafrequenzen einstreuen. Dies kann den Eindruck von Spike-Wave-Komplexen vortäuschen (Abb. 35).

Grad der EEG-Pathologie:
Dieses EEG-Muster wird immer als pathologisch Grad III klassifiziert wegen seiner relativ engen Beziehung zu Epilepsie.

5. Slow-Spike-Wave-Komplexe (SSWK)
Abb. 36, 37

Definition:
Gruppen von Spike-Wave-Komplexen mit einer regelmäßigen Repetitionsrate von weniger als 2,5 Hz. Das EEG sollte mindestens eine Gruppe dieser Komplexe mit einer Dauer von mehr als 3 Sekunden zeigen, um so klassifiziert zu werden.

Bewertung:
Dieses EEG-Muster wird als relativ typisch eingestuft wegen seines deutlichen Zusammenhangs mit Epilepsie. Generalisierte Slow-Spike-Wave-Komplexe werden häufig bei Patienten mit schwer behandelbaren generalisierten Epilepsien (atypische Absencen, generalisierte Myoklonien, generalisierte tonische und generalisierte atonische Anfälle) mit einer chronischen Enzephalopathie gesehen (Lennox-Gastaut-Syndrom) (Lennox und Davis 1950, Gastaut et al. 1966, Blume 1987). Bei diesem Syndrom sind die »scharfen Wellen« eher längerdauernd, also Sharp Waves und nicht eigentlich Spikes. Im Schlaf wandeln sich bei diesen Patienten die generalisierten Slow-Spike-Wave-Komplexe zu Polyspikes (Gabor und Seyal 1986, Drury 1989) und multiregionale Foci können aktiviert werden (Markand 1977).

Grad der EEG-Pathologie:
Dieses EEG-Muster wird immer als »pathologisch III« eingestuft wegen seiner relativ spezifischen Beziehung zu Epilepsiesyndromen.

6. 3 Hz Spike-Wave-Komplexe (3 SWK)
Abb. 38c

Definition:
Gruppen von Spike-Wave-Komplexen mit regelmäßiger Wiederholungrate von 2,5–3,5 Hz. Die Ableitung sollte mindestens eine Gruppe dieser Potentiale mit einer Dauer von mehr als 3 Sekunden enthalten. Zu Beginn einer Entladung neigt die Frequenz der Spike-Wave-Komplexe dazu, schneller als 3 Hz zu sein (Weir 1965).

Bewertung:
Dieses EEG-Muster wird als relativ spezifischer Befund eingeordnet mit klarer epileptogener Natur. Generalisierte 3 Hz Spike-Wave-Komplexe sind eng korreliert mit klinischen Absencen, wobei die Grenze zwischen interiktalen und iktalen Entladungen unscharf ist (Gibbs et al. 1935). Bei Entladungen von über 3–4 Sekunden Dauer ist

häufig eine Bewußtseinsstörung nachweisbar, sofern die Bewußtseinslage adäquat getestet wird (Browne et al. 1965, Noachtar 1993).

Grad der EEG-Pathologie:
Dieses EEG-Muster wird als »pathologisch III« eingestuft wegen seiner relativ spezifischen Beziehung zu klinischer Epilepsie.

7. Polyspikes (PSP)
Abb. 39–41

Definition:
Dieses Muster besteht aus Gruppen von 3 oder mehr hintereinander auftretenden Spikes mit einer Frequenz von mehr als 10 Hz. Jede Gruppe von Polyspikes kann von einer langsamen Welle gefolgt werden. Die Polyspikes können gruppenförmig im Sinne von Polyspike-Wave-Komplexen auftreten.

Bewertung:
Dieses EEG-Muster wird als relativ spezifisch für Epilepsie angesehen. Generalisierte Polyspikes werden häufig bei Patienten mit generalisierten myoklonischen oder tonischen Anfällen gesehen, z.B. im Rahmen einer juvenilen myoklonischen Epilepsie (Janz und Christian 1957) oder auch bei Lennox-Gastaut-Syndrom (Gastaut et al. 1966, Brenner und Atkinson 1982).

Grad der EEG-Pathologie:
Dieses EEG-Muster wird immer als pathologisch III klassifiziert wegen seiner relativ spezifischen Beziehung zu klinischen Epilepsien.

8. Hypsarrythmie (HYP)
Abb. 44, 45

Definition:
Dieses EEG-Muster ist charakterisiert durch eine generalisierte kontinuierliche Verlangsamung mit einer Amplitude über 300 μV und über beiden Hemisphären auftretenden multiregionalen Spikes oder Sharp Waves.

Bewertung:
Dieses EEG-Muster wird als relativ spezifisch eingestuft mit deutlicher epileptogener Potenz. Hypsarrhythmie ist typischerweise assoziiert mit BNS-Anfällen und tritt zumeist im ersten Lebensjahr auf (Hess und Neuhaus 1952, Gibbs und Gibbs 1952). Während der Anfälle zeigt sich eine generalisierte Abflachung (Abb. 44b). Ab dem fünften Lebensjahr sind Hypsarrhythmien sehr selten (Jeavons et al. 1973).

Grad der EEG-Pathologie:
Dieses EEG-Muster wird als pathologisch Grad III eingestuft wegen seiner relativ engen Beziehung zu Epilepsien.

9. Photoparoxysmale Reaktion (PR)
Abb. 46, 47a–b

Definition:
Photoparoxysmale Reaktion bedeutet durch Photostimulation ausgelöste, über den posterioren Hirnabschnitten oder generalisiert auftretende epilepsietypische Potentiale.

Bewertung:
Epilepsietypische Potentiale, die auf die Okzipitalregion begrenzt sind und zeitbezogen mit dem Stimulus auftreten werden als normal eingestuft. Generalisierte photoparoxysmale Reaktionen gelten als relativ typischer EEG-Befund, der für das Vorliegen einer generalisierten Epilepsie spricht (Newmark und Penry 1979). Photoparoxysmale Reaktionen, die das Stimulationsende überdauern gelten als besonders typisch für Epilepsie (Reilly und Peters 1973, Puglia et al. 1992). Allerdings können solche Entladungen auch bei Patienten angetroffen werden, die nicht an epileptischen Anfällen leiden (So et al. 1993). Andere photoparoxysmale Entladungen zeigen eine schwächere Beziehung zu Epilepsien und werden auch bei Patienten ohne klinische Epilepsie gesehen (Doose und Gerken 1973, Newmark and Penry 1979). Photic Driving, d.h. eine Synchronisation des okzipitalen Grundrhythmus an die Stimulationsfrequenz, wird als eine normale Reaktion auf Photostimulation hiervon abgegrenzt (Abb. 21a, 48) (Wolf 1981).

Grad der EEG-Pathologie:
Epilepsietypische Potentiale, die auf die Okzipitalregion begrenzt sind und zeitbezogen mit dem Stimulus auftreten werden als normal eingestuft. Posterior dominante, nicht zeitkorrelierte Antworten und generalisierte, nicht sich selbst unterhaltende photoparoxysmale Entladungen (unabhängig, ob zeitkorreliert oder nicht) werden als pathologisch I beurteilt (Abb. 46b). Sich selbst unterhaltende, d.h. nach dem Stimulationsende weiterbestehende photoparoxysmale Entladungen werden schließlich als pathologisch III eingestuft (Abb. 47a–b).

10. Anfallsmuster (AM)
Abb. 38a–b, 44b, 49a–d, 50, 51, 52a–b, 96a–b

Definition:
EEG-Muster, die während eines epileptischen Anfalles gesehen werden. Häufige interiktale epilepsietypische Entladungen sind gewöhnlicherweise nicht mit klinischen Anfällen verknüpft und sollten deshalb auch von Anfallsmustern unterschieden werden. Dies ist insbesondere wichtig in Fällen mit fokalen/regionalen epilepsietypischen Entladungen. Eine klinische Anfallsklassifizierung sollte jeder Klassifizierung eines Anfalls- oder Statusmusters folgen. Die Klassifikation wird unterteilt in einen »a«-Teil, der das Anfalls- oder den Statusmuster aufführt, und einen »b«-Teil, der die klinische Anfalls- oder Status-Klassifikation angibt. In der Anfallsklassifikation werden die klinischen Anfallsformen verschlüsselt. Eine Liste der verschiedenen Anfälle ist in Tafel 6 (S. 21) und im Begleitheft »Zusammenfassung der EEG- und Anfallsklassifikation« aufgeführt.

Bewertung:
Anfallsmuster werden als äußerst spezifische EEG-Befunde angesehen, sogar wenn sie ohne eine klinische Anfallssymptomatik auftreten. In Assoziation mit klinischen Anfallssymptomen gelten sie als Beweis für die epileptische Genese eines paroxysmalen Ereignisses. Es gibt allerdings ein seltenes EEG-Muster, das ohne klinische Symptomatologie verläuft, bei gesunden älteren Erwachsenen auftreten kann und elektroenzephalographisch von einem Anfallsmuster nur schwer

zu unterscheiden ist (Abb. 56). Dieses Muster kann uni- und bilateral auftreten und wird »subklinische rhythmische Entladung der Erwachsenen« genannt (englisch: **S**ubclinical **R**ythmical **D**ischarges of **A**dults = SREDA) (Westmoreland und Klass 1981).

Grad der EEG-Pathologie:
Dieses EEG-Muster wird als pathologisch III eingestuft wegen seiner engen Beziehung zu klinisch manifesten Epilepsien.

Beispiele:
(Abb. 49a–d)
– *Pathologisches EEG III (Schlaf)*
1a. Anfallsmuster, rechts anterior temporal
  b. Psychomotorischer Anfall

(Abb. 50)
– *Pathologisches EEG III (Schläfrigkeit)*
1a. Anfallsmuster, generalisiert Maximum rechts
    frontal
  b. Tonischer Anfall

(Abb. 53a und b)
– *Pathologisches EEG III (Schlaf)*
1a. Artefaktverdecktes EEG
  b. Tonischer Anfall

(Abb. 96a–d)
– *Pathologisches EEG III (Wach)*
1a. Anfallsmuster, rechts temporo-okzipital
  b. Akustische Aura → psychomotorischer Anfall

Wenn ein Patient Anfallsmuster aufweist, die klinisch mit dem gleichen Anfallstyp verlaufen, sollte wie folgt klassifiziert werden:

Beispiel:
– *Pathologisches EEG III (Wach/Schlaf)*
1a. Anfallsmuster, links und rechts temporal
  b. Psychomotorischer Anfall

Wenn zwei oder mehr verschiedene Anfallsmuster mit jeweils zwei oder mehr verschiedenen klinischen Anfallsformen einhergehen, sollte wie folgt klassifiziert werden:

Beispiel:
– *Pathologisches EEG III (Wach/Schlaf/*
  Sphenoidalelektroden)
1a. Anfallsmuster, links temporal
  b. Links-hemisphärischer psychomotorischer
    Anfall → generalisierter tonisch-klonischer
    Anfall

2a. Anfallsmuster, rechts temporal
  b. Epigastrische Aura → rechts-hemisphärischer
    psychomotorischer Anfall

Wenn zwei oder mehr verschiedene Anfallsformen mit dem gleichen EEG-Anfallsmuster korreliert sind, sollte wie folgt klassifiziert werden:

Beispiel:
– *Pathologisches EEG Grad III (Wach/Schlaf)*
1a. Anfallsmuster, generalisiert
  b. – Generalisierter tonischer Anfall
    – Generalisierter atonischer Anfall
    – Absence

Wenn ein Anfallsmuster ohne jegliche klinische Symptomatik abläuft (asymptomatischer oder subklinischer Anfall) sollte unter der Ruprik »b« »kein paroxysmales Ereignis« verwendet werden:

Beispiel:
– *Pathologisches EEG III (Wach/Schlaf)*
1a. Anfallsmuster, regional links temporal
  b. Kein paroxysmales Ereignis

11. Statusmuster (SM)
Abb. 58, 59

Definition:
Ein kontinuierliches Anfallsmuster oder zahlreiche Abschnitte mit Anfallsmuster ohne Rückkehr zur normalen Grundaktivität. Vergleiche auch die Anmerkungen unter dem Abschnitt »Anfallsmuster«.

Bewertung:
Ein Statusmuster wird als »hochspezifischer« EEG-Befund eingestuft, auch wenn dies nicht begleitet wird von einem klinischen Status epileptikus. Wenn es dagegen in Verbindung mit einer

klinischen Symptomatik auftritt, ist es beweisend für die epileptogene Natur des beobachteten klinischen Ereignisses.

Grad der EEG-Patholgie:
Statusmuster werden als pathologisch III klassifiziert wegen ihrer engen Korrelation mit klinischer Epilepsie.

Beispiele:

(Abb. 58)
– *Pathologisches EEG III (Sopor)*
1a. Statusmuster, generalisiert
  b. Absence Status epileptikus

(Abb. 59)
– *Pathologisches EEG III (Wach):*
1. Spikes, median bis rechts zentral
2a. Statusmuster, median bis links zentral
  b. Klonischer Status linkes Bein

12. Artefaktverdecktes EEG (AVE)
Abb. 53a–b

Definition:
Ein iktales EEG, das durch Artefakte so gestört ist, daß keine Beurteilung möglich ist.

Bewertung:
Bei epileptischen Anfällen kann das EEG durch Artefakte erheblich beeinträchtigt werden. Vor allem bei tonisch-klonischen Anfällen können relativ charakteristische Muskel- oder Bewegungsartefakte auftreten (Abb. 53a–b).

Grad der EEG-Pathologie:
Ein artefaktverdecktes EEG ist nicht beurteilbar und kann deshalb nicht als pathologisch klassifiziert werden. Eine solche EEG-Ableitung wird demzufolge anhand der nicht artefaktverdeckten Abschnitte klassifiziert.

Abb. 18: **Spike, generalisiert**
Grundrhythmusverlangsamung

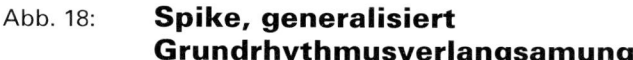

FP1-F7

F7-T7

T7-P7

P7-O1

FP2-F8

F8-T8

T8-P8

P8-O2

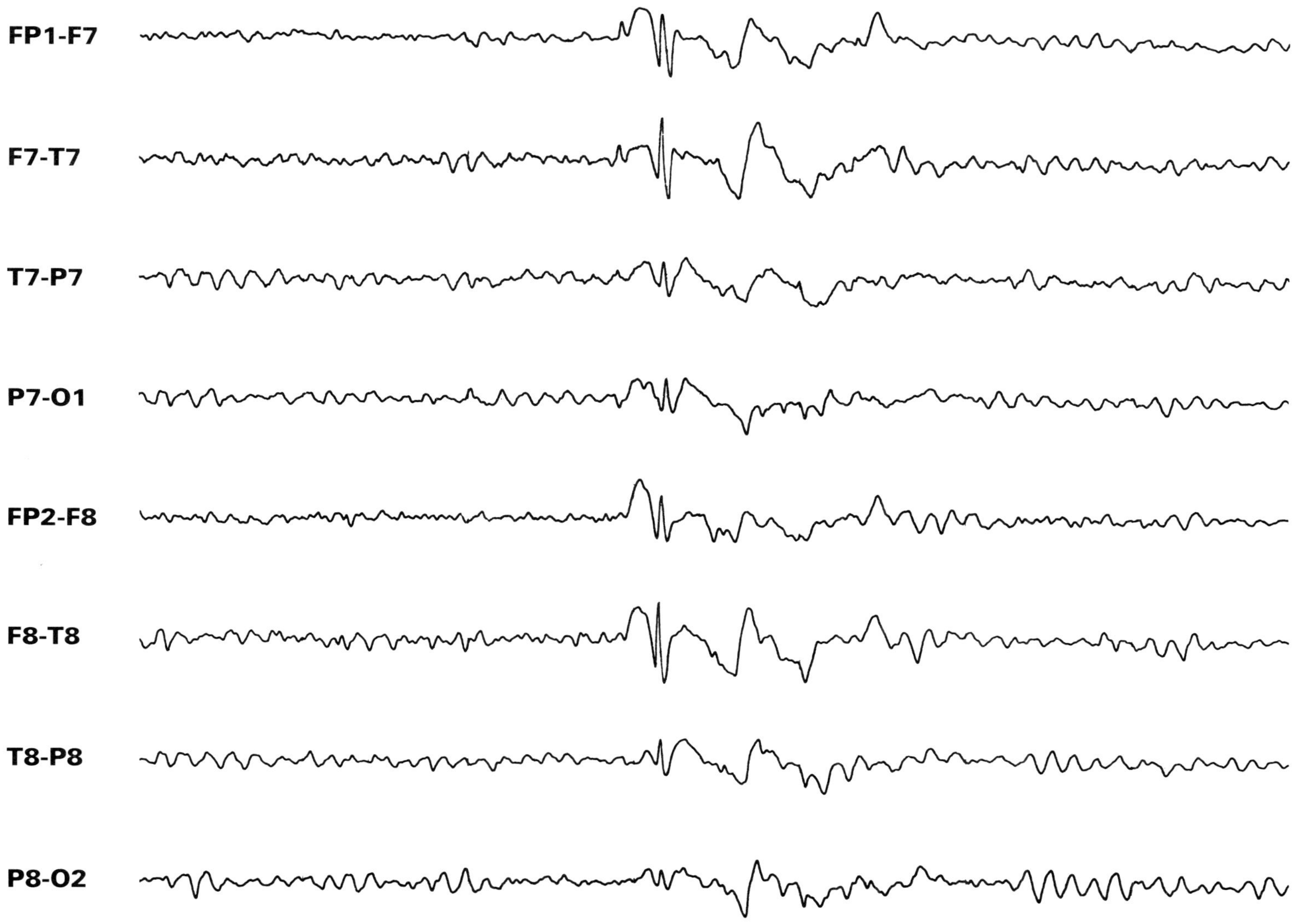

17-jähriger Mann mit fokalen epileptischen Anfällen bestehend aus der Unfähigkeit zu sprechen, visuellen Wahrnehmungsverzerrungen und sekundär generalisierten tonisch-klonischen Anfällen, die wenige Monate vor diesem EEG begonnen hatten. Im weiteren Verlauf entwickelte der Patient eine rechtsseitige Epilepsia partialis continua, die später bioptisch und klinisch als Rasmussen-Enzephalitis diagnostiziert wurde.

Man sieht einen generalisierten Spike mit einem typischen frontalen Maximum, der von langsamen hochamplitudigen Deltawellen gleicher Lokalisation gefolgt ist. Beachte, daß dem hochamplitudigen Spike ein scharfer Transient mit links frontalem Maximum vorausgeht. Die zugehörige langsame Welle stellt sich bifrontal dar.

EEG-KLASSIFIKATION: Pathologisches EEG III (Wach)

1. Spikes, generalisiert
2. Grundrhythmusverlangsamung

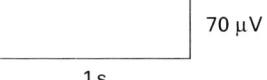

70 µV

1 s

EEG-BEURTEILUNG: Dieses EEG zeigt generalisierte epilepsietypische Potentiale. Dieser Befund steht im Kontrast zur Klinik, die fokale epileptische Anfälle bietet, bei denen ein Anfallsursprung im temporo-okzipitalen Übergang der sprachdominanten Hemisphäre anzunehmen ist. Zusätzlich besteht eine milde diffuse Hirnfunktionsstörung.

Abb. 19: Spikes, multiregional rechte und linke Hemisphäre

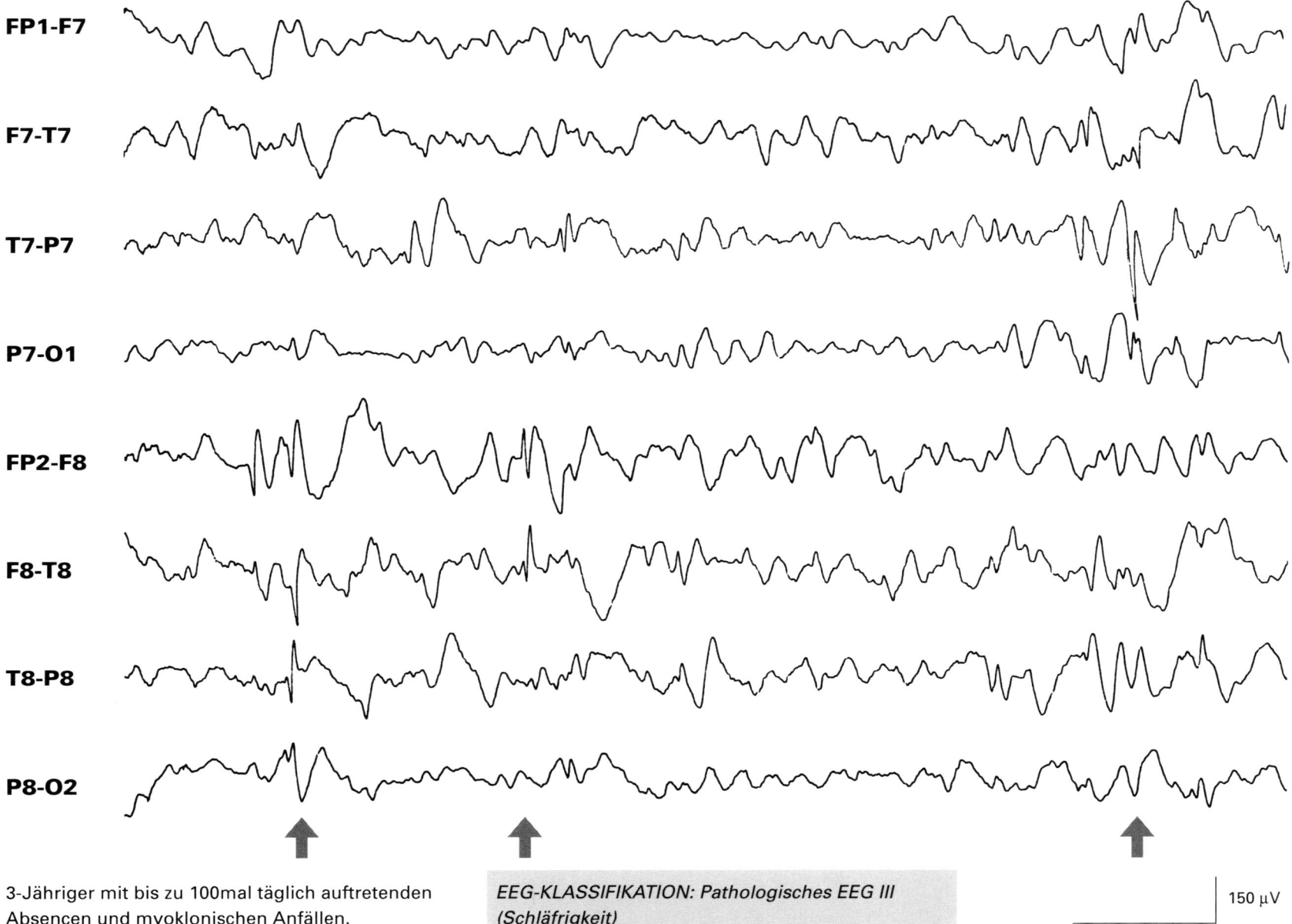

FP1-F7

F7-T7

T7-P7

P7-O1

FP2-F8

F8-T8

T8-P8

P8-O2

150 µV

1 s

3-Jähriger mit bis zu 100mal täglich auftretenden Absencen und myoklonischen Anfällen.

Dieser EEG-Abschnitt bietet drei Spike-Foci: T8-P8, F8 und P7. Der Grundrhythmus und relativ viele hochamplitudige Deltawellen reflektieren das Alter des Kindes und entsprechen noch der Norm.

EEG-KLASSIFIKATION: Pathologisches EEG III (Schläfrigkeit)

1. Spikes, multiregional linke und rechte Hemisphäre

EEG-BEURTEILUNG: Dieses EEG zeigt multiregionale epilepsietypische Potentiale über der linken und rechten Hemisphäre. Dieser Befund unterstützt die Diagnose einer medikamentös schwer therapierbaren generalisierten Epilepsie.

Sharp Waves, rechts temporal (uni- und bipolares Potentialfeld)
Kontinuierliche Verlangsamung, rechts temporal

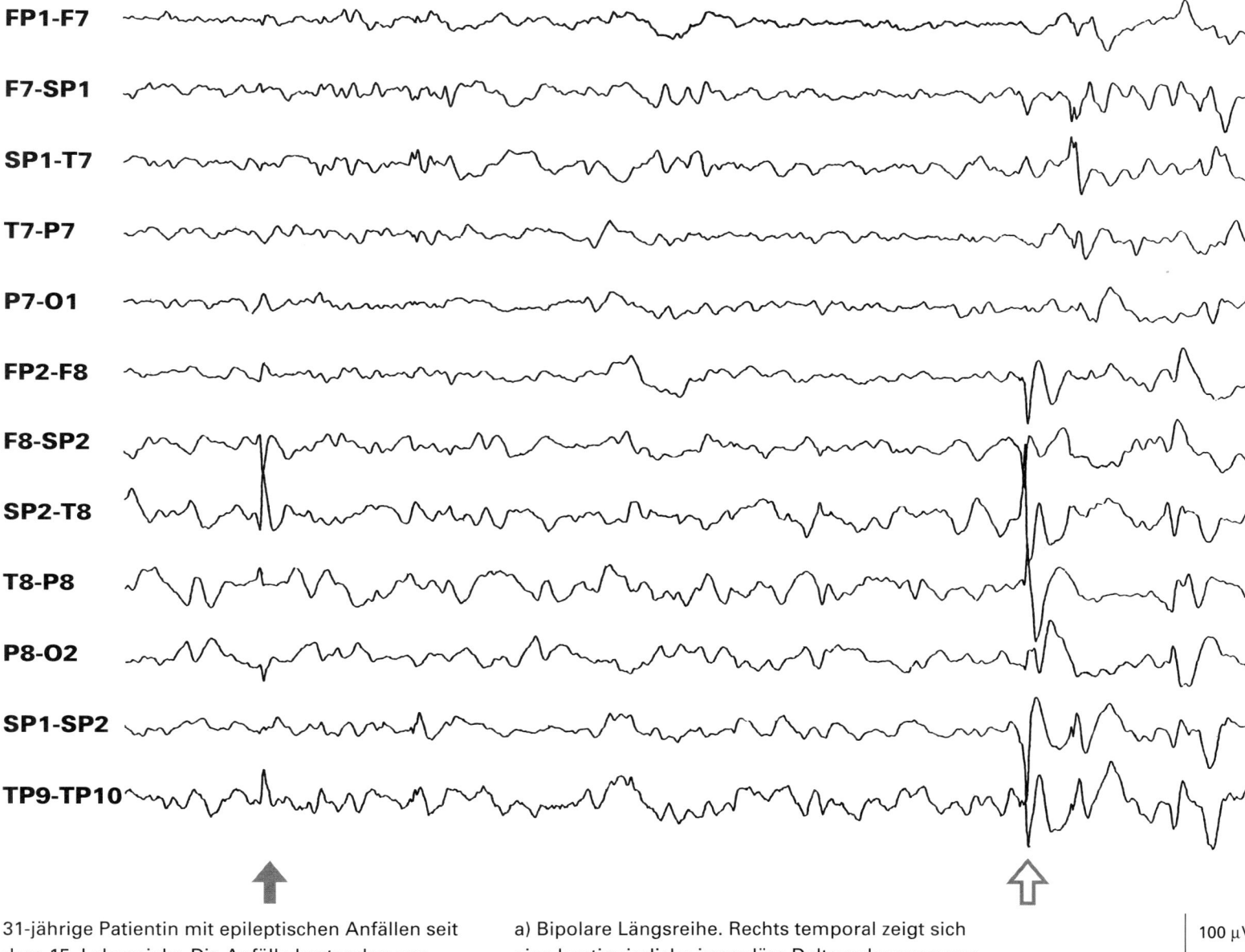

31-jährige Patientin mit epileptischen Anfällen seit dem 15. Lebensjahr. Die Anfälle bestanden aus Angstauren, die übergingen in visuelle Halluzinationen (blitzartige Lichtempfindungen) und sich häufig zu psychomotorischen Anfällen weiterentwickelten. Nach einer rechtsseitigen Temporallappenteilresektion war die Patientin anfallsfrei für psychomotorische Anfälle, während die Angstauren weiterbestanden.

a) Bipolare Längsreihe. Rechts temporal zeigt sich eine kontinuierliche irreguläre Deltaverlangsamung. Man beachte, daß die beiden dargestellten Sharp Waves unterschiedliche Polarität haben. Die links dargestellte Sharp Wave (voller Pfeil) stellt höchstwahrscheinlich einen Dipol dar mit Positivität über der rechten lateralen Temporalregion (T8) und Negativität über der linken Temporalregion (P7 und TP7) bis in den Bereich der Sphenoidal-Elektroden (SP2 und SP1), die ähnlich aktiv im negativen Feld liegen (s. Abb. 20b–d). Daß die Negativität dieses

Spikes in der links temporalen bipolaren Längsreihe nicht reflektiert wird und erst in der referentiellen Ableitung nachvollziehbar ist, liegt an dem flachen Gradienten des Potentials (Abb. 20d). Die zweite Sharp Wave (offener Pfeil) zeigt eine typische Negativität mit Maximum bei T10. EEG-Klassifikation und -Beurteilung s. Abb. 20d.

100 µV

1 s

Abb. 20b: **Sharp Waves, rechts temporal (uni- und bipolares Potentialfeld)
Kontinuierliche Verlangsamung, rechts temporal**

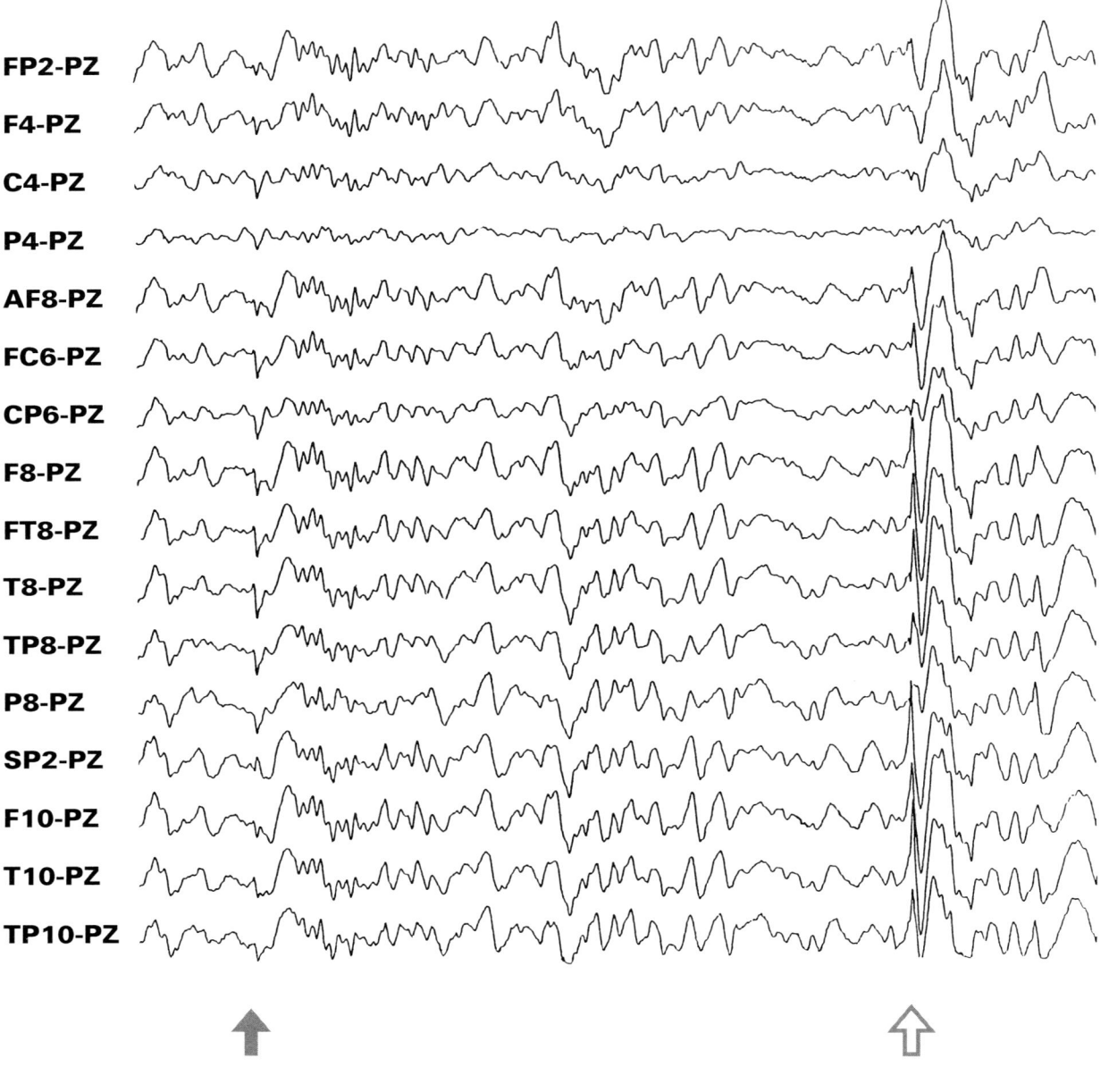

b) Diese Montage zeigt enggesetzte Elektroden (10-10-System) über der rechten Hemisphäre zu PZ als Referenz. Erläuterung s. Abb. 20c.

FP2-PZ

F4-PZ

C4-PZ

P4-PZ

AF8-PZ

FC6-PZ

CP6-PZ

F8-PZ

FT8-PZ

T8-PZ

TP8-PZ

P8-PZ

SP2-PZ

F10-PZ

T10-PZ

TP10-PZ

100 µV

1 s

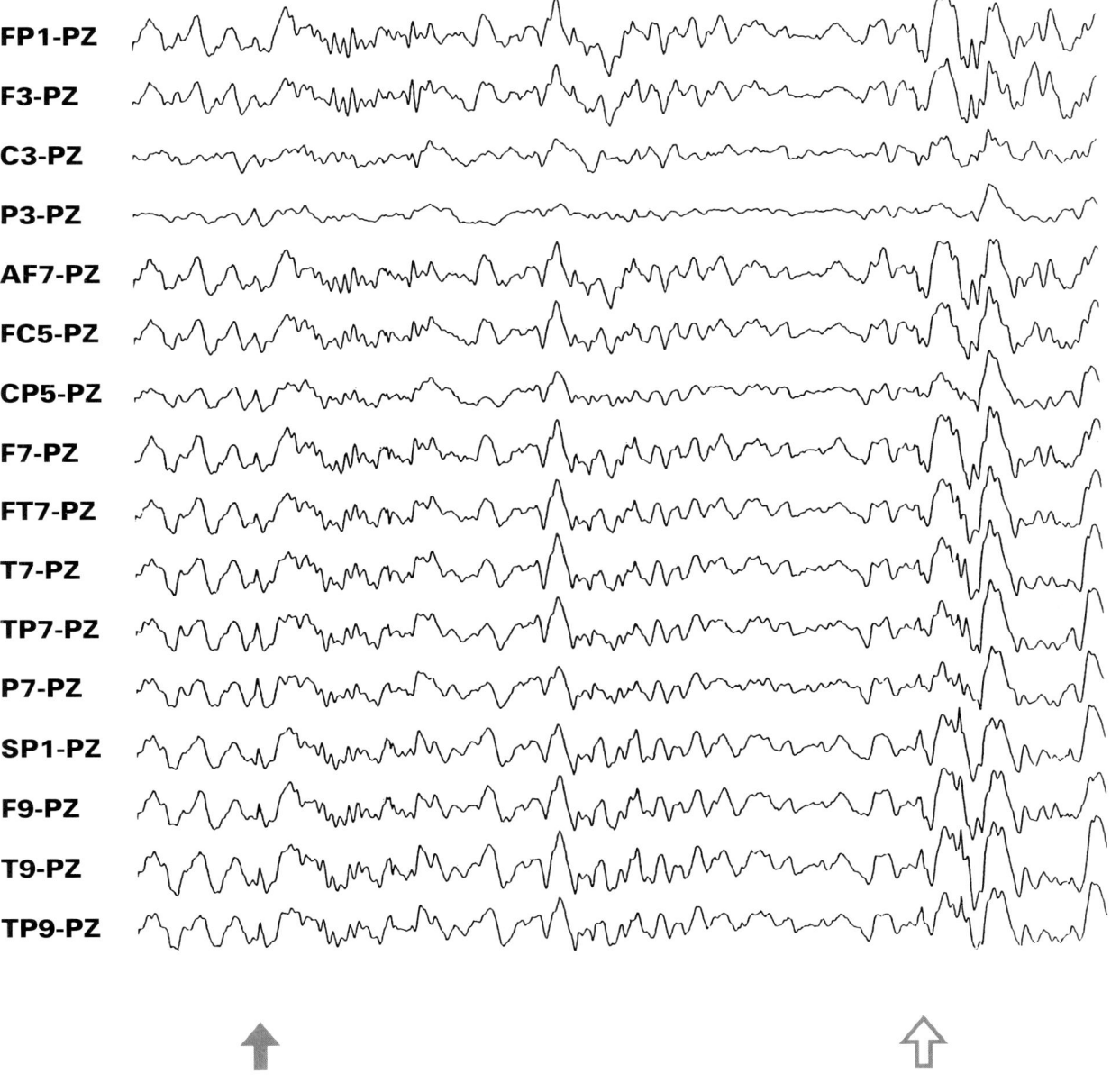

FP1-PZ

F3-PZ

C3-PZ

P3-PZ

AF7-PZ

FC5-PZ

CP5-PZ

F7-PZ

FT7-PZ

T7-PZ

TP7-PZ

P7-PZ

SP1-PZ

F9-PZ

T9-PZ

TP9-PZ

100 µV

1 s

c) Linke Hemisphäre zu Pz als Referenz. Beachte, daß die erste Sharp Wave (voller Pfeil) auf der rechten Hirnhälfte nur in SP2 einen Ausschlag nach oben zeigt (Abb. 20b), während in allen anderen Kanälen sich ein Ausschlag nach unten darstellt. Der zweite Spike (offener Pfeil) zeigt in den rechts temporalen Elektroden mit Maximum bei T10 Ausschläge nach oben. Bei der Diskussion der Polarität muß berücksichtigt werden, daß die Pz-Referenz in die rechts temporale Positivität miteinbezogen sein kann, was eine Negativität der linkshirnigen Elektroden »vortäuscht« bzw. »verstärkt«. Positive Spikes werden nicht allzu selten bei Patienten nach Kraniotomien und Hirnresektionen angetroffen.

Gegen Ende der Abbildung ist ein »scharfer Transient« mit negativem Maximum bei Sp1 dargestellt. Ein solches Potential stellt noch keinen sicher pathologischen Befund dar und muß von Sharp Waves bzw. Spikes differenziert werden.

Abb. 20d: Isopotentialfeldkarte der dipolaren Sharp Wave, rechts temporal

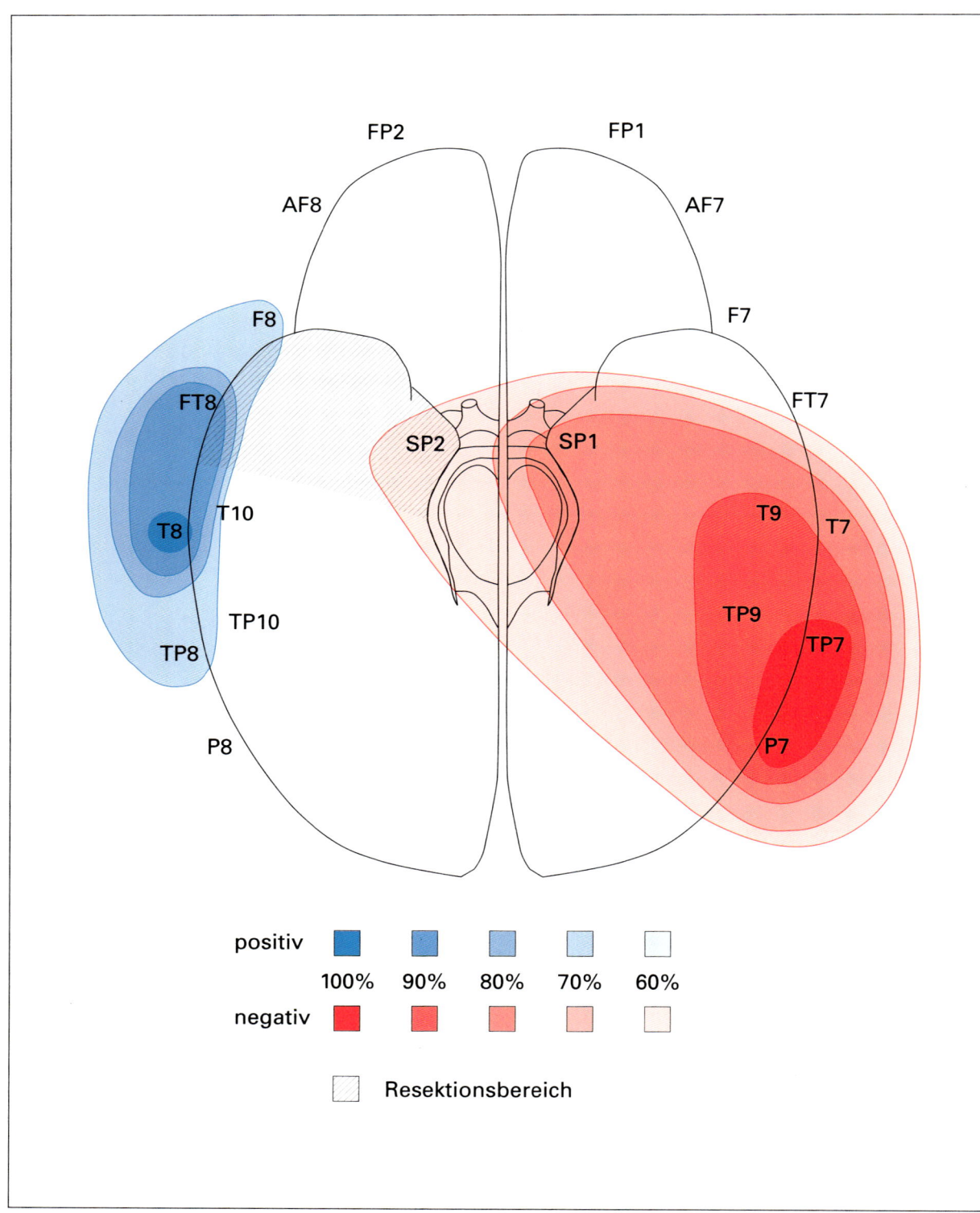

d) Isopotentialfeldkarte für die dipolare Sharp Wave (voller Pfeil in Abb. 20a–c). Die Graphik zeigt eine Hirnansicht von basal. Rechts temporal (T8) liegt das Maximum der Positivität, links posterior temporal (P7 und TP7) der Negativität.

EEG-KLASSIFIKATION: Pathologisches EEG III (Schlaf)

1. Sharp-Wave, rechts temporal
2. Kontinuierliche Verlangsamung, rechts temporal

EEG-BEURTEILUNG: Dieses EEG zeigt epilepsietypische Potentiale in der rechten Temporalregion und reflektiert den Zustand nach rechtsseitiger anteriorer Temporallappenteilresektion.

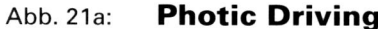

Abb. 21a: **Photic Driving**

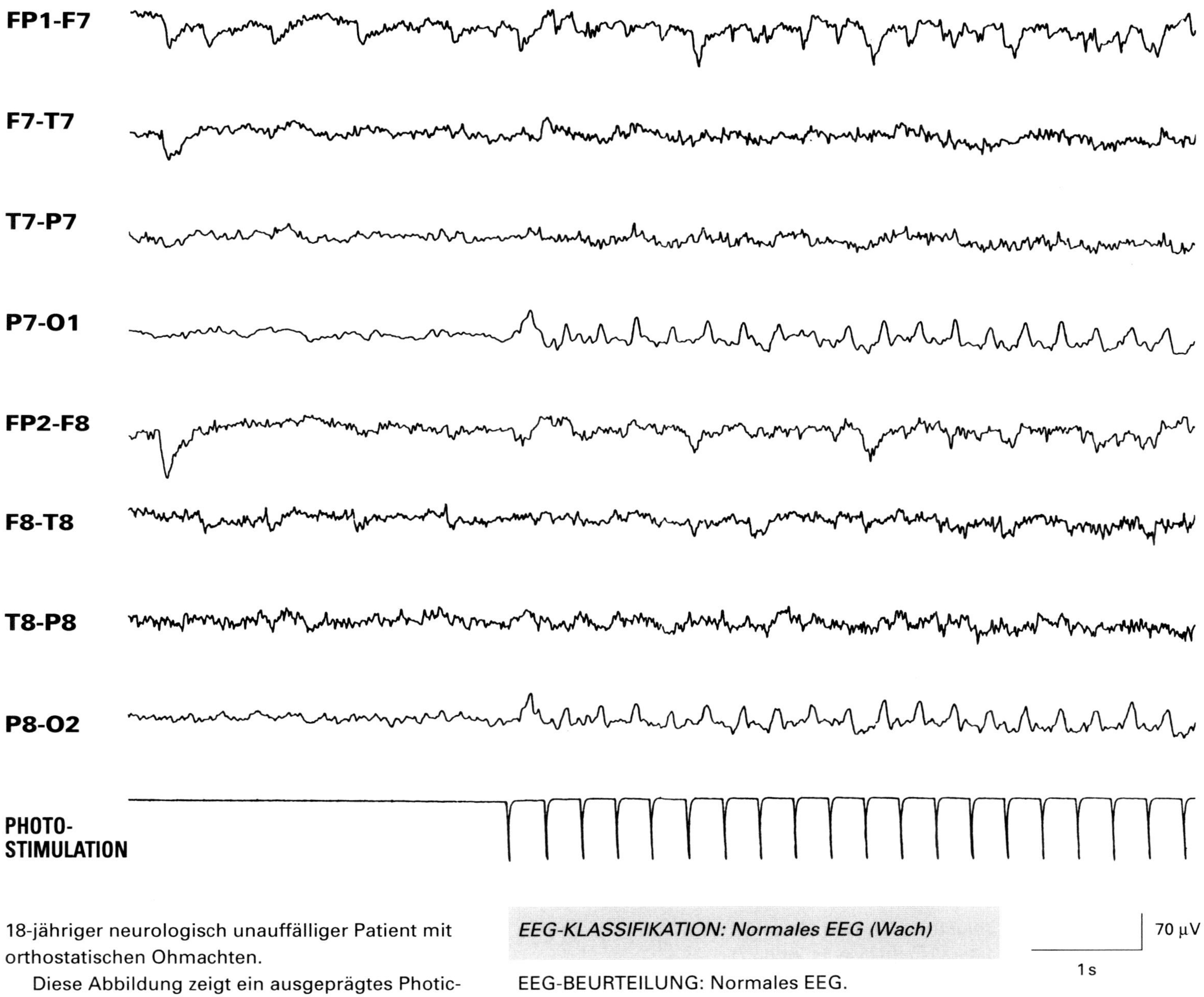

FP1-F7

F7-T7

T7-P7

P7-O1

FP2-F8

F8-T8

T8-P8

P8-O2

PHOTO-
STIMULATION

18-jähriger neurologisch unauffälliger Patient mit orthostatischen Ohmachten.

Diese Abbildung zeigt ein ausgeprägtes Photic-Driving bei einer Frequenz von 4 Hz. Die Hauptkomponente der Reaktion auf die Photostimulation liegt in einer okzipitalen Positivität in den Elektroden O1 und O2, die ca. 100 ms nach dem Reiz auftritt und damit etwa der Latenz des visuell evozierten Potentials auf Musterumkehr entspricht (Chatrian 1976).

EEG-KLASSIFIKATION: Normales EEG (Wach)

70 µV

1 s

EEG-BEURTEILUNG: Normales EEG.

Abb. 21b: **Lambda Wellen**

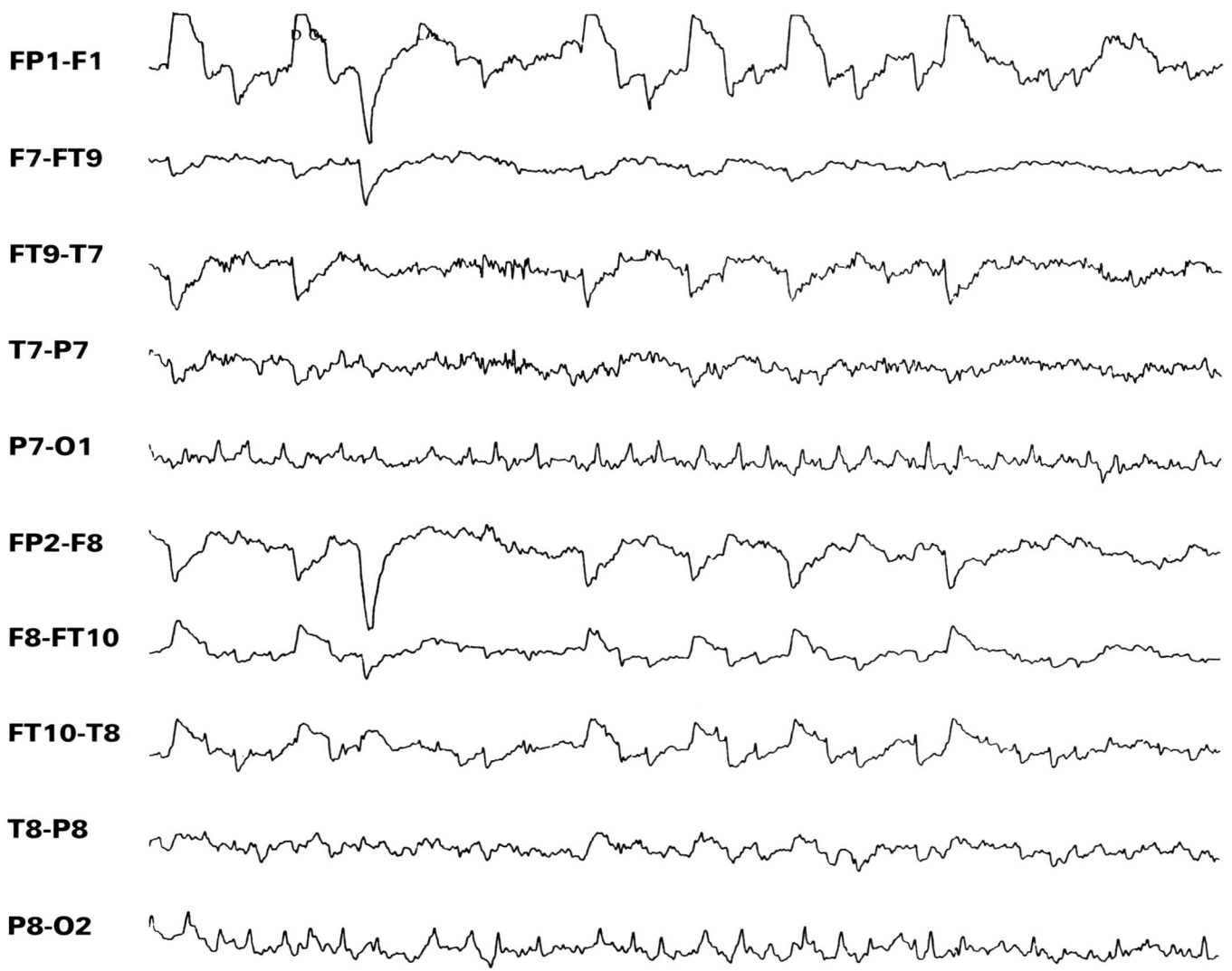

FP1-F1

F7-FT9

FT9-T7

T7-P7

P7-O1

FP2-F8

F8-FT10

FT10-T8

T8-P8

P8-O2

Derselbe Patient, wie in Abb. 21a.

In dieser Abbildung traten okzipitale Wellen auf, als der Patient im wachen Zustand umherblickte (beachte die horizontalen Augenbewegungsartefakte in den Kanälen Fp1-F7 und Fp2-F8). Die Hauptkomponente dieser Wellen liegt wie beim Photic Driving in einer okzipitalen Positivität. Diese Transienten werden Lambda-Wellen genannt und zeigen eine ähnliche Latenz von ca. 100 ms nach der Augenbewegung (Chatrian 1976). Die Kanäle 3 und 8

zeigen bei lateralen Augenbewegungen sog. Rektus lateralis »Spikes« (s. Abb.27)

70 µV

1 s

EEG-KLASSIFIKATION: Normales EEG (Wach)

EEG-BEURTEILUNG: Normales EEG.

Abb. 22: **Positive okzipitale scharfe Transienten des Schlafes (POSTS)**

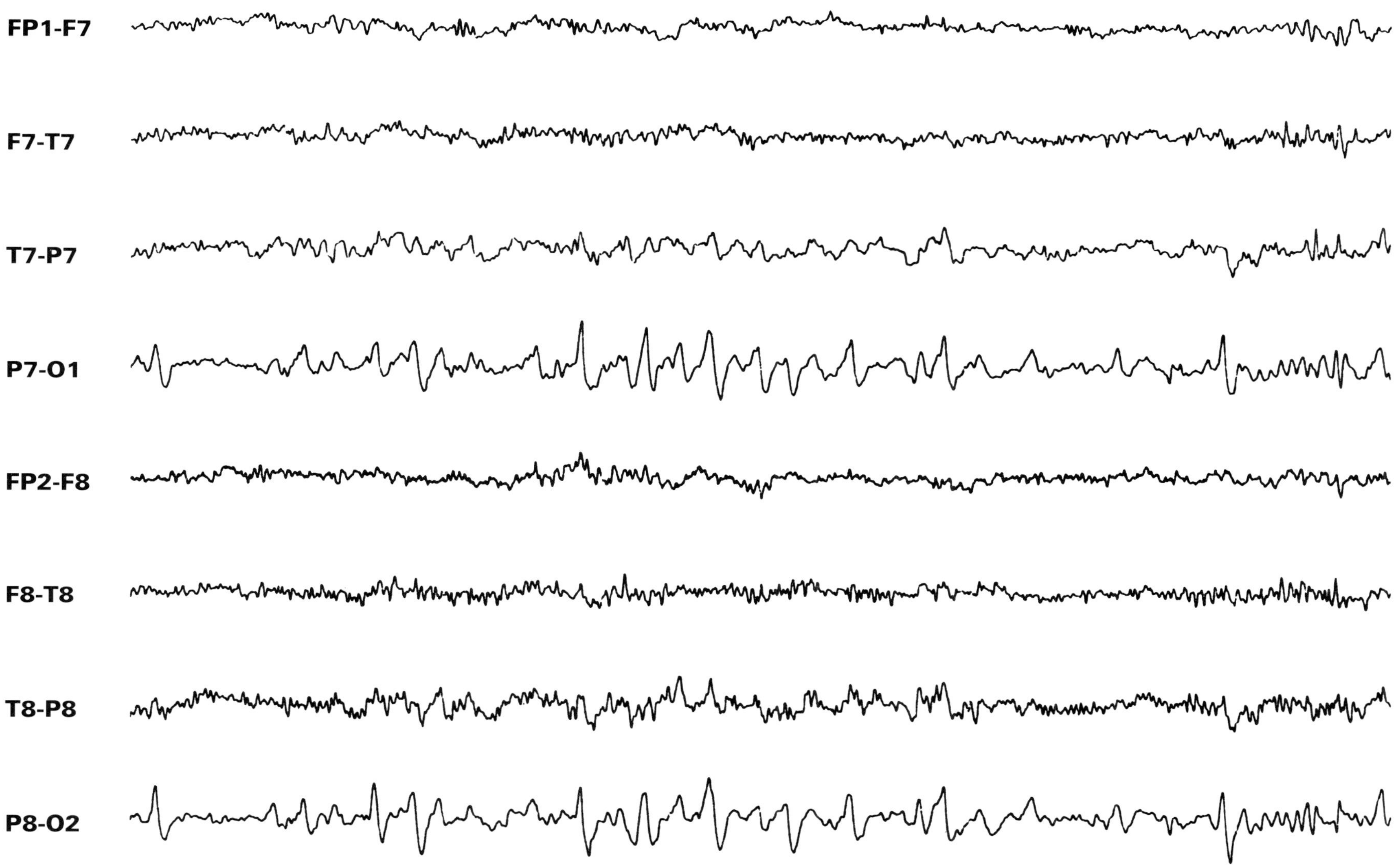

FP1-F7

F7-T7

T7-P7

P7-O1

FP2-F8

F8-T8

T8-P8

P8-O2

24-jährige Patientin mit anamnestisch bekannten Absencen und generalisiert tonisch-klonischen Anfällen seit dem 8. Lebensjahr, die unter antiepileptischer Medikation anfallsfrei ist.

In den Ableitungen P7-O1 und P8-O2 zeigen sich positive okzipitale scharfe Transienten des Schlafs (POSTS), wie sie typischerweise in leichten Schlafstadien (Stadien I und II nach Rechtschaffen und Kales 1968) auftreten. Die nach oben gerichtete »scharfe« Komponente hat eine positive Polarität und kommt aus O1 und O2.

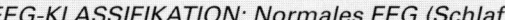

EEG-KLASSIFIKATION: Normales EEG (Schlaf)

EEG-BEURTEILUNG: Normales EEG.

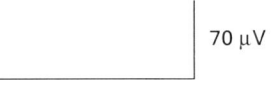

70 μV

1 s

53

Benigne epilepsieähnliche Transienten des Schlafes (BETS)

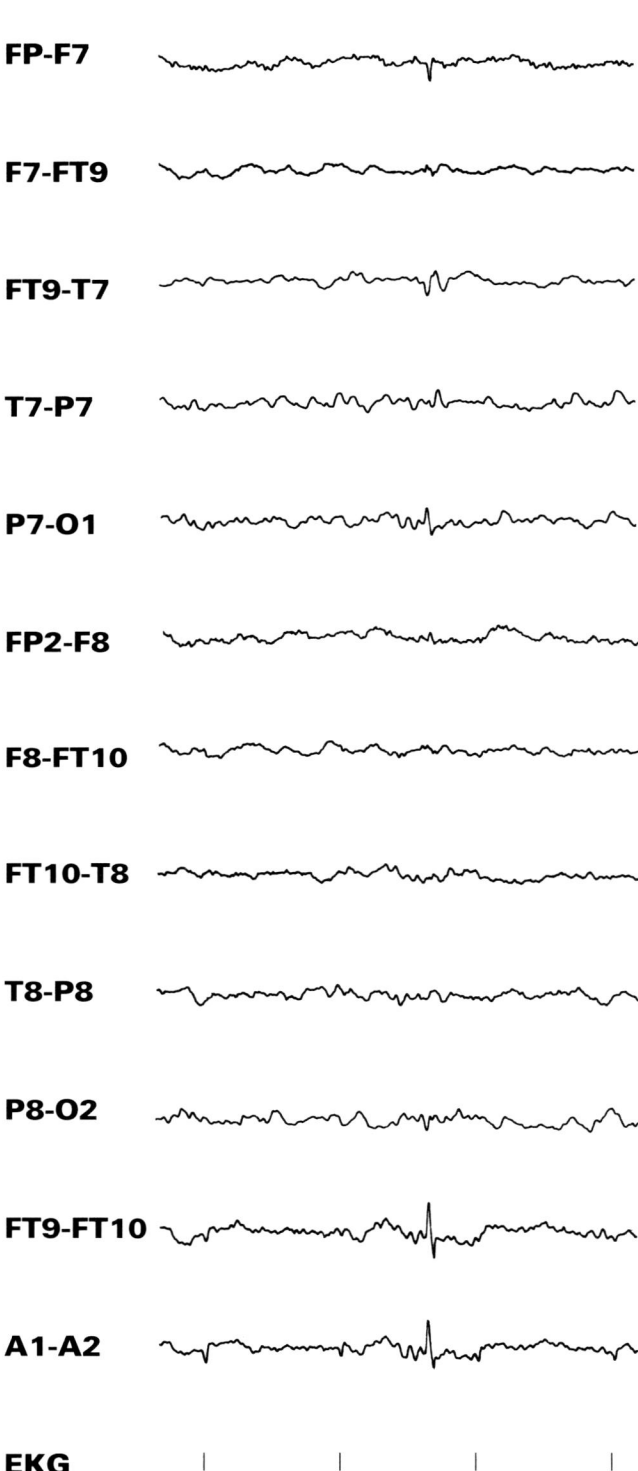

FP-F7

F7-FT9

FT9-T7

T7-P7

P7-O1

FP2-F8

F8-FT10

FT10-T8

T8-P8

P8-O2

FT9-FT10

A1-A2

EKG

70 μV

1 s

35-jährige Patientin mit anamnestisch bekannten seltenen nächtlich auftretenden generalisierten tonisch-klonischen Anfällen ungeklärter Ätiologie seit ca. 1 Jahr.

Im EEG zeigen sich während Phasen der Schläfrigkeit und des leichten Schlafes kleine scharfe Transienten, die auch als »Small Sharp Spikes« bezeichnet worden sind, bei Gesunden auftreten können und nicht auf eine Epilepsie hinweisen. Das Potentialfeld ist typischerweise sehr weit und hat ein fronto-temporales Maximum. Man kann eine niedrigamplitudige Negativität auch noch in den rechtsseitigen Elektroden FP2 und O2 ausmachen. Am besten lassen sich diese Potentiale in transhemisphärischen Ableitungen darstellen, wie hier in den Kanälen FT9-FT10 und A1-A2. Beachte die EKG-Artefakte, die am deutlichsten im Kanal A1-A2 zu sehen sind.

EEG-KLASSIFIKATION: Normales EEG (Schläfrigkeit)

EEG-BEURTEILUNG: Normales EEG.

Abb. 24:   **Wicket-Spikes**

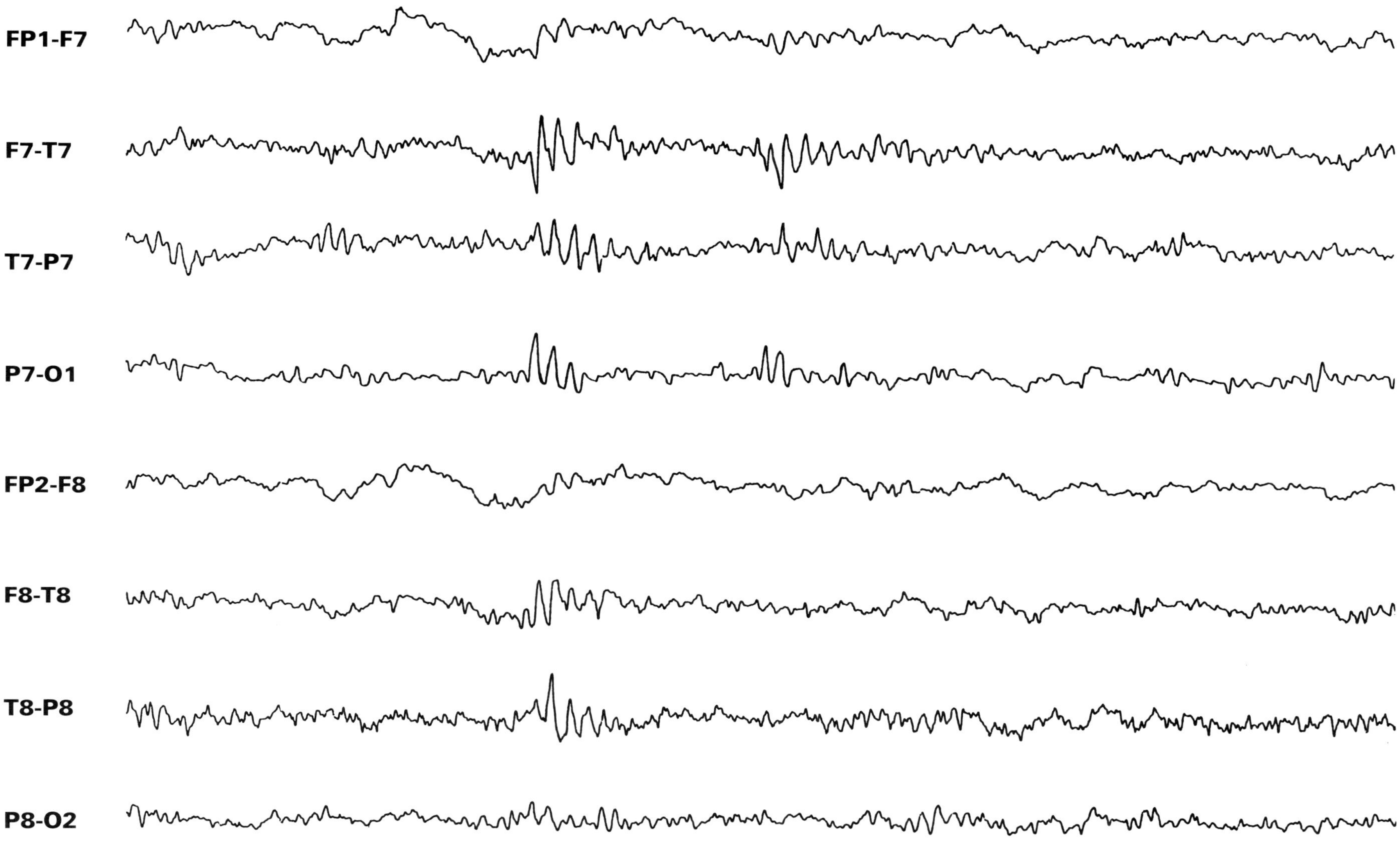

FP1-F7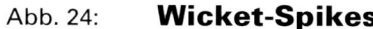

F7-T7

T7-P7

P7-O1

FP2-F8

F8-T8

T8-P8

P8-O2

75-jährige Patientin mit durch funikuläre Myelose bedingter Gangstörung. Zentral nervös unauffällig. Das EEG zeigt Wicket-Spikes in den Temporalregionen. Die Namensgebung weist auf die bogenartige Wellenform, die sich typischerweise mit ein bis zwei aus dem Niveau der anderen Wellen herausragenden Negativität in den Temporalregionen darstellt (T7 und T8). Dies erweckt gelegentlich den fälschlichen Eindruck eines Spike. Wicket-Spikes sind als normal einzustufen.

EEG-KLASSIFIKATION: Normales EEG (Wach)

EEG-BEURTEILUNG: Normales EEG.

50 µV

1 s

Abb. 25: **6 Hz positive Spikes**

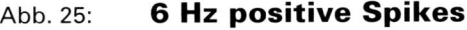

FP1-F7

F7-NP1

NP1-T7

T7-P7

P7-O1

FP2-F8

F8-NP2

NP2-T8

T8-P8

P8-O2

NP1-NP2

A1-A2

70 µV

1 s

62-jähriger neurologisch unauffälliger Patient mit subjektiv erlebter Merkfähigkeitsstörung.

In dieser temporalen Längsschaltung zeigt sich eine sogenannte »negative Phasenumkehr« in der Nasopharyngeal-Elektrode (NP1), während sich über lateral temporal ein positives Feld darstellt. Die Negativität in der linken nasopharyngealen Elektrode stellt im Grunde ein Minimum an Positivität dar, was auch daran zu erkennen ist, daß in Kanal A1-A2 ein Ausschlag nach unten, d.h. Positivität in A1, auftritt. Diese 6 Hz positiven Spikes sind ein normales Muster. Bei jüngeren Menschen treten sie vor allem in Form von 14 und 6 Hz positiven Spikes auf (s. Abb. 42).

EEG-KLASSIFIKATION: Normales EEG (Schläfrigkeit)

EEG-BEURTEILUNG: Normales EEG.

Abb. 26:   **Vertex Welle**

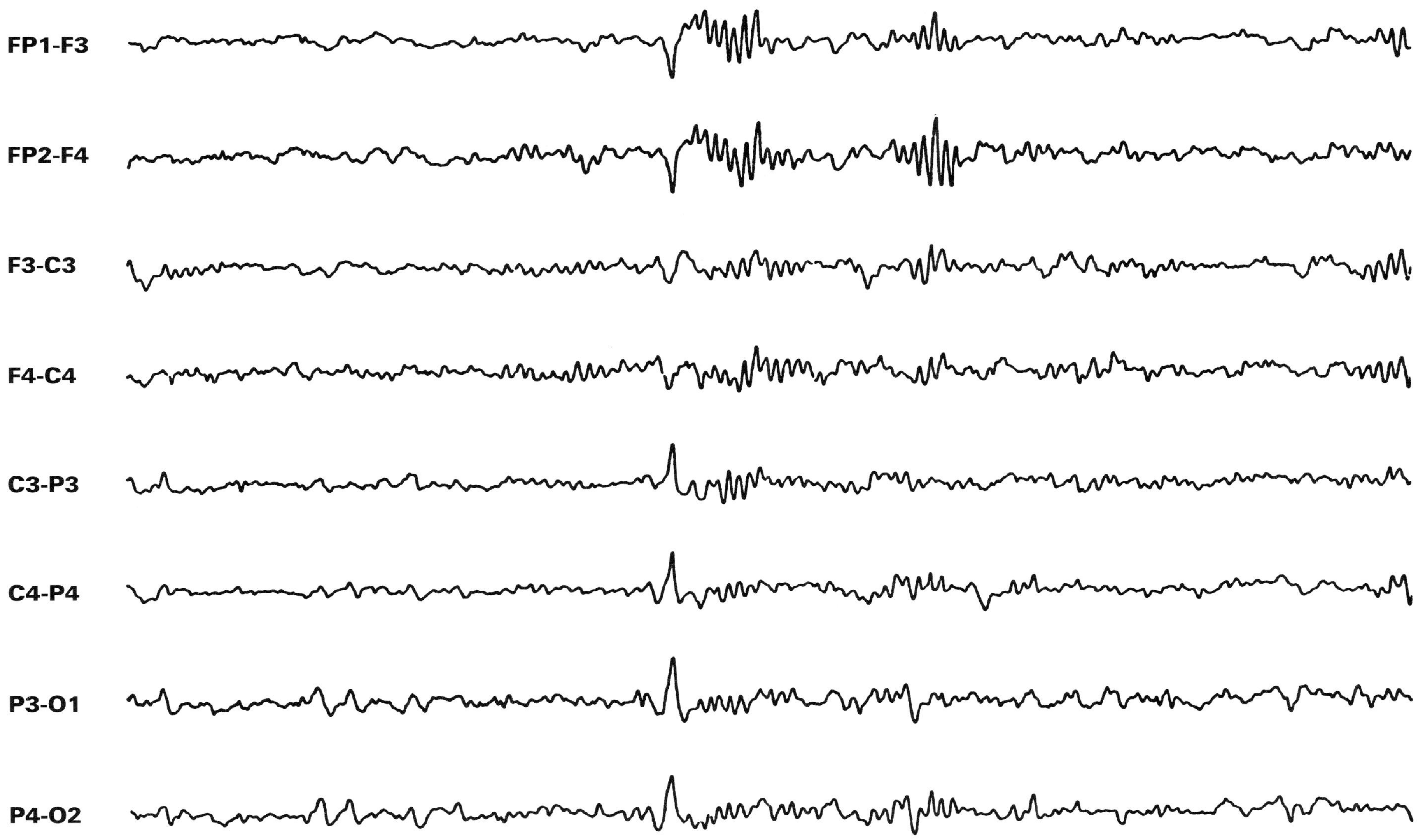

FP1-F3

FP2-F4

F3-C3

F4-C4

C3-P3

C4-P4

P3-O1

P4-O2

28-jährige Patientin mit seltenen generalisierten tonisch-klonischen Anfällen während einer Schwangerschaft. Später traten psychomotorische Anfälle auf, die unter Medikation sistierten.
Das EEG zeigt in dieser bipolaren alternierenden Längsreihe normale Schlafmuster, wie Vertex-Welle mit Maximum fronto-zentral und Schlafspindeln über frontal.

EEG-KLASSIFIKATION: Normales EEG (Schlaf)

EEG-BEURTEILUNG: Normales EEG

70 µV

1 s

Rektus lateralis »Spike«

FP1-F7

F7-T7

T7-P7

P7-O1

FP2-F8

F8-T8

T8-P8

P8-O2

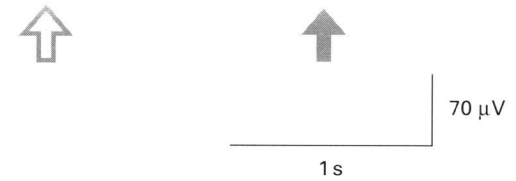

70 µV

1 s

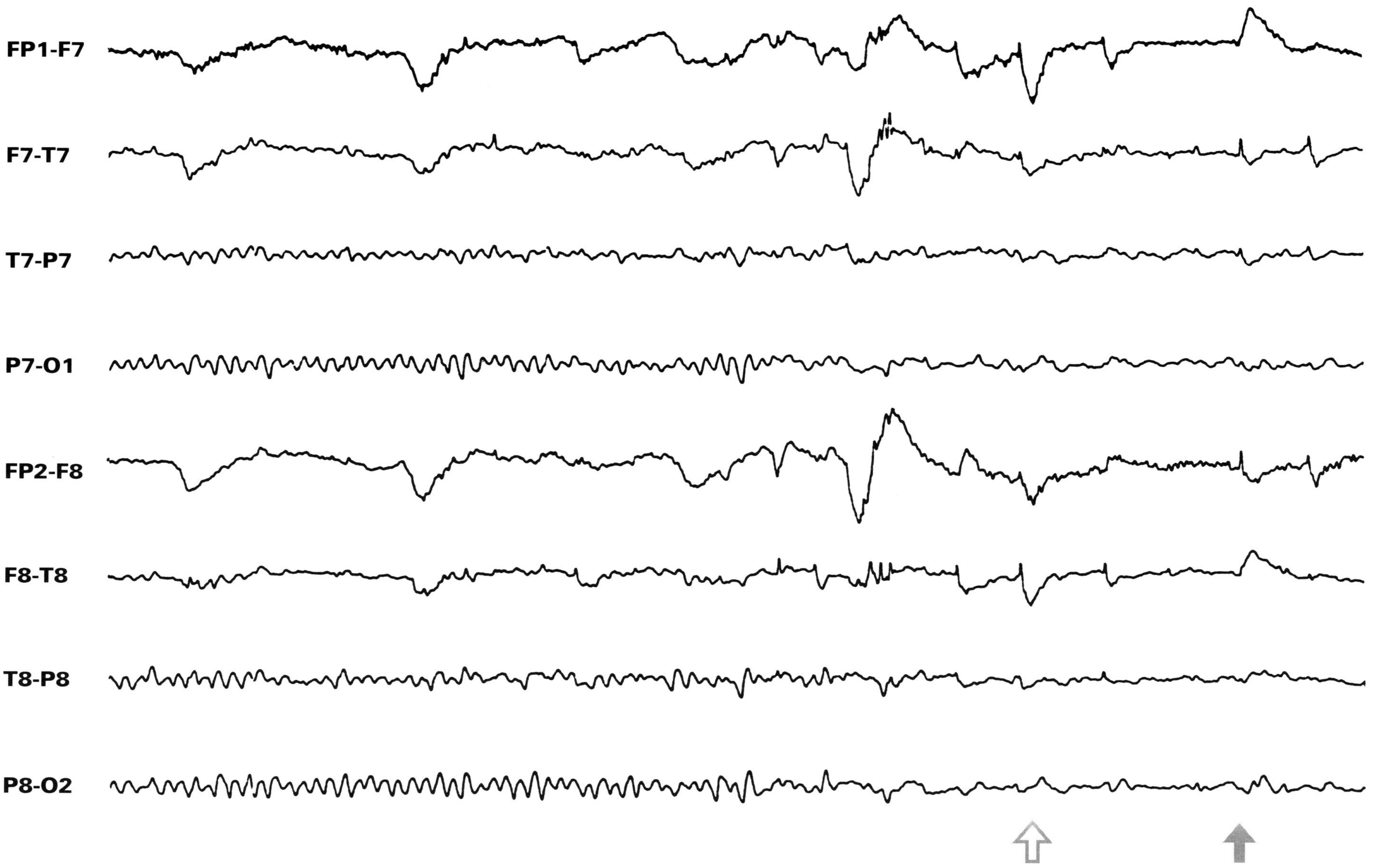

16-jähriger mit generalisierter Epilepsie seit dem 3. Lebensjahr.

Es zeigen sich bei schrägen Augenbewegungen sogenannte Rektus lateralis Spikes in den Kanälen F7-T7, F8-T8, FP1-F7, und FP2-F8. Diese spitzen Artefakte werden klassischerweise erklärt durch Summenaktionspotentiale des ipsilateralen M. rektus lateralis bei horizontaler oder schräger Blickwendung. Dieses Beispiel zeigt jedoch, daß vermutlich auch andere Augenmuskeln zum »Spike« beitragen. Bei Blickwendung nach z.B. links oben zeigen sich »Spikes« in den Kanälen 2 und 5 (voller Pfeil). Im Kanal 2 ist dies mit einer Aktivität des M. rektus lateralis erklärbar. Die Elektrode FP1 in Kanal 5 registriert vermutlich Aktivität vom M. rektus superior. Bei Blickwendung nach rechts oben (offener Pfeil) erscheinen »Spikes« in den Kanälen 1 und 6, die höchstwahrscheinlich durch Aktivität des rechten M. rektus lateralis und linken M. rektus superior bedingt sind.

In anderen Abschnitten dieses EEG hatte der Patient generalisierte 3 Hz Spike-Wave-Komplexe.

EEG-KLASSIFIKATION: Normales EEG (Wach)

EEG-BEURTEILUNG: Normales EEG.

Abb. 28: **»Sharp Wave« ähnliches EKG-Artefakt**

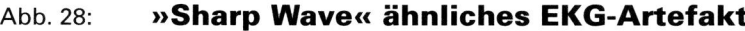

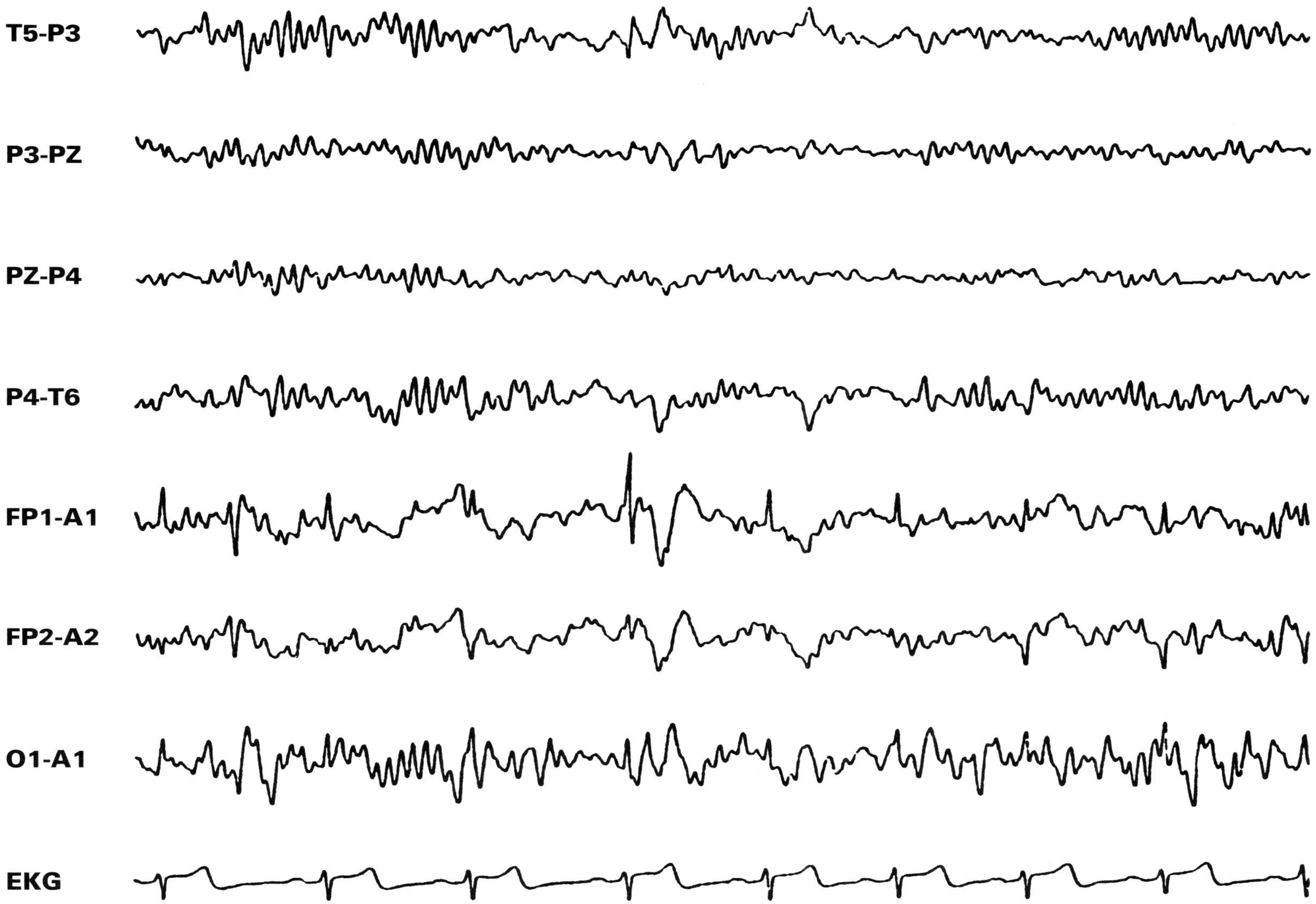

T5-P3

P3-PZ

PZ-P4

P4-T6

FP1-A1

FP2-A2

O1-A1

EKG

Die gleiche Patientin wie in Abb. 20.

Dieser Ausschnitt zeigt eine hintere Querreihe
und fronto-polare Schaltungen zum gleichseitigen
Ohr. Im Kanal FP1-A1 erscheint ein hoher Ausschlag, der durch ein EKG-Artefakt bedingt ist.
Beachte, daß die Polarität des EKG im linken Ohr
positiv und im rechten negativ ist (s. Abb. 121a–c).

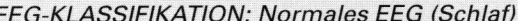

EEG-KLASSIFIKATION: Normales EEG (Schlaf)

EEG-BEURTEILUNG: Normales EEG.

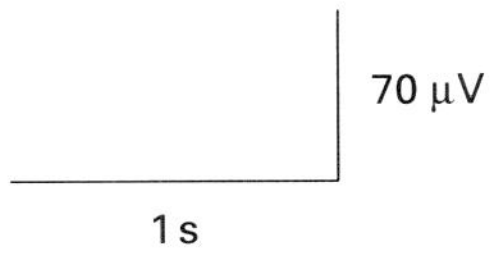

70 µV

1 s

Benigne epilepsietypische Potentiale des Kindesalters, links temporo-zentral

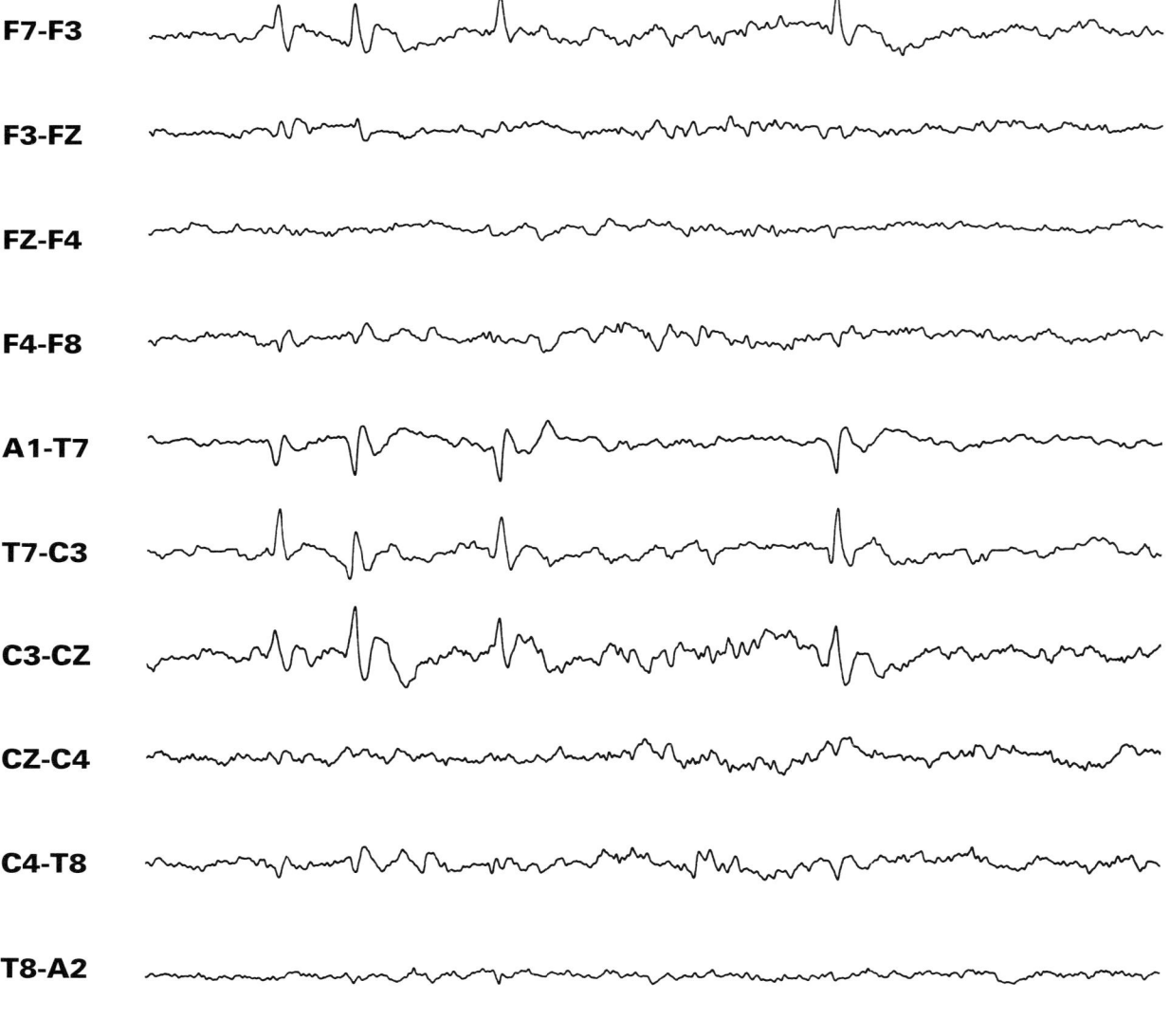

F7-F3

F3-FZ

FZ-F4

F4-F8

A1-T7

T7-C3

C3-CZ

CZ-C4

C4-T8

T8-A2

150 µV

1 s

8-jähriger mit Aufmerksamkeitsstörungen und milder Lernstörung ohne epileptische Anfälle.

a) In der bipolaren Querreihe sieht man eine hoch-amplitudige Negativität an der Elektrode T7 und eine niedrigamplitudige Positivität an CZ, C4, FZ und F4.

EEG-KLASSIFIKATION: Pathologisches EEG III (Schlaf)

1. Benigne epilepsietypische Potentiale des Kindes-alters, links zentro-temporal

EEG-BEURTEILUNG: Das EEG zeigt epilepsietypi-sche Potentiale des Kindesalters in der linken Zen-tro-Temporalregion. Dieser EEG-Befund wird auch bei gesunden Kindern angetroffen. Die Korrelation zu klinischer Epilepsie ist gering. Ein Zusammen-hang zur Aufmerksamkeit- und Lernstörung des Patienten kann nicht hergestellt werden.

Abb. 29b: **Benigne epilepsietypische Potentiale des Kindesalters, links temporo-zentral**

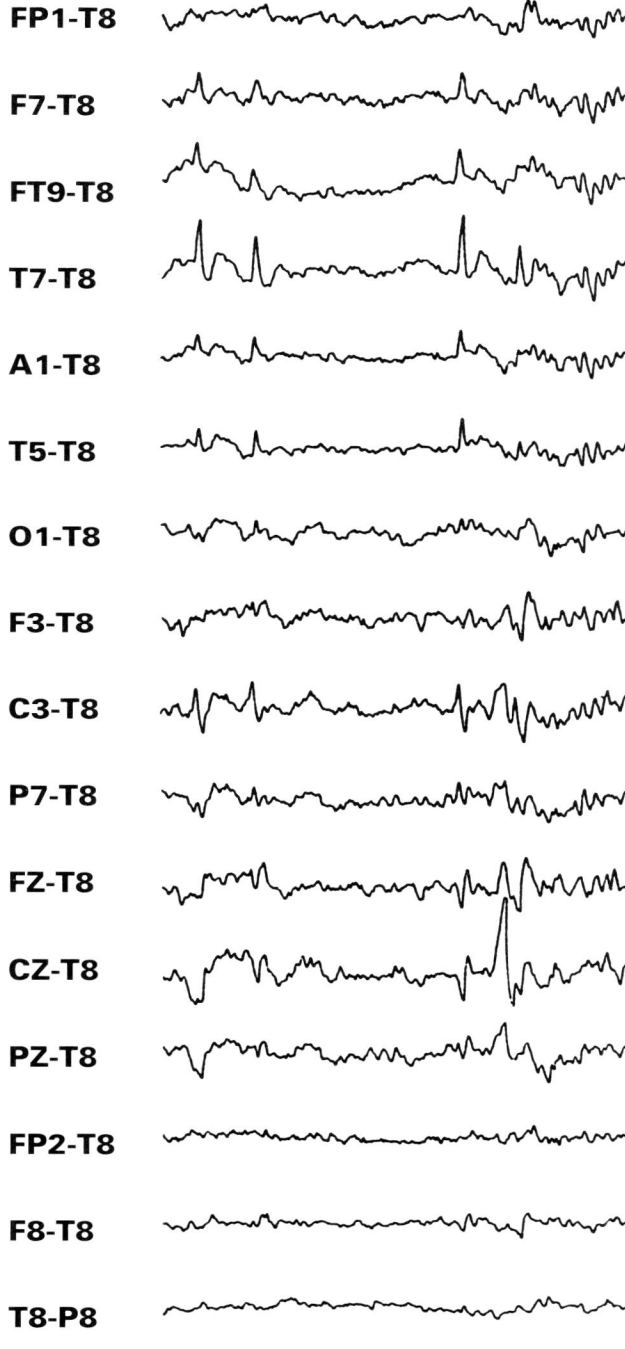

FP1-T8

F7-T8

FT9-T8

T7-T8

A1-T8

T5-T8

O1-T8

F3-T8

C3-T8

P7-T8

FZ-T8

CZ-T8

PZ-T8

FP2-T8

F8-T8

T8-P8

150 µV

1 s

b) In den Referenzschaltungen der linksseitigen Elektroden zur Referenzelektrode T8 zeigt sich der Dipol deutlicher. Die Negativität hat das Maximum bei T7, die Positivität liegt bei CZ (voller Pfeil). Solche Dipole sind typisch für benigne epilepsietypische Potentiale des Kindesalters in den zentrotemporalen Regionen (»Rolando-Spikes«). Sie zeigen eine charakteristische Wellenform mit einer kleineren, den Spike nicht überragenden langsamen Welle und treten bevorzugt in Schläfrigkeit und Schlaf und in aufeinanderfolgenden Serien auf.

In der zweiten Abbildungshälfte ist eine Vertex-Welle dargestellt mit negativem Maximum bei CZ (offener Pfeil) (Abb. 29d).

Isopotentialfeldkarte für links temporo-zentrales benignes epilepsietypisches Potential des Kindesalters

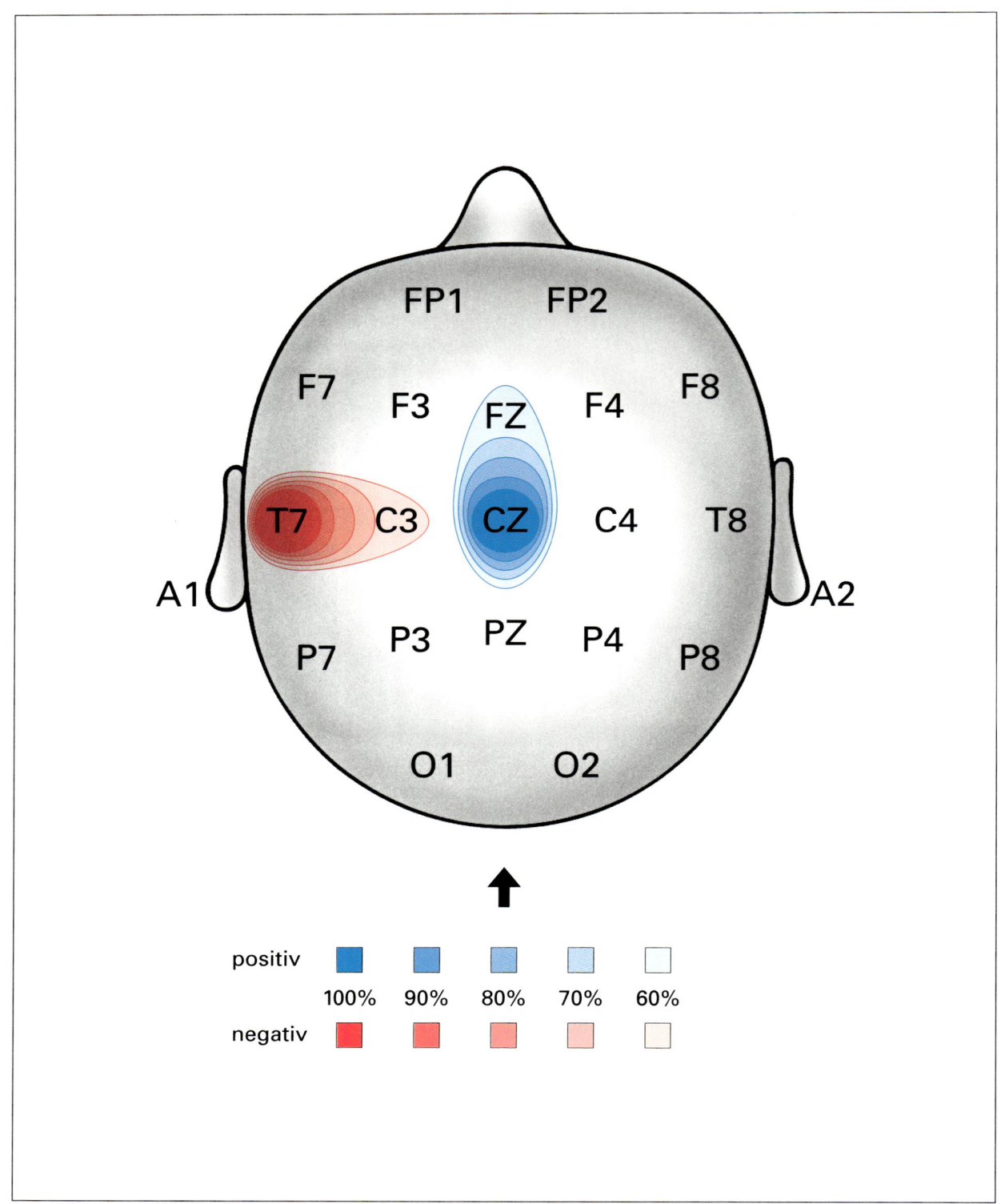

c) Diese Isopotentialfeldkarte stellt den Dipol des benignen epilepsietypischen Potentials des Kindes-alter aus der Referenzableitung (Abb. 29b) dar (voller Pfeil). Das Maximum der Negativität liegt bei T7, das Maximum der Positivität bei CZ.

positiv

100% 90% 80% 70% 60%

negativ

Isopotentialfeldkarte der Vertex-Welle

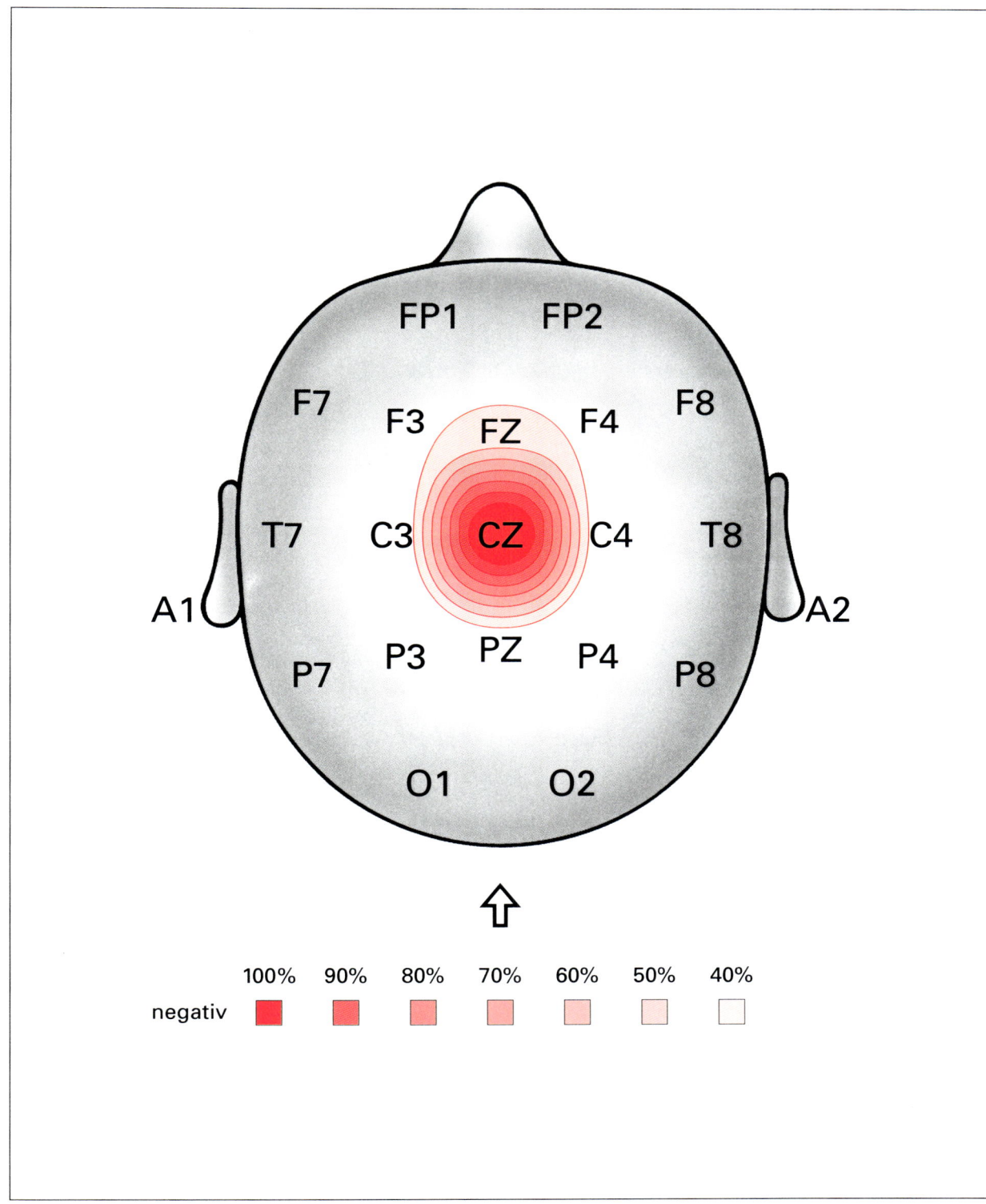

d) Diese Isopotentialfeldkarte zeigt das Feld der Vertex-Welle aus Abb. 29b (offener Pfeil).

Benigne epilepsietypische Potentiale des Kindesalters, links zentral und rechts temporo-zentral

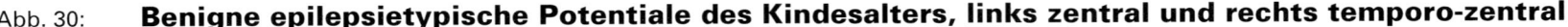

F7-F3

F3-FZ

FZ-F4

F4-F8

A1-T7

T7-C3

C3-CZ

CZ-C4

C4-T8

T8-A2

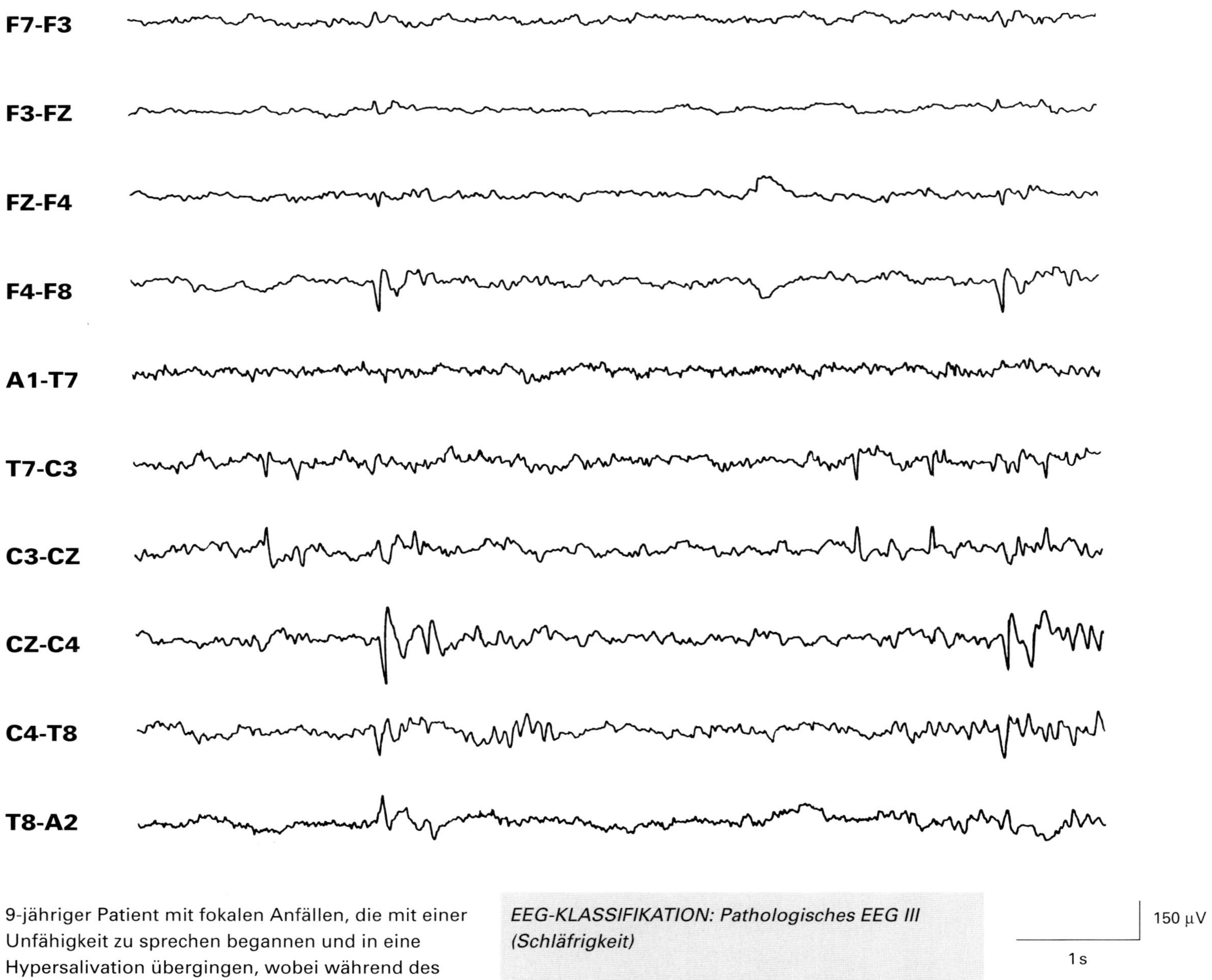

9-jähriger Patient mit fokalen Anfällen, die mit einer Unfähigkeit zu sprechen begannen und in eine Hypersalivation übergingen, wobei während des Anfallsgeschehens das Bewußtsein erhalten blieb.

Diese bipolare Querreihe zeigt die für diese epilepsietypischen Potentiale typische Wellenform mit kleiner negativer Nachwelle und die bevorzugte Lokalisation, deretwegen sie auch Rolando-Spikes genannt werden. Bei diesem Syndrom werden oftmals auch multiregionale Spikes registriert.

EEG-KLASSIFIKATION: Pathologisches EEG III (Schläfrigkeit)

1. Benigne epilepsietypische Potentiale des Kindes-alters, links zentral und rechts temporo-zentral

EEG-BEURTEILUNG: Das EEG zeigt epilepsietypische Potentiale des Kindesalters in der links zentra-len und rechts temporo-zentralen Region und stützt im Zusammenhang mit der Klinik die Diagnose einer benignen fokalen Epilepsie des Kindesalters.

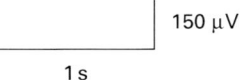

150 µV

1 s

Benigne epilepsietypische Potentiale des Kindesalters, links temporo-zentral

FP1-F7

F7-T7

T7-P7

P7-O1

FP2-F8

F8-T8

T8-P8

P8-O2

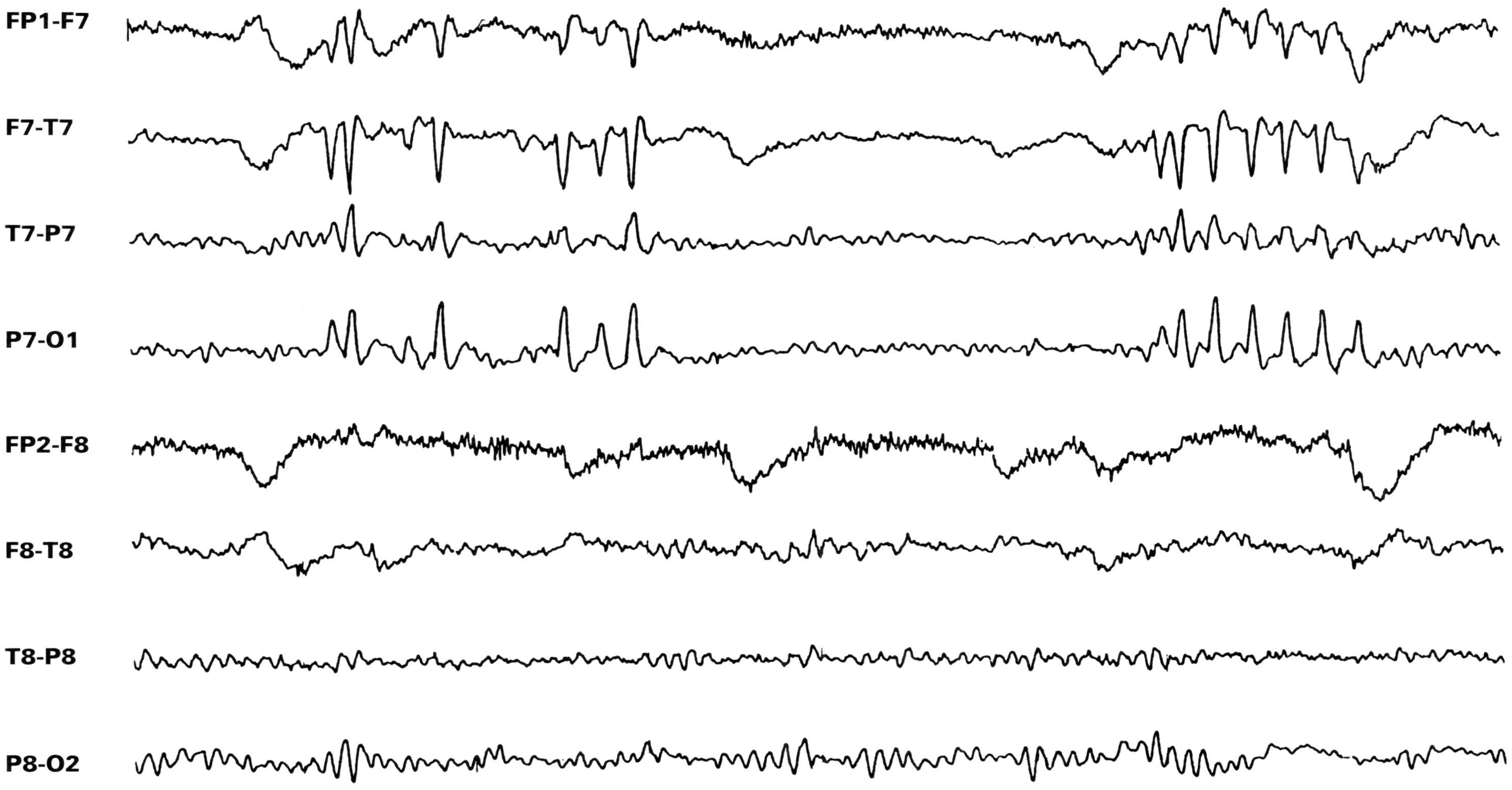

37-jähriger neurologisch normaler Patient, der in der Kindheit seltene fokale klonische Anfälle mit sekundärer Generalisierung erlitt. Er ist anfallsfrei ohne Medikation seit dem 6. Lebensjahr.

Die Ableitung zeigt repetitive regionale benigne epilepsietypische Potentiale über der linken Temporalregion. Üblicherweise verschwinden diese EEG-Veränderungen nach der Pubertät.

EEG-KLASSIFIKATION: Pathologisches EEG III (Wach)

1. Benigne epilepsietypische Potentiale des Kindesalters, links temporo-zentral

EEG-BEURTEILUNG: Dieses EEG zeigt benigne epilepsietypische Potentiale des Kindesalters links temporo-zentral. Der Patient hatte in der Kindheit die für diese EEG-Potentiale typischen fokalen epileptischen Anfälle. Ungewöhnlich ist, daß diese

Potentiale, die fast ausnahmslos in der Pubertät verschwinden, in diesem Fall im Alter von 37 Jahren noch bestehen.

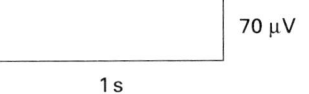

70 µV

1 s

Benigne epilepsietypische Potentiale des Kindesalters, rechts okzipital

FP1-F3

F3-C3

C3-P3

P3-O1

FP2-F4

F4-C4

C4-P4

P4-O2

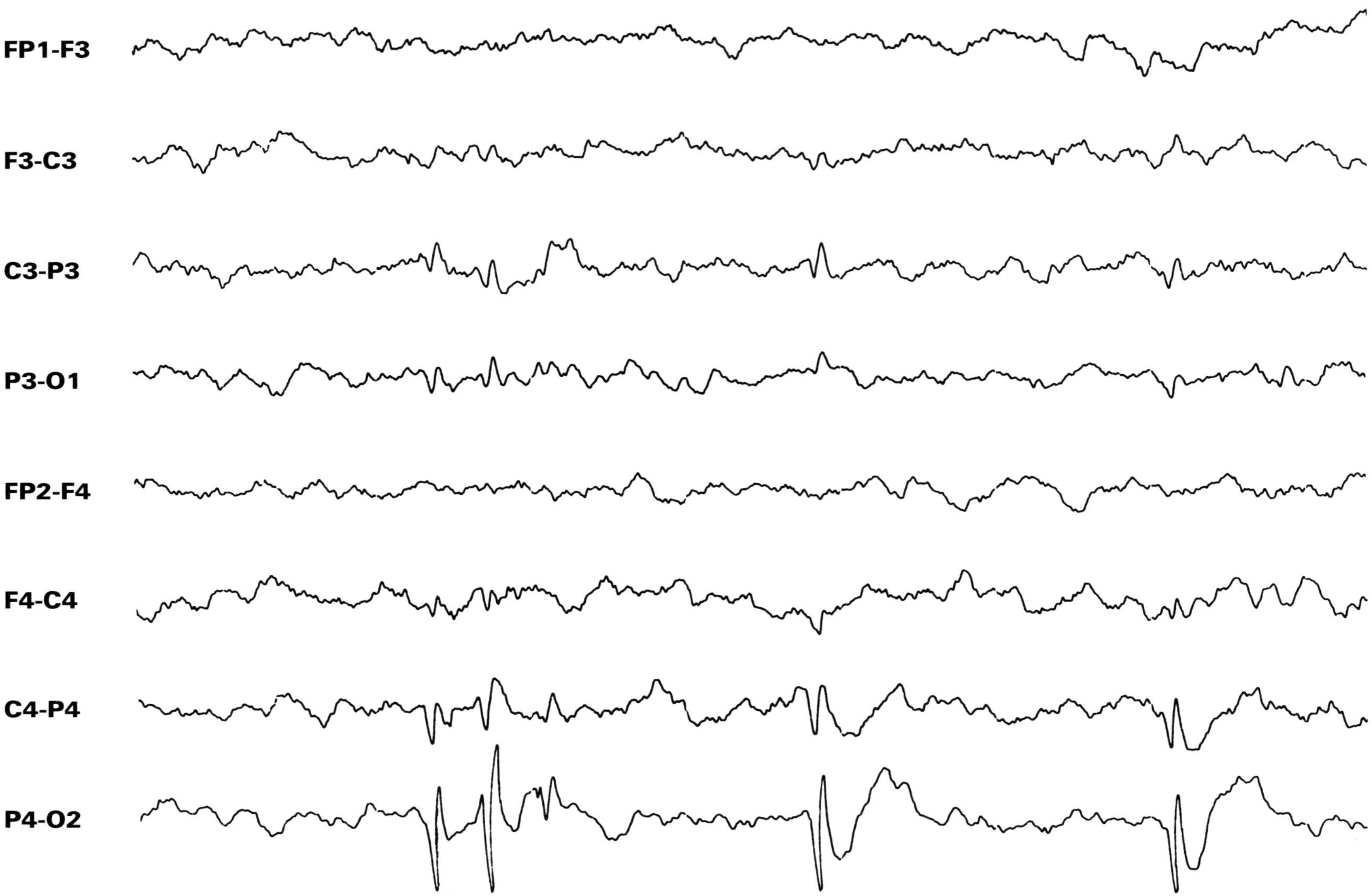

3 4/12 Jahre alter Junge mit verspäteter Sprachent-
wicklung. Keine epileptischen Anfälle.

In der Okzipitalregion (O2) treten benigne epilepsietypische Potentiale der Kindheit auf, der nach
der Zentro-temporal-Region zweithäufigsten Lokalisation für diese Potentiale. Die negative Spikekom-
ponente zeigt einen Ausschlag nach unten, da sie
aus der Elektrode O2 stammt. In typischer Weise
sind diese Spikes von einer kleinen negativen
langsamen Welle gefolgt.

*EEG-KLASSIFIKATION: Pathologisches EEG III
(Schlaf)*

*1. Benigne epilepsietypische Potentiale des Kindes-
alters, rechts okzipital*

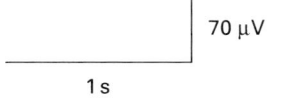

70 µV

1 s

EEG-BEURTEILUNG: Dieses EEG zeigt epilepsietypische Potentiale des Kindesalters über der rechten
Okzipitalregion. Dieser EEG-Befund wird auch bei
gesunden Kindern angetroffen. Die Korrelation zu
klinischer Epilepsie ist gering. Nur etwa 8% der

Patienten mit benignen epilepsietypischen Potentialen der Kindheit leiden an epileptischen Anfällen.
Ein Zusammenhang zur verspäteten Sprachent-
wicklung des Kindes kann nicht hergestellt werden.

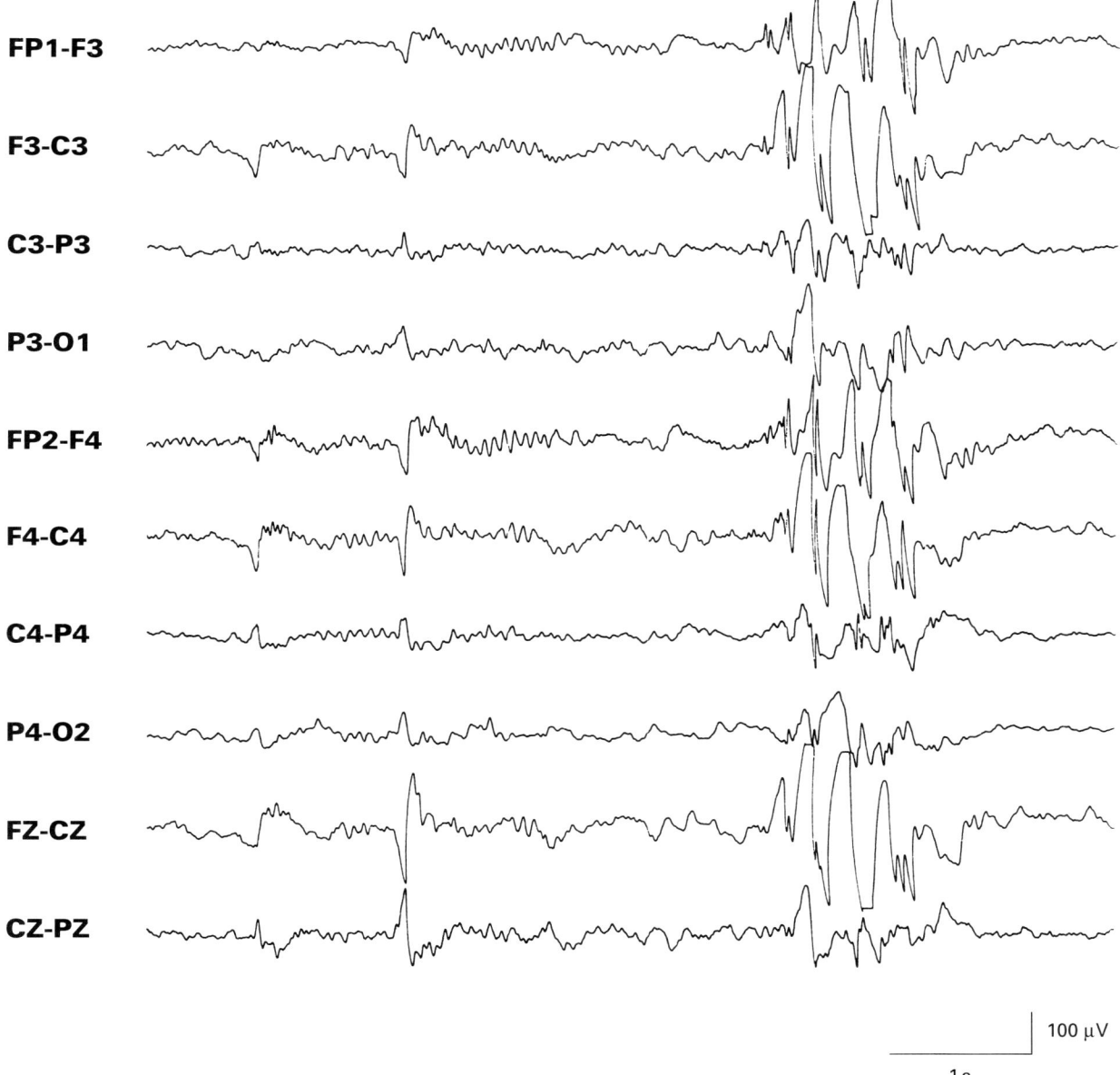

FP1-F3

F3-C3

C3-P3

P3-O1

FP2-F4

F4-C4

C4-P4

P4-O2

FZ-CZ

CZ-PZ

100 µV

1 s

12-jähriger mit Absence-Epilepsie. Anfallsfrei unter Valproatmedikation.

Dieser bipolare EEG-Abschnitt zeigt Schlaf-spindeln und Vertex-Wellen als Hinweis auf Schlaf-stadium II (Rechtschaffen und Kales 1968). Danach treten generalisierte Spikes auf, die jeweils von einer langsamen hochamplitudigen Welle gefolgt sind und mit einer Frequenz von ca. 4 Hz repetieren.

EEG-KLASSIFIKATION: Pathologisches EEG III (Schlaf)

1. Spike-Wave-Komplexe, generalisiert

EEG-BEURTEILUNG: Dieses EEG zeigt generali-sierte epilepsietypische Potentiale und stützt die Diagnose einer generalisierten Epilepsie mit Absencen.

Abb. 33b: **Spike-Wave-Komplexe, generalisiert**

FP1-F3

F3-C3

C3-P3

P3-O1

FP2-F4

F4-C4

C4-P4

P4-O2

FZ-CZ

KLICKER

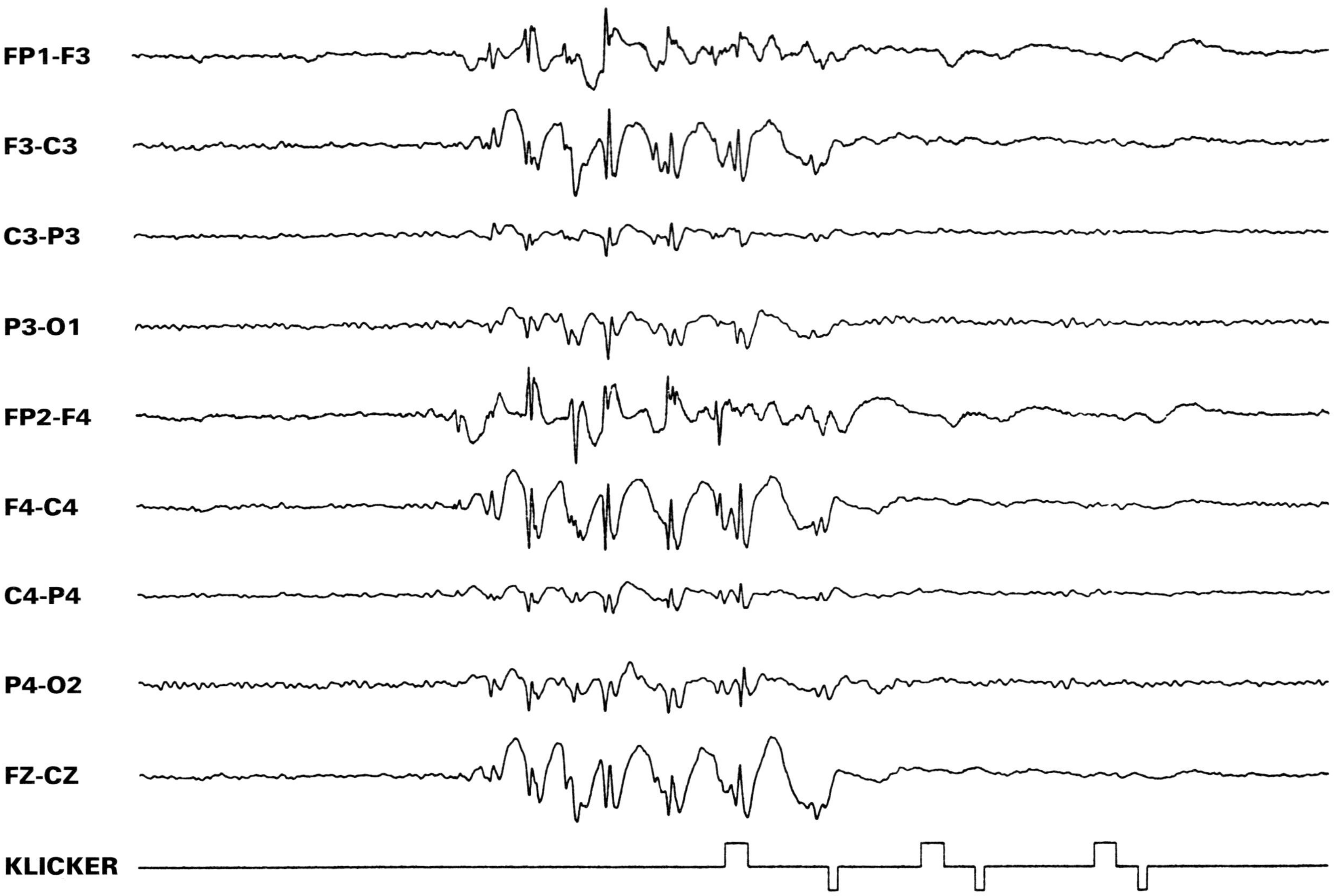

20-jähriger Patient mit juveniler myoklonischer Epilepsie (Janz-Syndrom).

Während der Spike-Wave-Komplexe wurde dem Patienten ein Tonreiz präsentiert (»Klicker-Test«), worauf er einen Knopf drücken sollte. Der unterste Kanal zeigt beim von der MTA ausgelösten Tonreiz einen Ausschlag nach oben und bei Reaktion des Patienten einen Ausschlag nach unten. Man sieht während der Entladung die verzögerte Reaktion des Patienten und im Anschluß daran schrittweise kürzere Reaktionszeiten.

EEG-KLASSIFIKATION: Pathologisches EEG III (Wach)

1. Spike-Wave-Komplexe, generalisiert

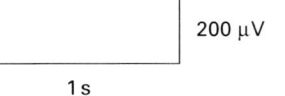

200 µV

1 s

EEG-BEURTEILUNG: Dieses EEG zeigt generalisierte epilepsietypische Potentiale und stützt im Zusammenhang mit der Klinik die Diagnose einer generalisierten Epilepsie.

Abb. 34: **6 Hz »Phantom« Spike-Wave**

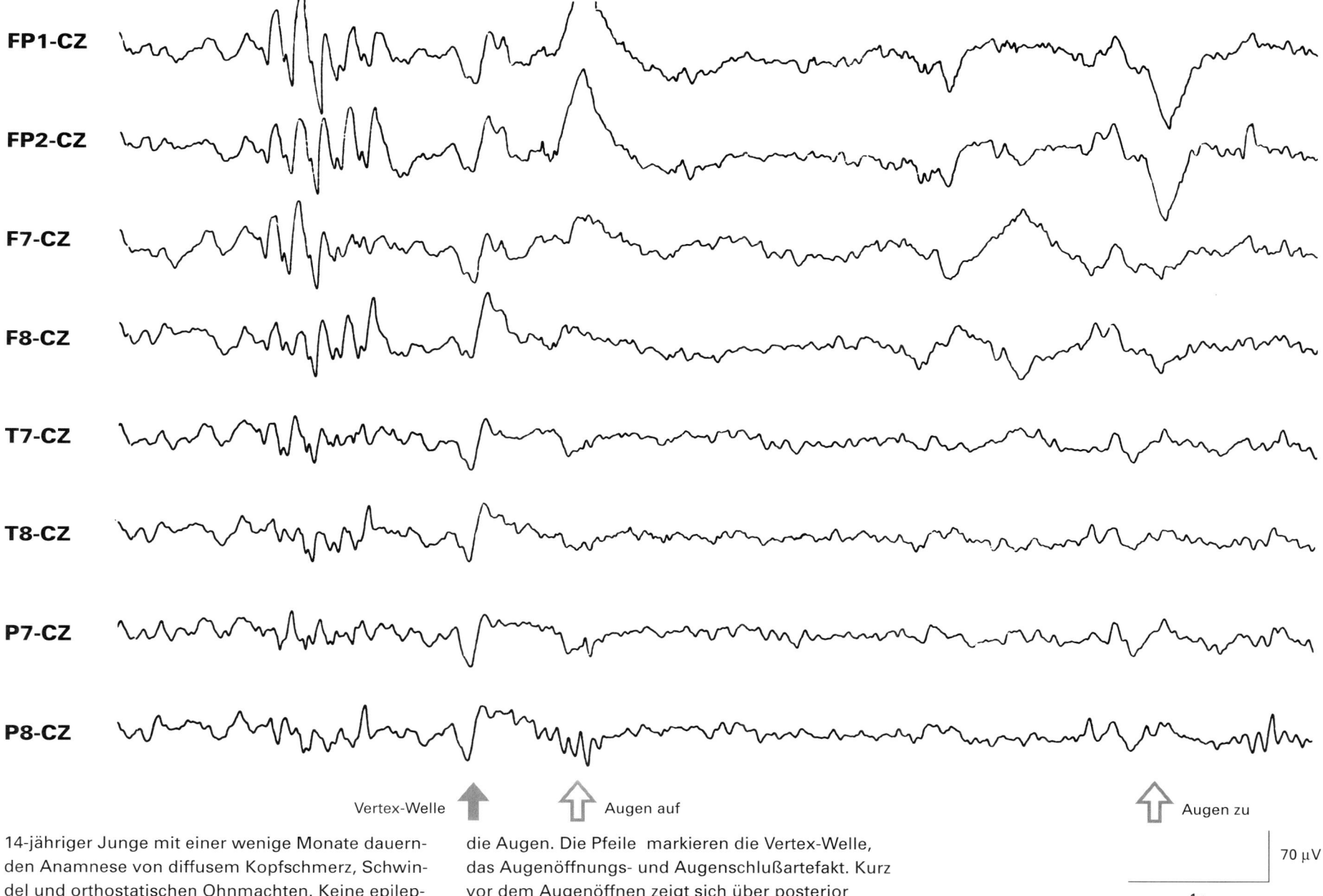

FP1-CZ

FP2-CZ

F7-CZ

F8-CZ

T7-CZ

T8-CZ

P7-CZ

P8-CZ

Vertex-Welle   ⬆   ⬆ Augen auf   ⬆ Augen zu

70 µV

1 s

14-jähriger Junge mit einer wenige Monate dauernden Anamnese von diffusem Kopfschmerz, Schwindel und orthostatischen Ohnmachten. Keine epileptischen Anfälle.

Dieses EEG zeigt sogenannte 6 Hz »Phantom« Spike-Wave, die in diesem Falle ein frontales Maximum haben und nicht als sicher pathologisch gelten. Typisch für dieses Muster sind die niedrigamplitudigen »Spikes« und ihre rasche Fequenz. Kurz nach dieser Entladung zeigt sich eine Vertexwelle, danach wacht der Patient auf und öffnet die Augen. Die Pfeile markieren die Vertex-Welle, das Augenöffnungs- und Augenschlußartefakt. Kurz vor dem Augenöffnen zeigt sich über posterior temporal eine kurze Alphaspindel als Hinweis für das Erwachen. Nach dem Augenschluß tritt der Alpharhythmus deutlicher auf. Die Tatsache, daß der Patient unmittelbar nach den »Phantom«-Spike-Wave-Burst aufwacht, könnte darauf hinweisen, daß es sich um ein normales sog. hypnapompisches, d.h. »Aufwach-Muster« handelt.

EEG-KLASSIFIKATION: Normales EEG (Schlaf)

EEG-BEURTEILUNG: Normales EEG.

Hyperventilationsinduzierte intermittierende Verlangsamung, generalisiert

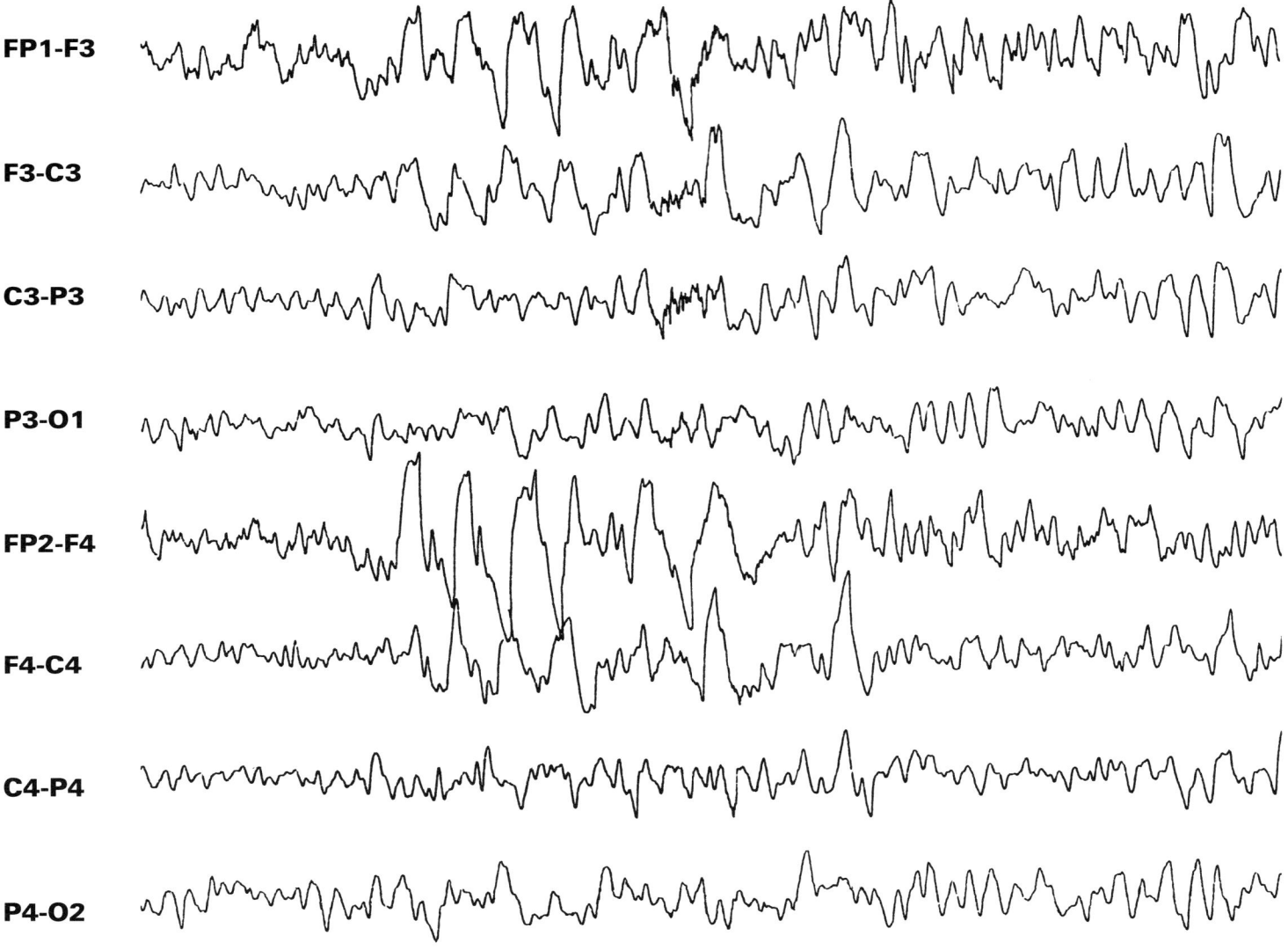

16-jähriges Mädchen mit einer 2-jährigen Anamnese orthostatischer Synkopen. Keine epileptischen Anfälle.

Das EEG zeigt einen bipolaren Ausschnitt nach 170 Sekunden Hyperventilation. Beachte, daß sich relativ hochgespannte, scharf konturierte Betawellen mit rhythmischen hochgespannten, frontal betonten Deltawellen vermischen und den Eindruck von Spike-Wave-Komplexen vortäuschen können.

EEG-KLASSIFIKATION: Normales EEG (Wach)

EEG-BEURTEILUNG: Normales EEG.

100 µV

1 s

Abb. 36: **Slow-Spike-Wave-Komplexe, generalisiert**

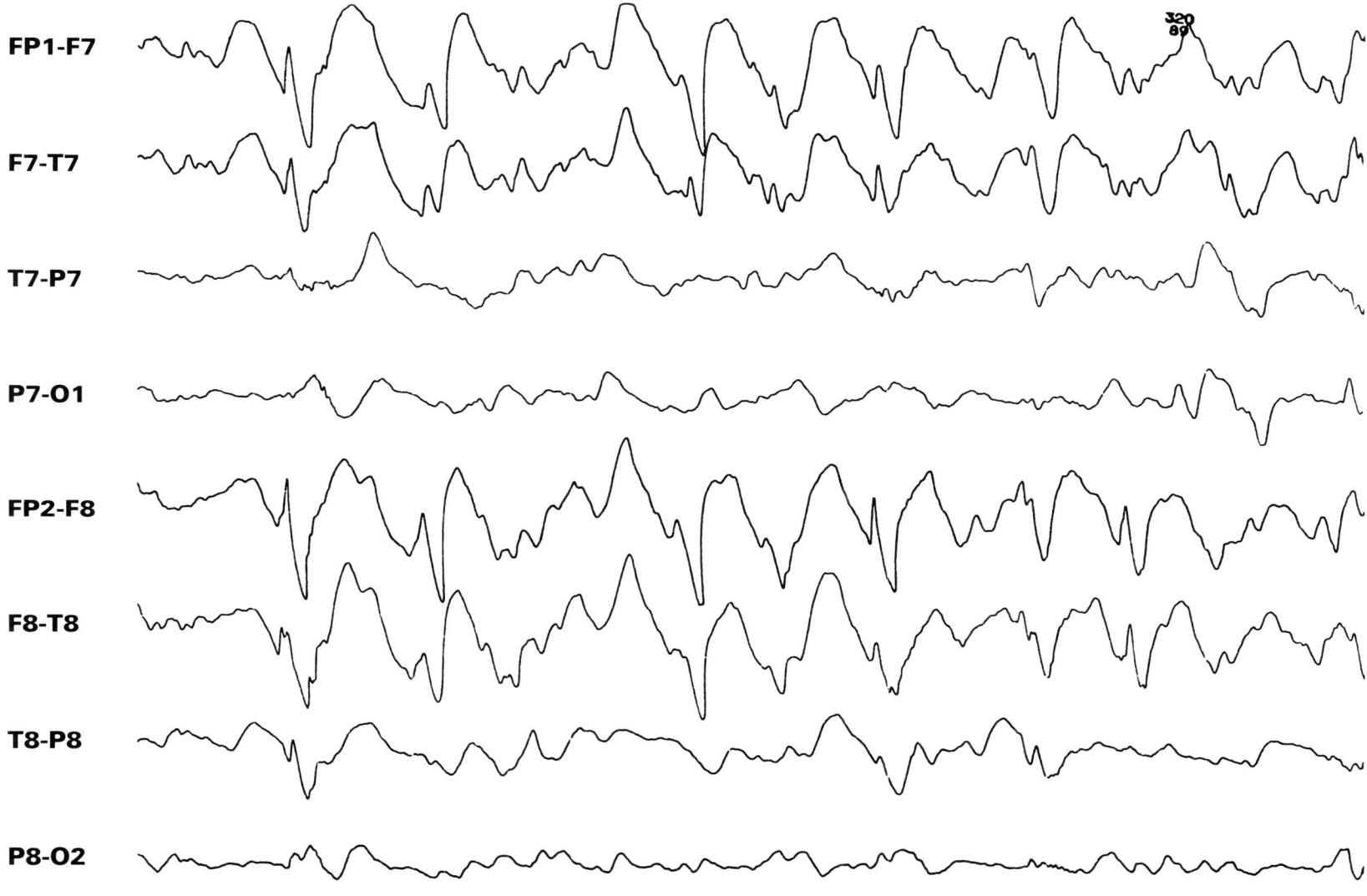

FP1-F7

F7-T7

T7-P7

P7-O1

FP2-F8

F8-T8

T8-P8

P8-O2

3-jähriger Junge mit bis zu 100 mal am Tag auftretenden Absencen und myoklonischen Anfällen. Gleicher Patient wie in Abb. 19.

In diesem EEG-Beispiel sieht man generalisierte, fronto-polar betonte Sharp Waves, die von langsamen Wellen gefolgt sind und eine Frequenz von ca. 1,5–2,5 Hz haben. Der Terminus Slow-Spike-Wave-Komplexe hat sich eingebürgert, obwohl die Dauer der »Spikes« der Definition von Sharp Waves (80–200ms) entspräche. Beachte, daß die Komplexe sich durch hochamplitudige negative Wellen nach den Sharp-Waves in ihrer Morphologie deutlich von den benignen epilepsietypischen Potentialen des Kindesalters unterscheiden.

EEG-KLASSIFIKATION: Pathologisches EEG III (Wach)

1. Slow-Spike-Wave-Komplexe, generalisiert.

150 µV

1 s

EEG-BEURTEILUNG: Dieses EEG zeigt generalisierte epilepsietypische Potentiale, wie sie typisch sind für Patienten mit Lennox-Gastaut-Syndrom.

71

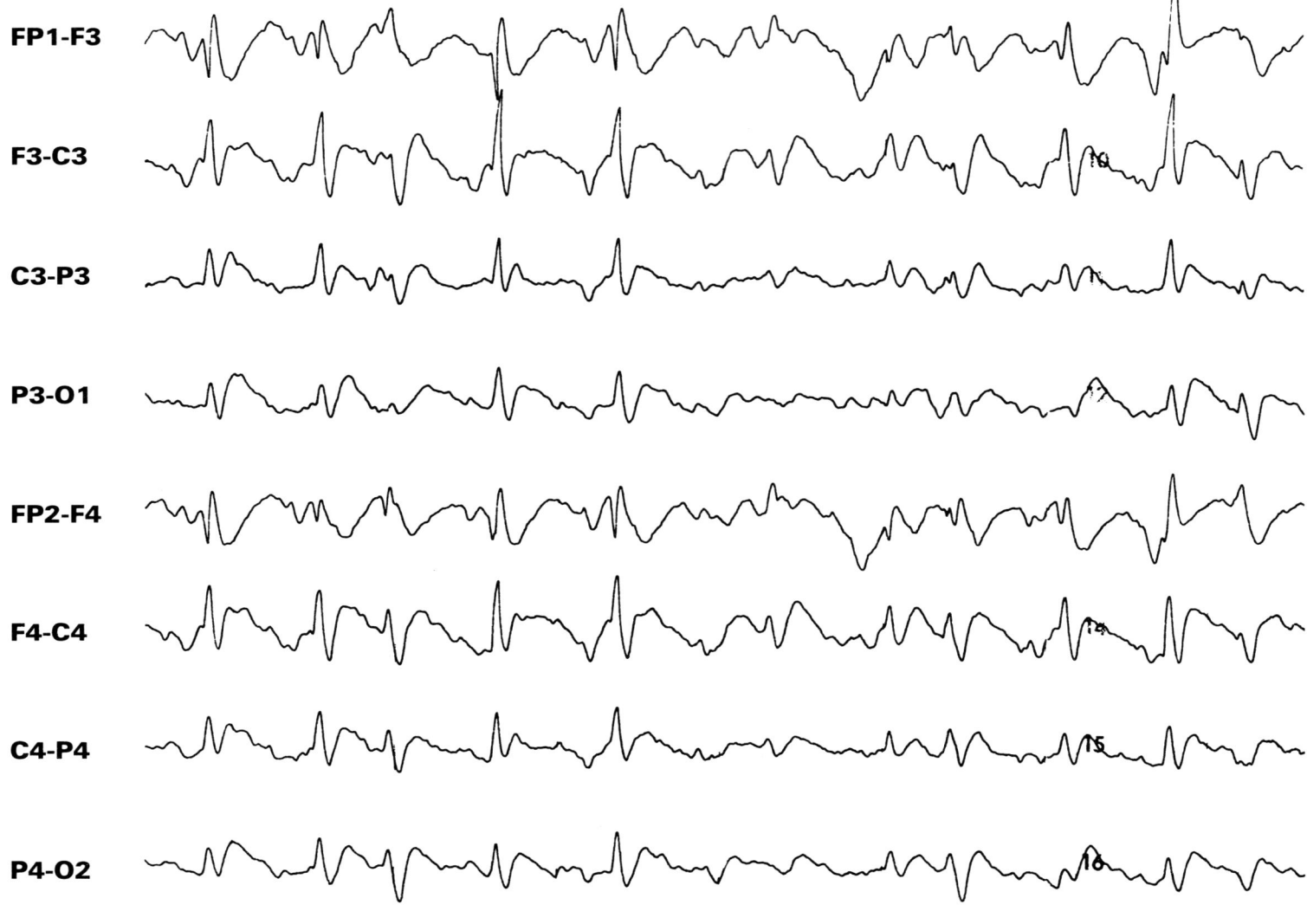

FP1-F3

F3-C3

C3-P3

P3-O1

FP2-F4

F4-C4

C4-P4

P4-O2

70 µV

1 s

25-jähriger Patient mit Absencen und generalisierten tonisch-klonischen Anfällen seit dem 7. Lebensjahr, deren Ursache in einer Meningoenzephalitis liegt. Die neurologische Untersuchung war unauffällig, insbesondere bestand keine mentale Retardierung.

Dieser EEG-Abschnitt wird von generalisierten Slow-Spike-Wave-Komplexen dominiert, die ein frontales Maximum haben. Die Dauer der Komplexe variiert zwischen 380 und 630 ms (2,6 bis 1,6 Hz). Die Morphologie dieser Komplexe ist denen

benigner epilepsietypischer Potentiale des Kindesalters, die auch einmal mit einem bifrontalen Maximum auftreten können, sehr ähnlich, was elektroenzephalographisch zu differentialdiagnostischen Schwierigkeiten führen kann (Lüders et al. 1987).

EEG-KLASSIFIKATION: Pathologisches EEG III (Wach)

1. Slow-Spike-Wave-Komplexe, generalisiert.

EEG-BEURTEILUNG: Dieses EEG zeigt generalisierte epilepsietypische Potentiale und stützt die Diagnose einer medikamentös schwer beeinflußbaren generalisierten Epilepsie.

Abb. 38a: **Anfallsmuster, generalisiert Absence**

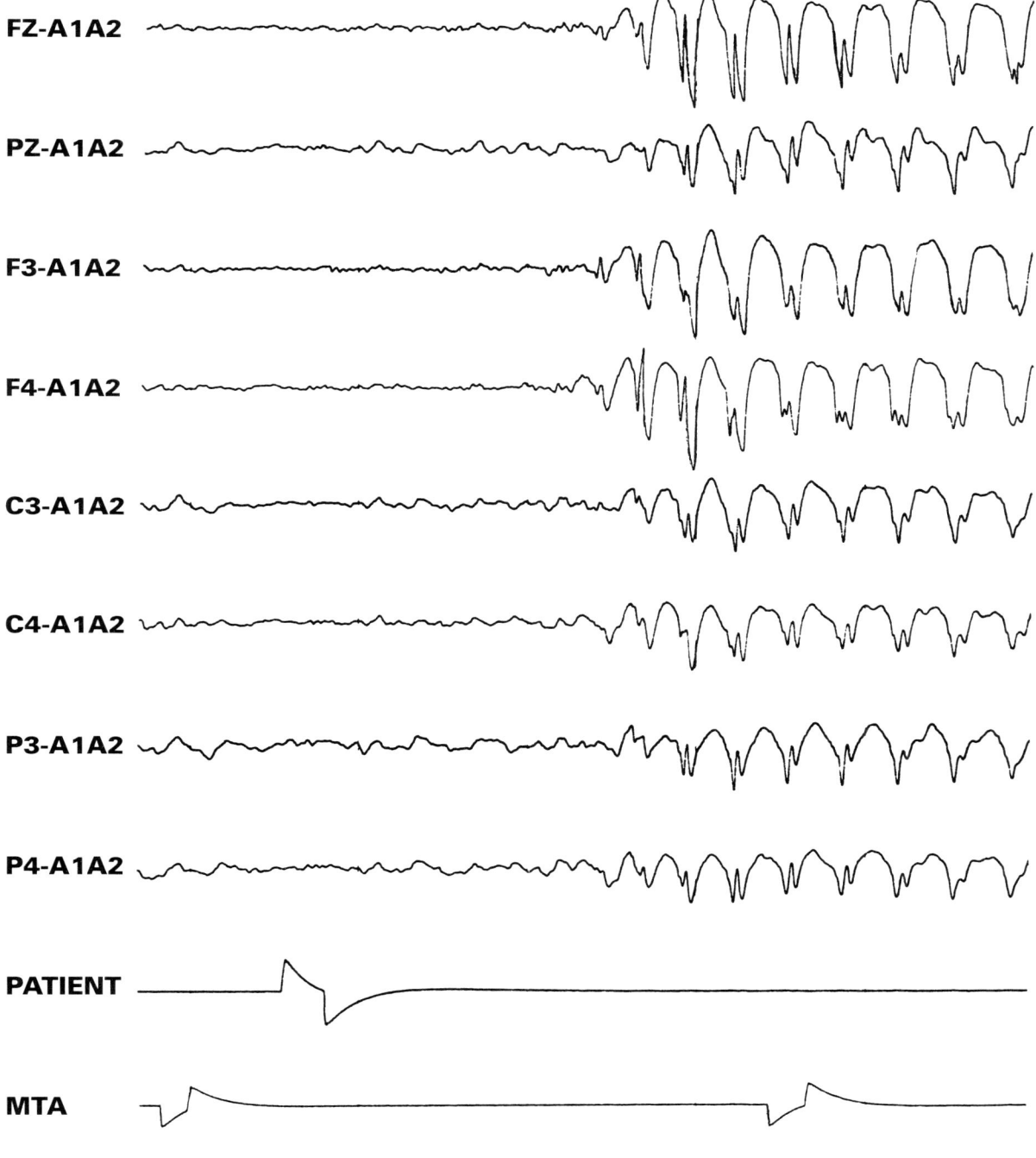

FZ-A1A2

PZ-A1A2

F3-A1A2

F4-A1A2

C3-A1A2

C4-A1A2

P3-A1A2

P4-A1A2

PATIENT

MTA

500 µV

1 s

14-jähriger Junge mit Absencen seit dem 10. Lebensjahr.

Referenzableitung zu den zusammengeschalteten Ohrelektroden A1 und A2. Unter Hyperventilation traten generalisierte 3 Hz Spike-Wave-Komplexe auf. Beachte die hohe Amplitude der Entladung. Die Verstärkung war deshalb zuvor von der MTA herabgesetzt worden, um die Entladung »unblockiert« darstellen zu können. Dies bewirkt, daß der posteriore Grundrhythmus sehr flach wurde. Während des hier abgebildeten EEG-Abschnittes sistiert die Hyperventilation und der Patient reagierte nicht auf akustische Reize (»Klicker-Test«), die von der MTA während der 3 Hz Spike-Wave-Komplexe angeboten wurden (Noachtar 1993). Vor der Entladung antwortete der Patient prompt, indem er einen Druckknopf betätigte.

10 Sekunden später

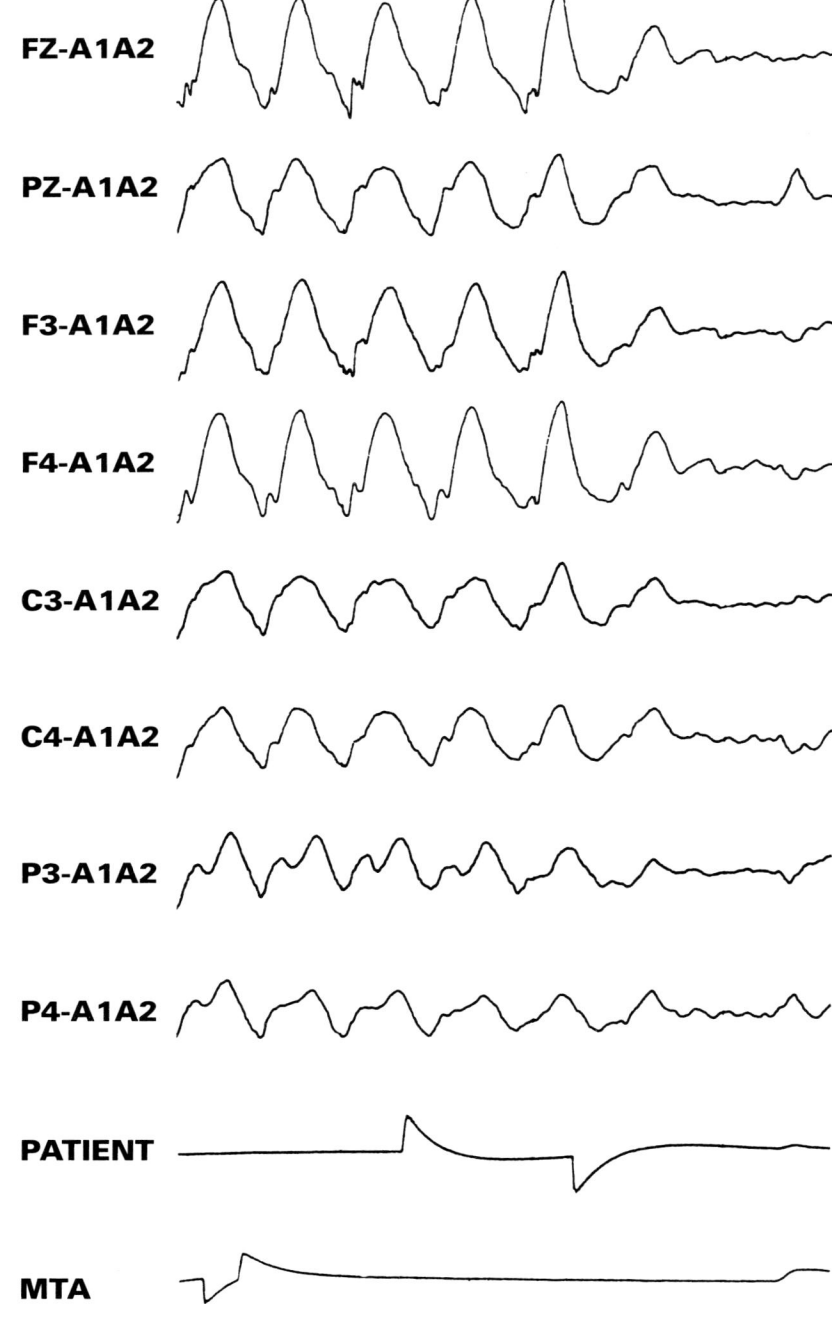

FZ-A1A2

PZ-A1A2

F3-A1A2

F4-A1A2

C3-A1A2

C4-A1A2

P3-A1A2

P4-A1A2

PATIENT

MTA

500 µV

1 s

10 Sekunden später, als rhythmische Deltawellen vorherrschten, zeigte sich eine verzögerte Reaktion auf den »Klicker«-Reiz. Beachte die Verkümmerung der Spike-Komponente und die Verlangsamung der Spike-Wave-Komplexe gegen Ende der Entladung.

EEG-KLASSIFIKATION: Pathologisches EEG III (Wach)

1a. Anfallsmuster, generalisiert
b. Absence

EEG-BEURTEILUNG: Dieses EEG dokumentiert eine Absence, die im EEG einhergeht mit generalisierten epilepsietypischen Potentialen. Das EEG belegt hiermit die Diagnose einer generalisierten Epilepsie mit Absencen.

3 Hz Spike-Wave-Komplexe, generalisiert

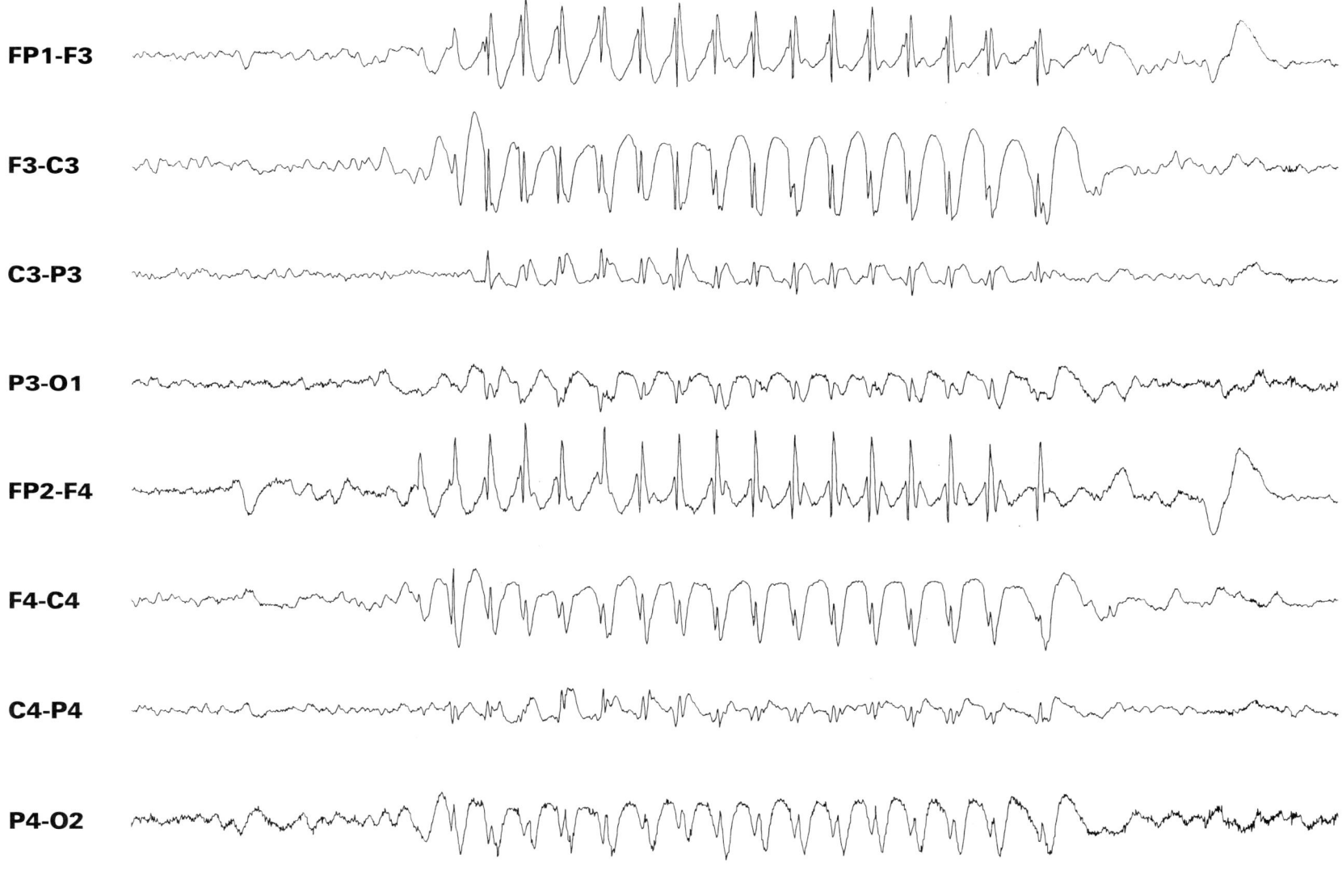

FP1-F3

F3-C3

C3-P3

P3-O1

FP2-F4

F4-C4

C4-P4

P4-O2

16-jähriger Patient mit Absencen und generalisierten tonisch-klonischen Anfällen seit dem Alter von 14 Jahren.

3 Hz Spike-Wave-Komplexe mit einer Dauer von 5 Sekunden zeigten sich mehrfach in diesem EEG und konnten durch Hyperventilation aktiviert werden. Beachte die regelmäßige Repetitionsrate, die sich gegen Ende der Entladung verlangsamt.

EEG-KLASSIFIKATION: Pathologisches EEG I (Wach)

1. 3 Hz Spike-Wave-Komplexe, generalisiert

EEG-BEURTEILUNG: Dieses EEG zeigt generalisierte epilepsietypische Potentiale und stützt im Zusammenhang mit der Klinik die Diagnose einer generalisierten Epilepsie mit Absencen.

150 µV

1 s

Polyspikes, generalisiert
Grundrhythmusverlangsamung

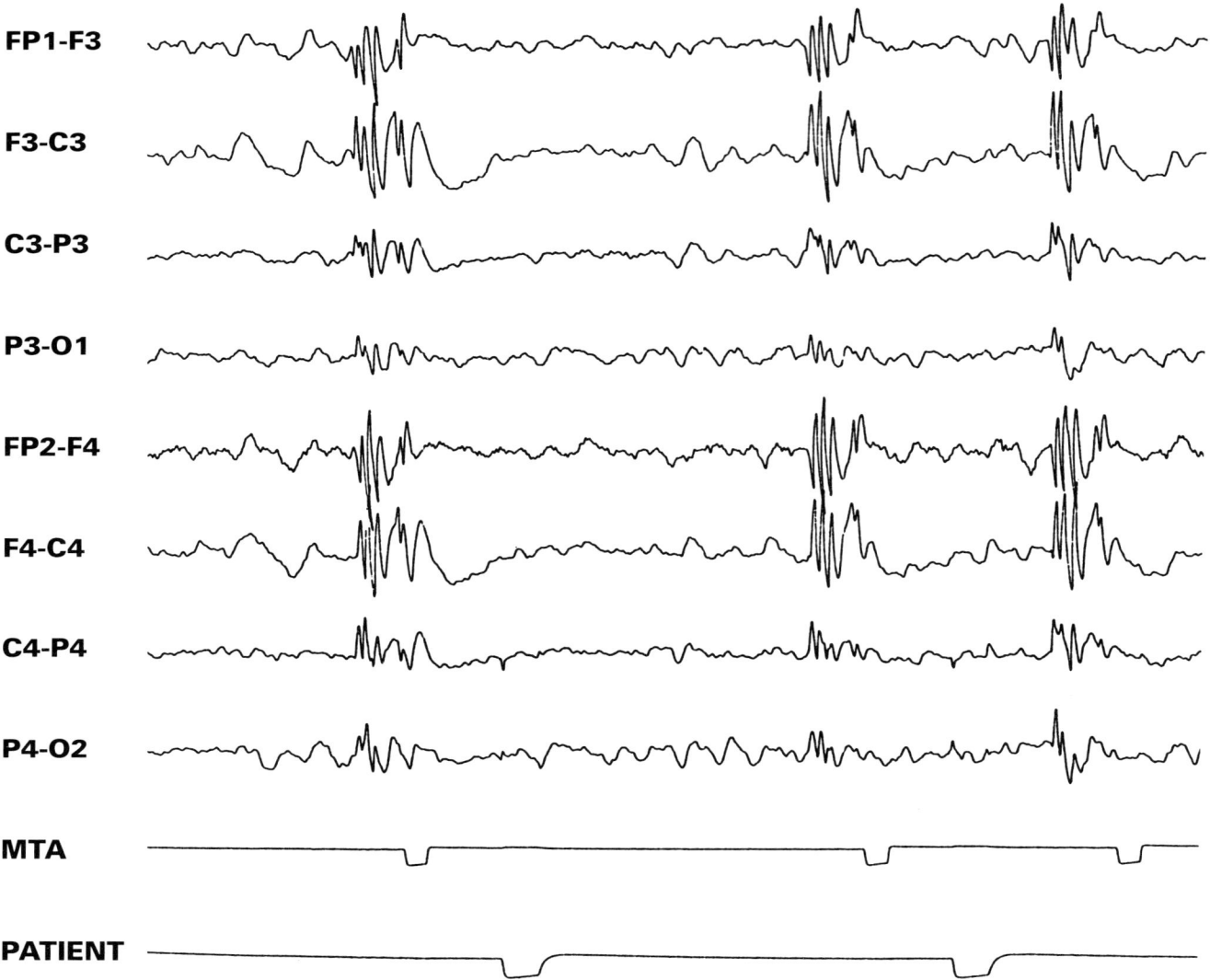

16-jähriger Patient mit Lennox-Gastaut-Syndrom seit dem 4. Lebensjahr.

Während der Polyspike-Entladungen war der Patient klinisch unauffällig, insbesondere traten weder eine Bewußtseinsstörung noch myokloni- sche Zuckungen auf. Der EEG-Abschnitt zeigt die Reagibilität des Patienten auf direkt nach den Poly- spikes dargebotenen »Klicker«-Reiz. Der posteriore Grundrhythmus ist auf Thetafrequenzen verlangsamt.

EEG-KLASSIFIKATION: Pathologisches EEG III (Wach)

1. Polyspikes, generalisiert
2. Grundrhythmusverlangsamung

EEG-BEURTEILUNG: Das EEG zeigt generalisierte epilepsietypische Potentiale und Hinweise für eine mittelgradige Hirnfunktionsstörung, die im Zusam- menhang mit der Klinik die Diagnose eines Lennox- Gastaut-Syndroms stützen.

100 µV

1 s

Abb. 40:   **Polyspikes, generalisiert**

FP1-F3

FP2-F4

F3-C3

F4-C4

C3-P3

C4-P4

P3-O1

P4-O2

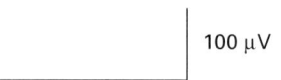

100 µV

1 s

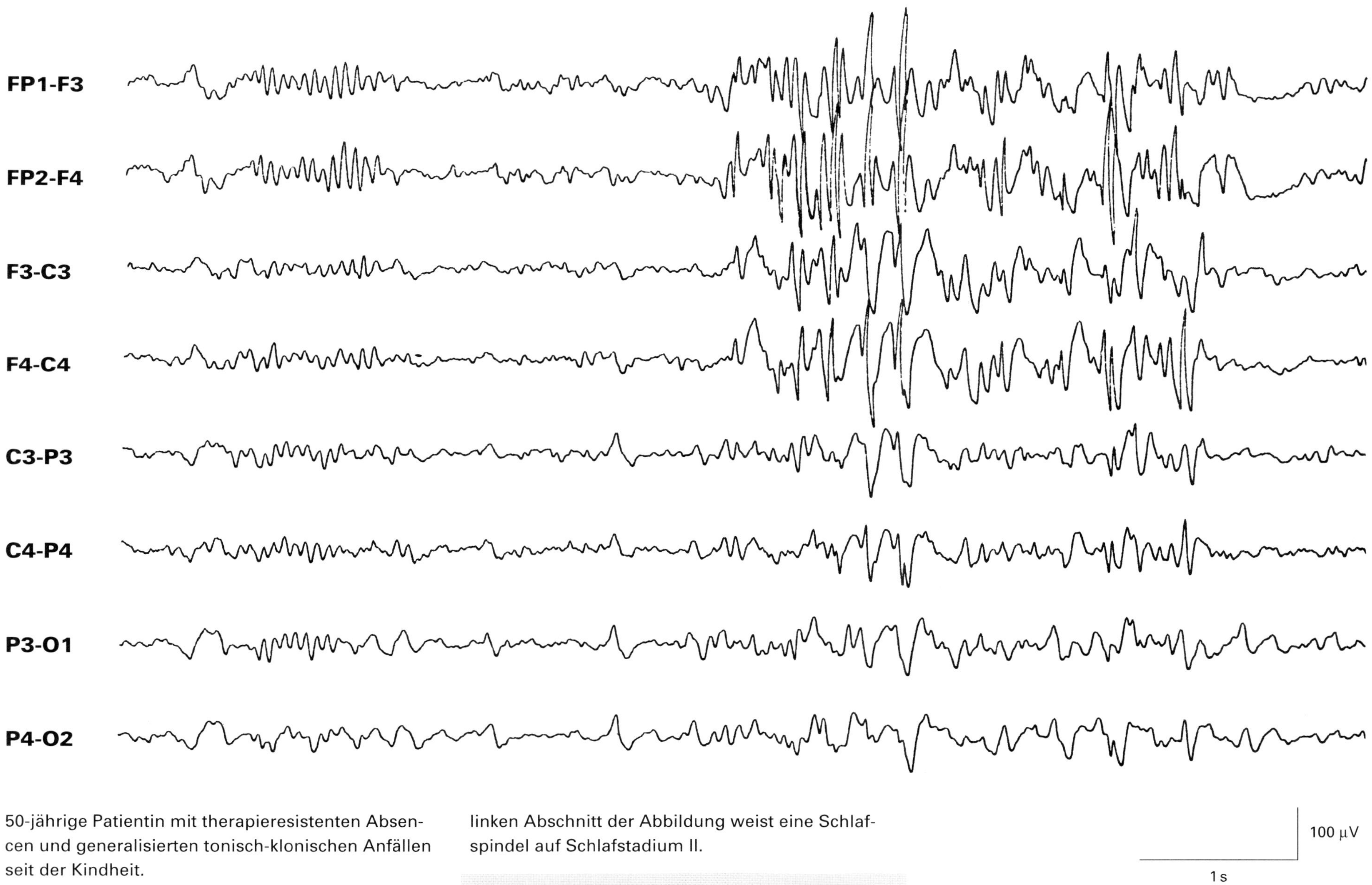

50-jährige Patientin mit therapieresistenten Absencen und generalisierten tonisch-klonischen Anfällen seit der Kindheit.

Polyspikes traten ausschließlich im Schlaf auf und zeigten ein relativ begrenztes fronto-zentrales Potentialfeld (in den Kanälen C3-P3, C4-P4, P3-O1 und P4-O2 nicht mehr dargestellt). Solch eine Potentialfeldverteilung gilt dennoch üblicherweise als generalisiert. Im Wachen hatte dieser Patient generalisierte 3 Hz Spike-Wave-Komplexe. Im linken Abschnitt der Abbildung weist eine Schlafspindel auf Schlafstadium II.

EEG-KLASSIFIKATION: Pathologisches EEG III (Schlaf)

1. Polyspikes, generalisiert

EEG-BEURTEILUNG: Dieses EEG zeigt generalisierte epilepsietypische Potentiale und stützt die Diagnose einer generalisierten Epilepsie.

Polyspikes, rechts temporal
Kontinuierliche Verlangsamung, rechte Hemisphäre

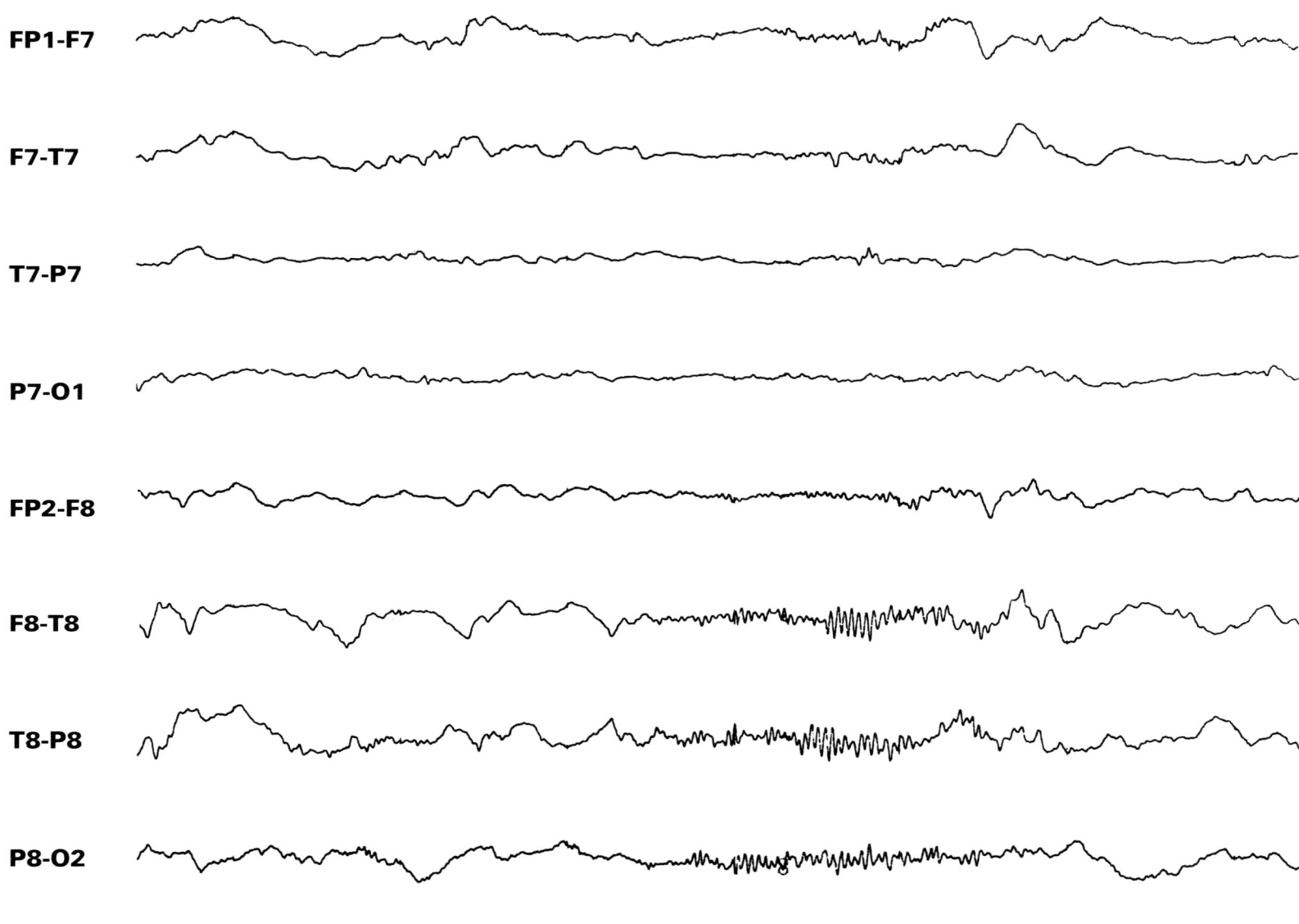

FP1-F7

F7-T7

T7-P7

P7-O1

FP2-F8

F8-T8

T8-P8

P8-O2

13 Monate altes Kind mit Hemiparese links und therapieresistenten epileptischen Anfällen seit dem 7. Lebensmonat im Anschluß an eine schwere fieberhafte Erkrankung mit Herz-Kreislaufstillstand. Eine Computertomographie des Gehirns zeigte ein Residuum nach Infarkt der rechten A. cerebi media und eine diffuse Atrophie über der rechten Hemisphäre.

Neben niedrigamplitudigen Polyspikes über der rechten Temporalregion zeigt sich eine irreguläre rechtshirnige Verlangsamung, die über die hier dargestellten temporalen Längsreihen hinaus die gesamte Hemisphäre betraf. Solche Polyspikes werden auch »paroxysmale schnelle Aktivität« genannt.

100 µV

1 s

EEG-KLASSIFIKATION: Pathologisches EEG III (Wach)

1. Polyspikes, rechts temporal
2. Kontinuierliche Verlangsamung, rechte Hemisphäre

EEG-BEURTEILUNG: Dieses EEG zeigt epilepsietypische Potentiale rechts temporal und Hinweise für eine Läsion im Bereich der rechten Hemisphäre. Dieser Befund reflektiert den Zustand nach Infarkt der A. cerebri media rechts mit Hemiparese links und einer fokalen Epilepsie mit rechts hemisphärisch generierten Anfällen.

Abb. 42:   **14 und 6 Hz positive Spikes**

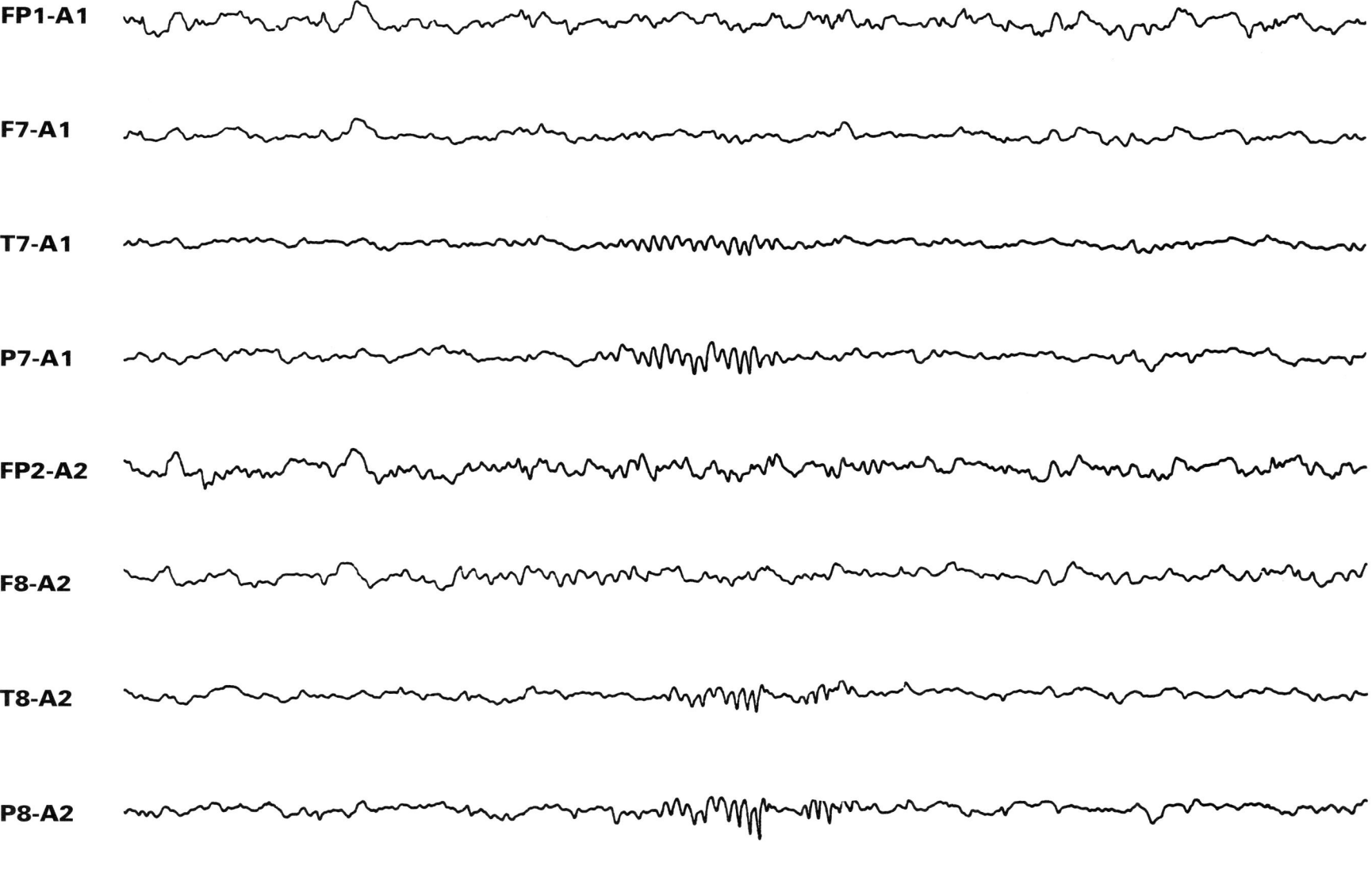

FP1-A1

F7-A1

T7-A1

P7-A1

FP2-A2

F8-A2

T8-A2

P8-A2

11-Jähriger mit spastischer Paraparese und mentaler Retardierung perinataler Genese. Ableitung während Schläfrigkeit.

Die linke Seite der Abbildung zeigt eine schwach ausgeprägte rechts frontal betonte 12 Hz Schlafspindel. Danach sieht man 14 und 6 Hz positive Spikes mit einem typischen rechts posterior temporalem Maximum (P8). Typischerweise liegen bei diesem Muster die Ohrelektroden im Potentialfeld, was sich in diesem Beispiel darin äußert, daß die A2 Elektrode positiver ist als FP2 und dadurch im

Kanal 5 ein Ausschlag nach oben erfolgt. Die positiven Spikes sind auch über links posterior temporal noch reflektiert.

EEG-KLASSIFIKATION: Normales EEG (Schläfrigkeit)

EEG-BEURTEILUNG: Normales EEG.

100 µV

1 s

Abb. 43:   **»Telefon«-Artefakt**

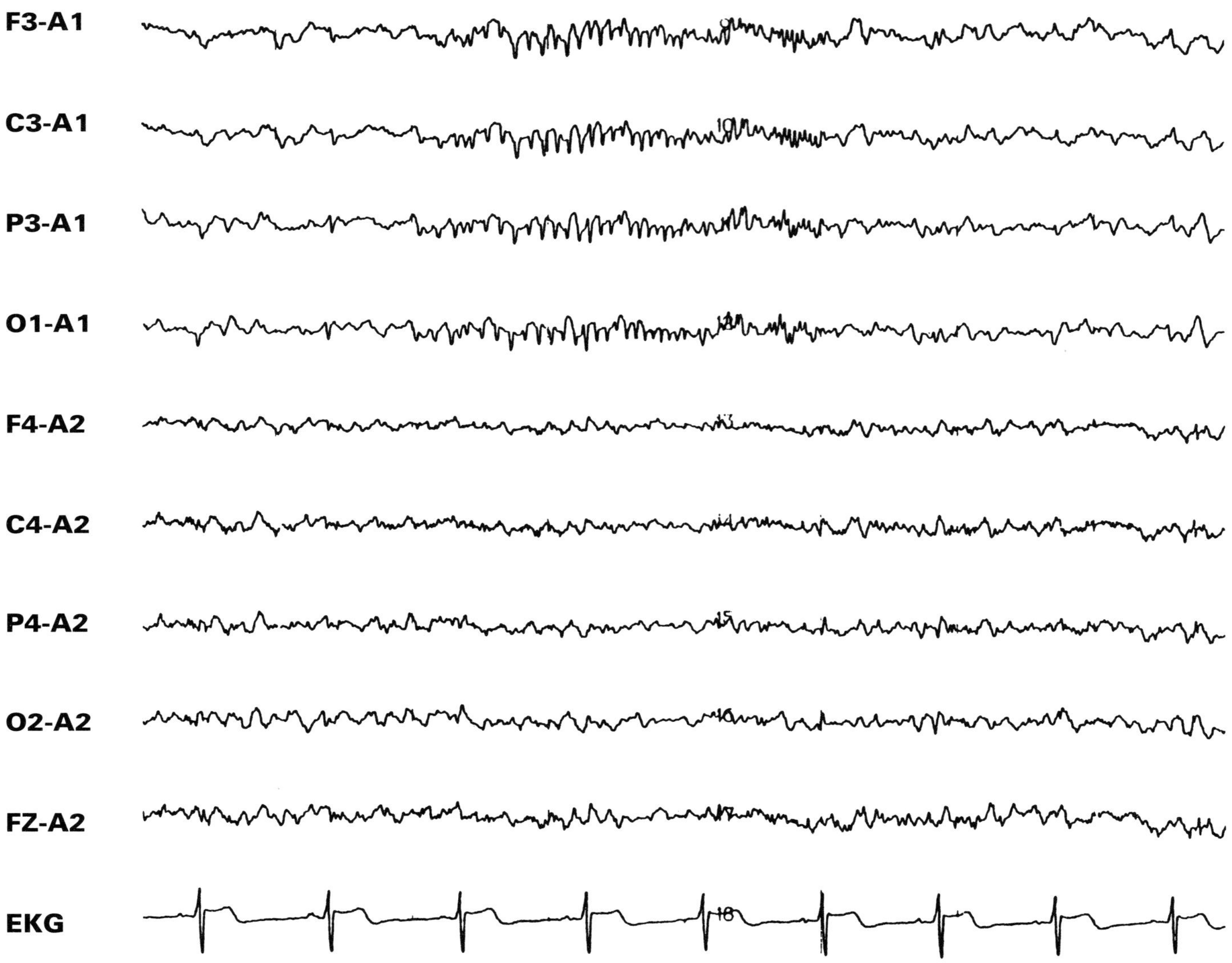

F3-A1

C3-A1

P3-A1

O1-A1

F4-A2

C4-A2

P4-A2

O2-A2

FZ-A2

EKG

23-jähriger Patient mit psychomotorischen und
sekundär generalisierten tonisch-klonischen Anfällen.

    Die linke Ohrelektrode (A1) zeigt EKG-Artefakte.
Die schnelleren, sich beschleunigenden Frequenzen
traten jeweils auf, wenn das Telefon in der Nähe
des EEG-Gerätes klingelte und wurden durch die
Ohrelektrode, die einen hohen Widerstand hatte, in
das EEG eingestreut.

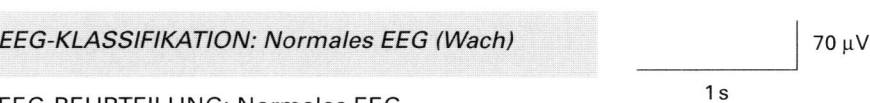

EEG-KLASSIFIKATION: Normales EEG (Wach)

EEG-BEURTEILUNG: Normales EEG.

70 µV

1 s

Abb. 44a: **Hypsarrhythmie, generalisiert**

FP1-F3

F3-C3

C3-P3

C3-O1

FP2-F4

F4-C4

C4-P4

P4-O2

FZ-CZ

CZ-PZ

ECG

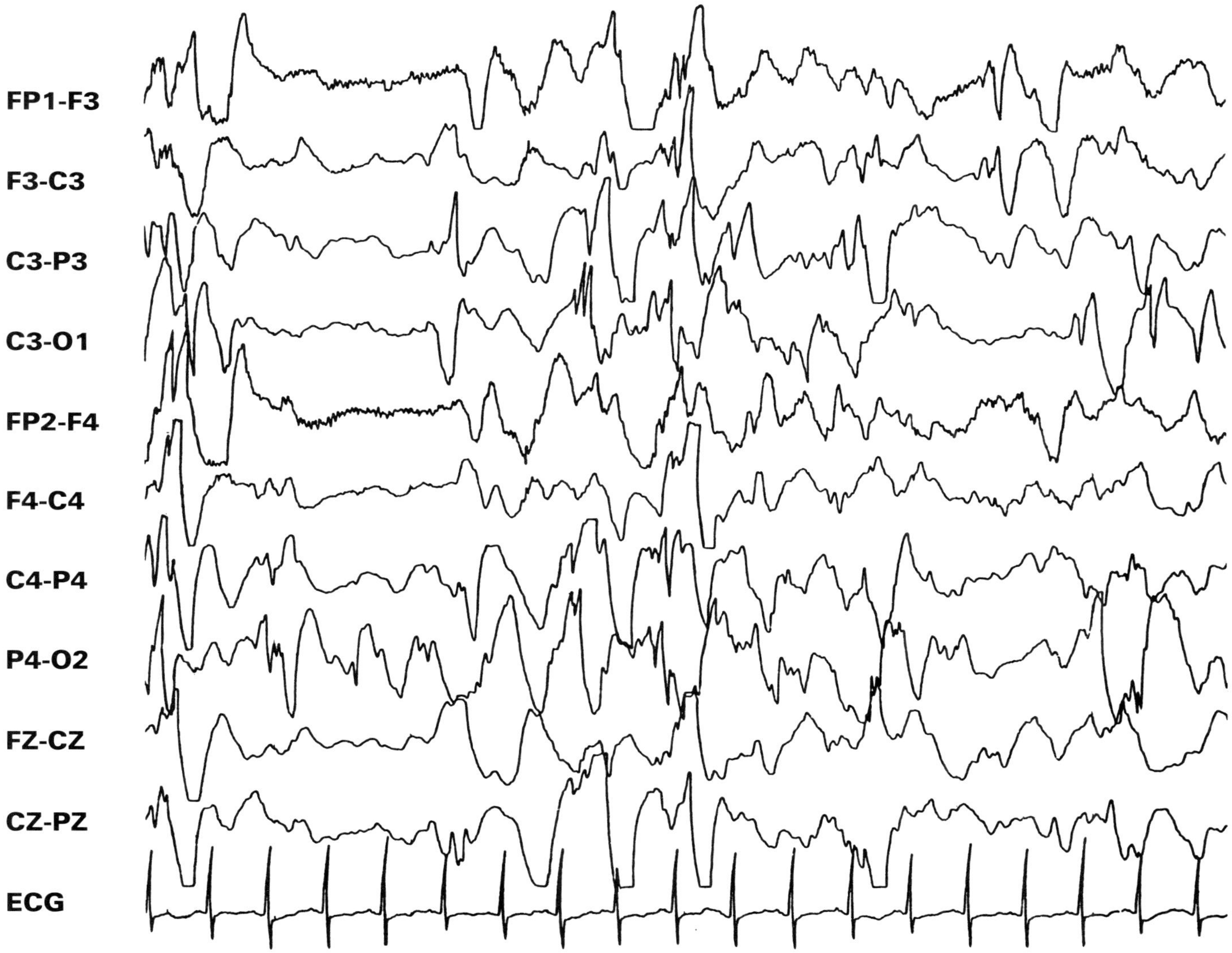

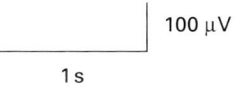

8-Monate altes Kind mit BNS-Anfällen ungeklärter Ursache.

Zu diesem EEG-Muster gehören, wie hier abgebildet, hochgespannte irreguläre Verlangsamung über beiden Hemisphären und multiregionale epilepsietypische Potentiale.

EEG-KLASSIFIKATION: Pathologisches EEG III (Wach)

1. Hypsarrhythmie, generalisiert

EEG-BEURTEILUNG: Dieses EEG zeigt ein für Kinder mit BNS-Anfällen typisches generalisiertes epilepsietypisches Muster.

100 µV

1 s

Abb. 44b: Hypsarrhythmie, generalisiert; Anfallsmuster, generalisiert Generalisierter tonischer Anfall

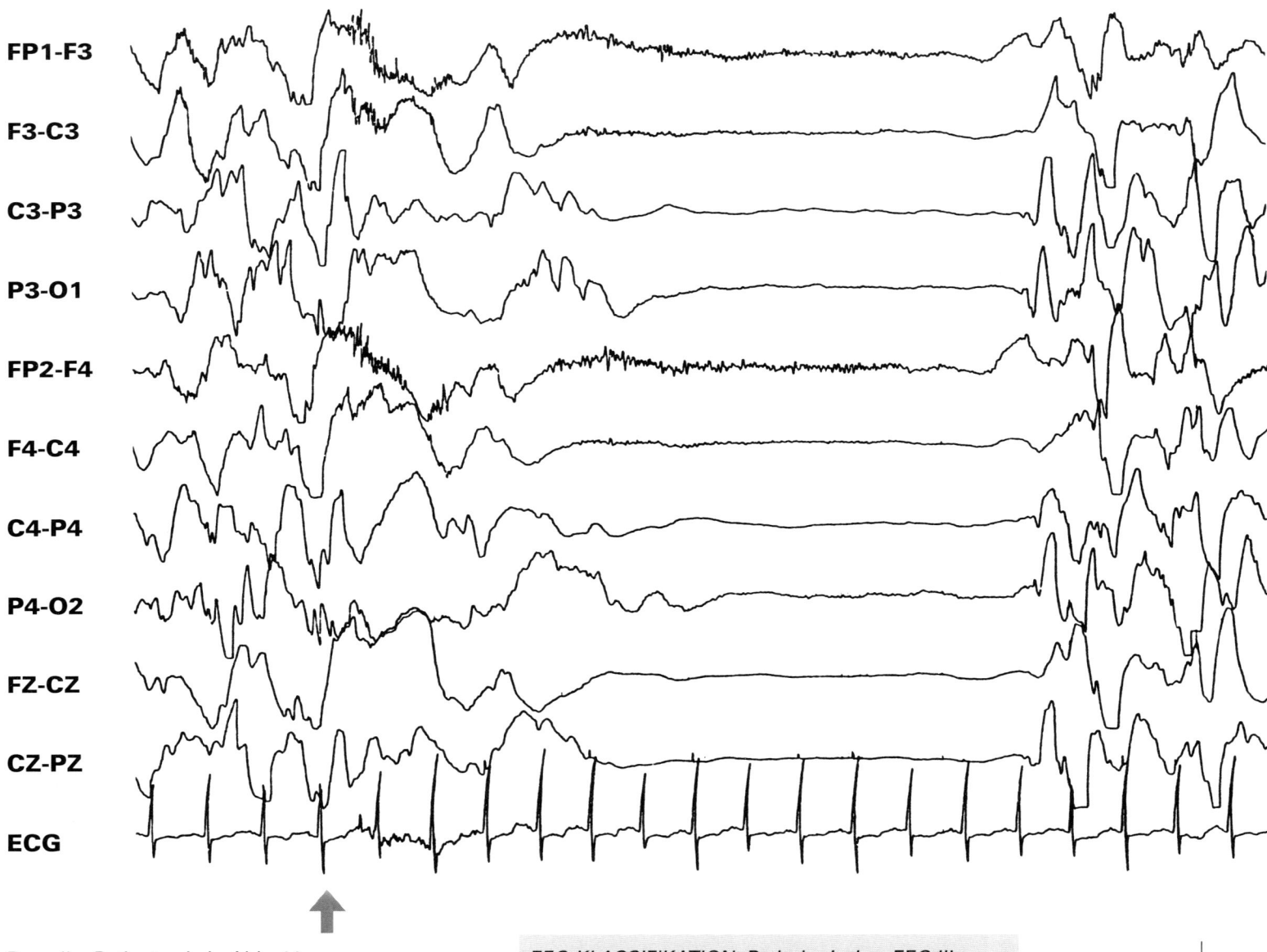

Derselbe Patient, wie in Abb. 44a.

Aus einem desorganisierten hochgespannten EEG heraus kommt es zu einer generalisierten Abflachung. Klinisch trat hierbei ein BNS-Anfall auf. Beachte die Muskelartefakte in den fronto-polaren Ableitungen, die zu Beginn des BNS-Anfalls auftreten (Pfeil). Die Anfälle gingen regelhaft mit der hier dargestellten Abflachung einher.

EEG-KLASSIFIKATION: Pathologisches EEG III (Wach)

1. Hypsarrhythmie
2a. Anfallsmuster, generalisiert
   b. Generalisierter tonischer Anfall

100 μV

1 s

EEG-Beurteilung: Dieses EEG zeigt während eines BNS-Anfalles ein hierfür typisches generalisiertes Anfallsmuster, das aus einem generalisierten, für diese Anfallsart charakteristischen epilepsietypischen interiktalem EEG heraus auftritt.

Abb. 45: **Hypsarrhythmie, generalisiert**

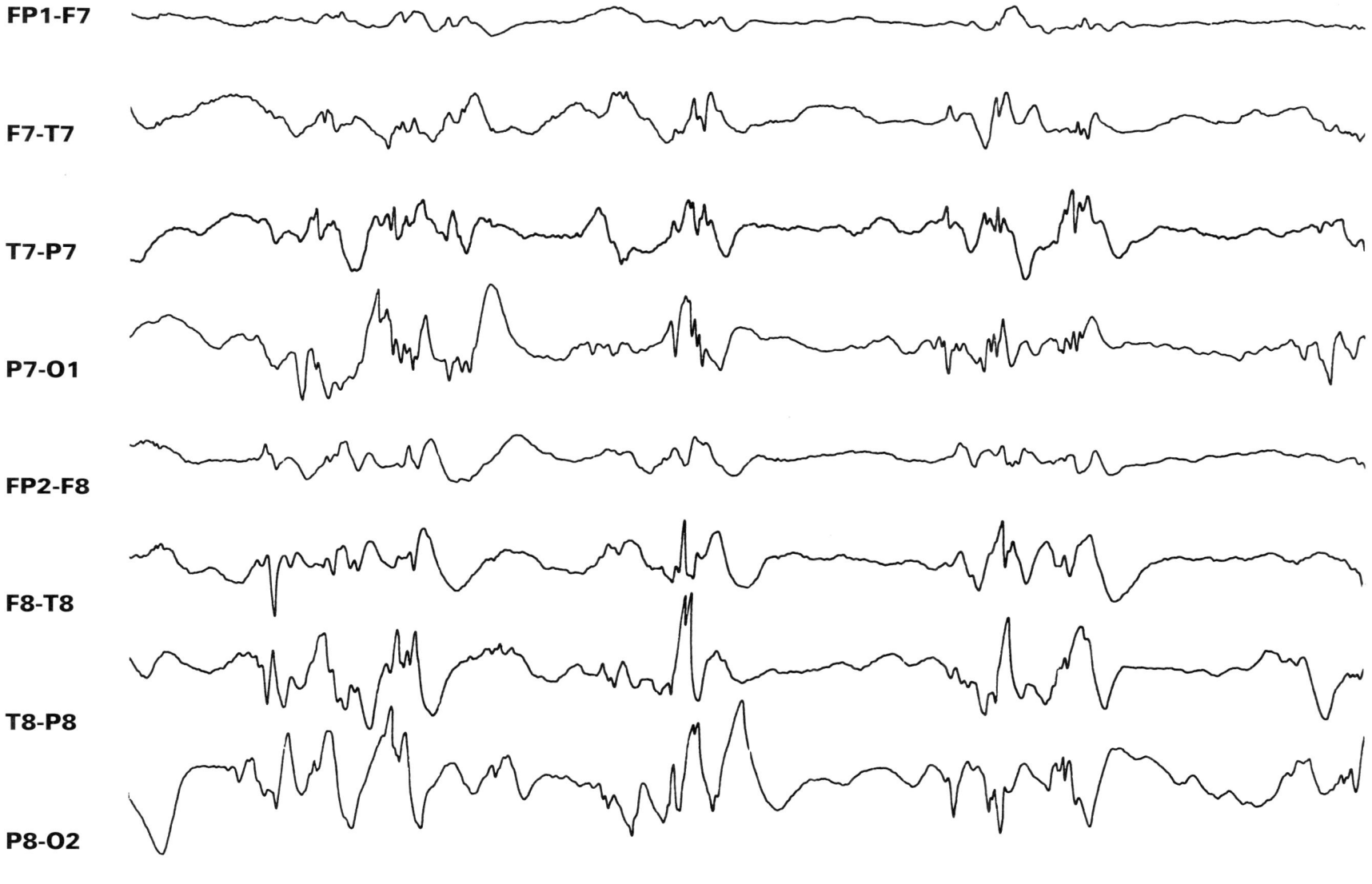

5 Monate altes Kind mit BNS-Anfällen bei supra-
sellären hypothalamischen Hamartom. Im Alter von
2 Jahren traten gelastische Anfälle auf. Post-
operativ war das Kind anfallsfrei. Die interiktalen
Veränderungen nahmen deutlich ab, verschwanden
jedoch nicht vollständig.

Dieses EEG zeigt die Tendenz des Hypsarrhyth-
miemusters sich während des Schlafes teilweise zu
organisieren und in synchronisierten Bursts darzustellen.

EEG-KLASSIFIKATION: Pathologisches EEG III
(Schlaf)

1. Hypsarrhythmie, generalisiert

EEG-BEURTEILUNG: Dieses EEG zeigt ein für Säuglinge mit BNS-Anfällen typisches generalisiertes
EEG-Muster.

200 µV

1 s

Abb. 46: Photoparoxysmale Reaktion, generalisiert

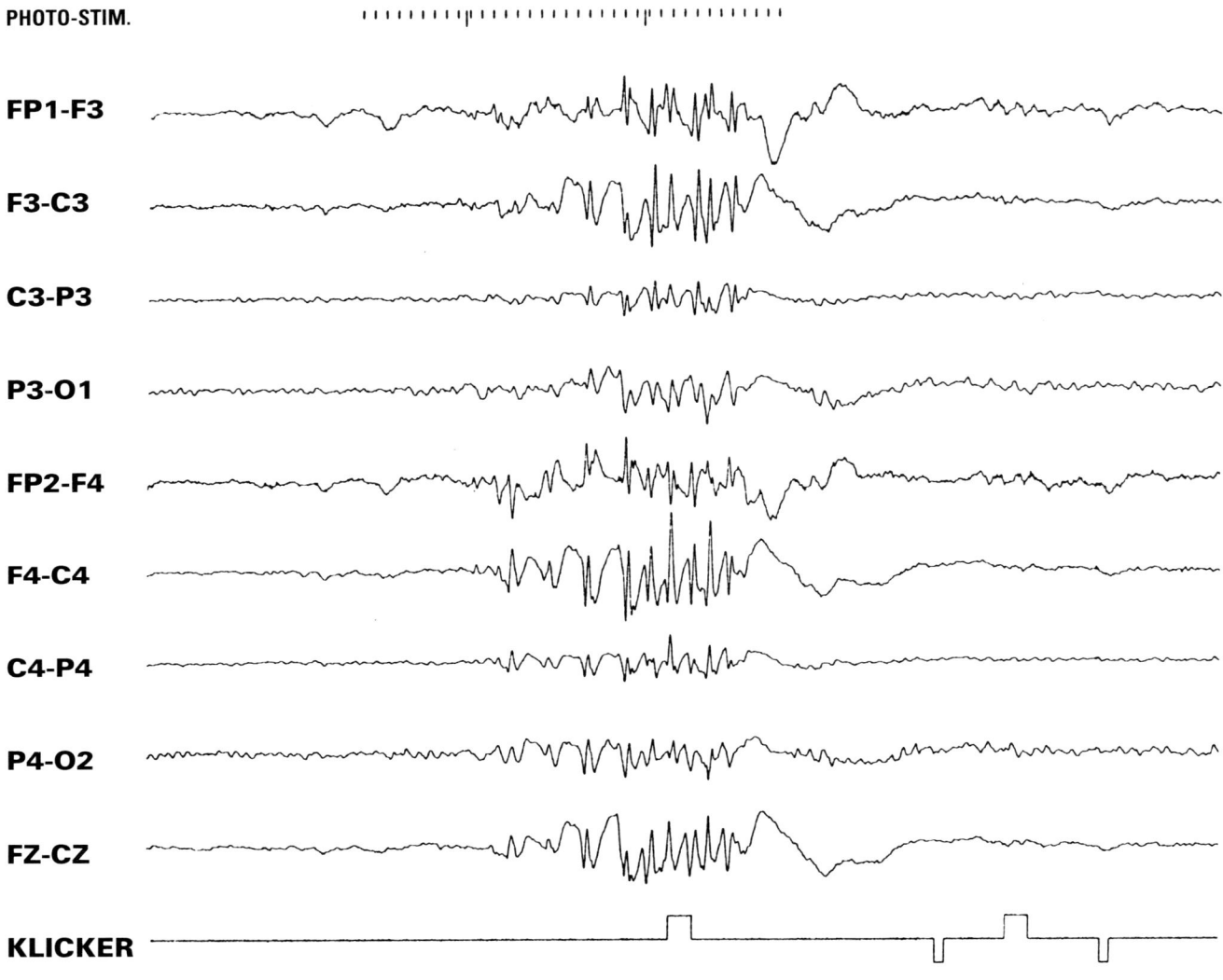

Gleicher Patient, wie in Abb. 33b. Photostimulation mit 15 Hz löste regelhaft generalisierte repetitive Spikes aus. Der Patient reagierte während dieser 3 Hz Spike-Wave-Entladungen nicht auf den Klicker-Stimulus (Ausschlag nach oben), zeigte aber zeitgerechte Reaktionen jeweils vor und nach den Entladungen (Ausschlag nach unten). Der Klicker-Test deckte somit eine verzögerte Reaktion auf den externen Reiz auf (Noachtar 1993). Der Übergang zu einer Absence ist in solchen Situationen fließend und hängt von der Dauer der Entladung ab.

EEG-KLASSIFIKATION: Pathologisches EEG I (Wach)
1. Photoparoxysmale Reaktion, generalisiert

EEG-BEURTEILUNG: Dieses EEG zeigt durch Photostimulation ausgelöste generalisierte epilepsietypische Potentiale mit verzögerter Reaktion und stützt im Zusammenhang mit der Klinik die Diagnose einer juvenilen myoklonischen Epilepsie (Janz-Syndrom).

Abb. 47a: **Photoparoxysmale Reaktion, generalisiert**

FP1-F3

F3-C3

C3-P3

P3-O1

FP2-F4

F4-C4

C4-P4

P4-O2

PHOTO-STIM.

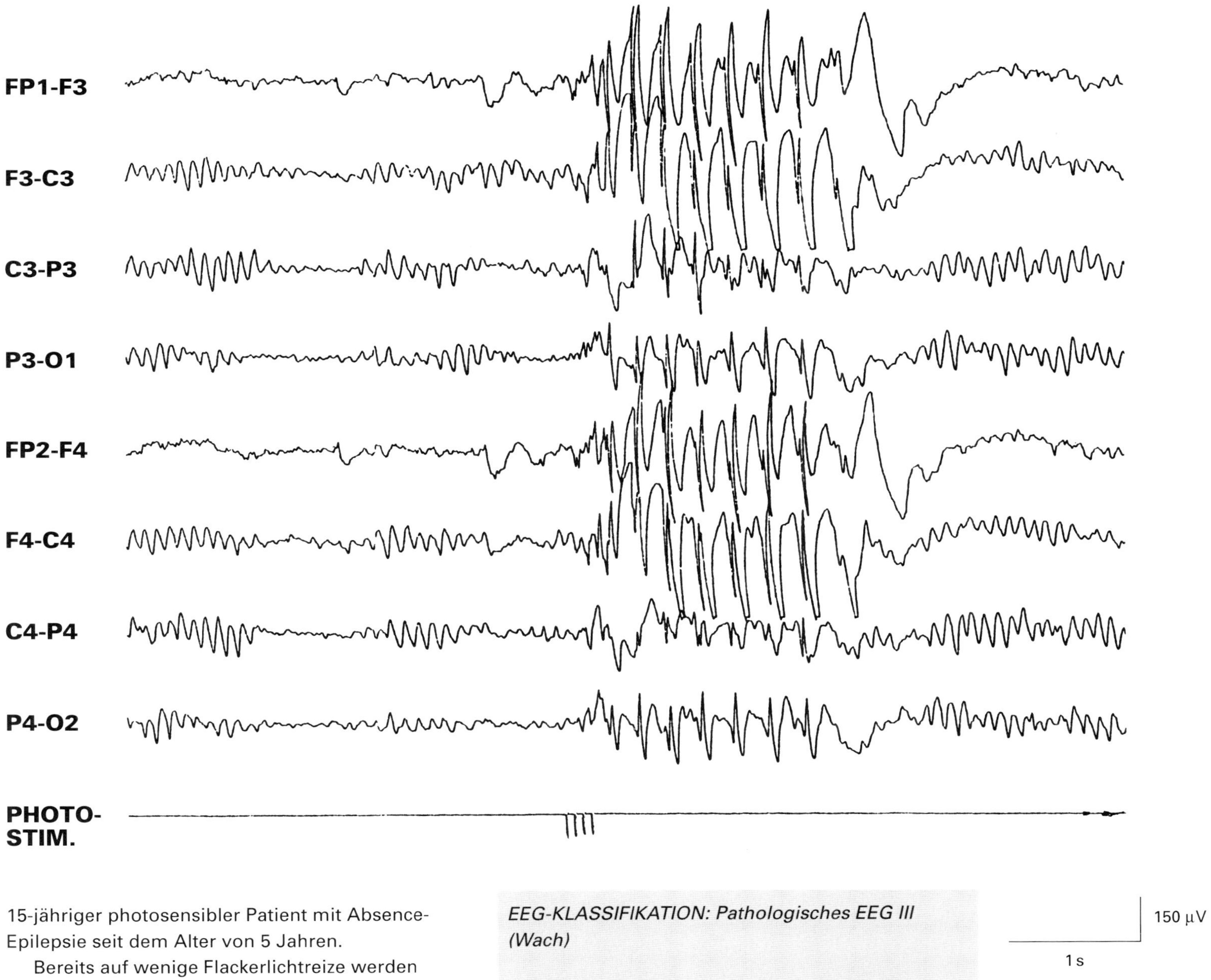

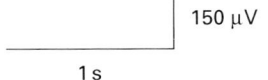

15-jähriger photosensibler Patient mit Absence-Epilepsie seit dem Alter von 5 Jahren.

Bereits auf wenige Flackerlichtreize werden generalisierte Spike-Wave-Komplexe provoziert, die das Ende des Stimulus überdauern. Bei länger dauernden Entladungen kam es klinisch zu Absencen mit Lidflattern. Ohne eine Testung der Reagibilität des Patienten während der Entladungen (»Klicker-Test«) kann keine sichere Aussage über eine mögliche klinische Beeinträchtigung des Patienten getroffen werden (Noachtar 1993) (s. Abb. 33b, 38a–b, 46).

EEG-KLASSIFIKATION: Pathologisches EEG III (Wach)

1. Photoparoxysmale Reaktion, generalisiert.

EEG-BEURTEILUNG: Dieses EEG zeigt durch Photostimulation ausgelöste generalisierte epilepsietypische Potentiale und stützt somit die Diagnose einer photosensiblen generalisierten Epilepsie mit Absencen.

150 µV

1 s

85

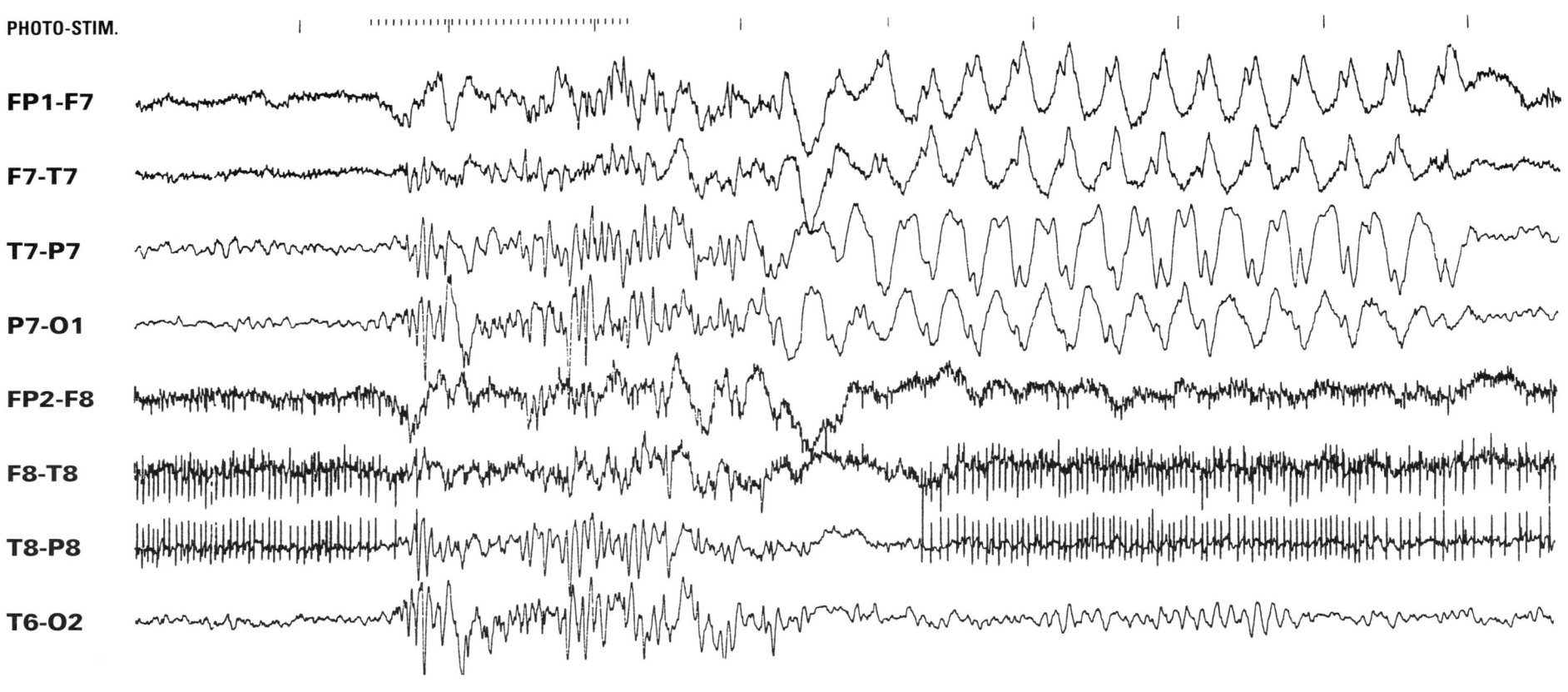

PHOTO-STIM.

FP1-F7

F7-T7

T7-P7

P7-O1

FP2-F8

F8-T8

T8-P8

T6-O2

70 µV

1 s

23-jährige photosensible, anfallsfreie Patientin mit Absence-Epilepsie seit dem Alter von 6 Jahren.

Auf Flackerlichtreize von 15 Hz werden zuerst okzipital betonte, dann generalisierte Spikes hervorgerufen, die nach dem Ende der Stimulation weiterbestehen. Ca. 1 Sekunde nach Stimulationsende entwickeln sich linksseitige 3 Hz Spike-Wave-Komplexe, die nach ca. 5 Sekunden sistieren. Die Patientin erinnerte ein ihr während dieser Phase zugerufenes Testwort. Beachte den gut ausgeprägten Alpha-Grundrhythmus rechts okzipital während der links-seitigen Spike-Wave-Komplexe. Muskelartefakte überlagern die rechte Temporal- und beiden Frontopolar-Regionen.

EEG-KLASSIFIKATION: Pathologisches EEG III (Wach)

1. Photoparoxysmale Reaktion, generalisiert.

EEG-BEURTEILUNG: Dieses EEG zeigt durch Photostimulation ausgelöste generalisierte epilepsietypische Potentiale und stützt somit die Diagnose einer photosensiblen generalisierten Epilepsie mit Absencen. Nach Photostimualtion überdauern linksseitige epilepsietypische Potentiale. Dies ist ein ungewöhnlicher, aber diagnostisch nicht sicher zu wertender Befund.

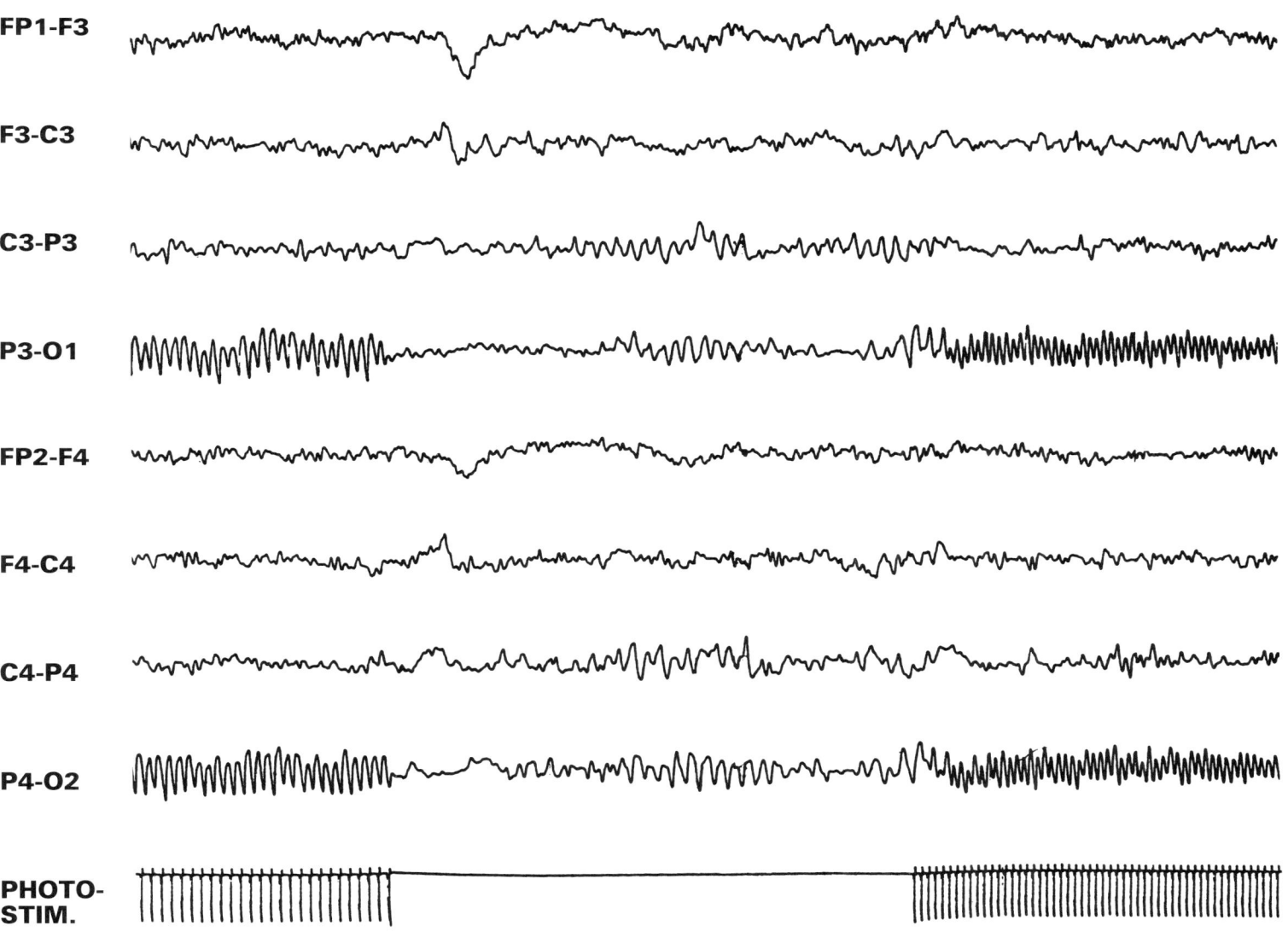

Abb. 48:   **Photic Driving**

FP1-F3

F3-C3

C3-P3

P3-O1

FP2-F4

F4-C4

C4-P4

P4-O2

PHOTO-
STIM.

5-jähriger Patient mit Absence-Epilepsie seit
dem Alter von 4 Jahren. Unter Medikation seit 1¹/₂
Jahren anfallsfrei. Das EEG zeigt Photic Driving:
der okzipitale Grundrhythmus geht in zeitbezogene
Entladungen mit dem Stimulus, in diesem Fall bei
15 und 10 Hz, über, die mit dem Ende der Stimulation sistiert. Dies ist eine normale Reaktion auf
Photostimulation. Zwischen den Photostimula-
tionen über okzipital Darstellung der Alpha-Grund-
frequenz.

EEG-KLASSIFIKATION: Normales EEG (Wach)

EEG-BEURTEILUNG: Normales EEG.

70 µV

1 s

Abb. 49a: **Anfallsmuster, rechts mesio-temporal**
EEG-Beginn
Psychomotorischer Anfall

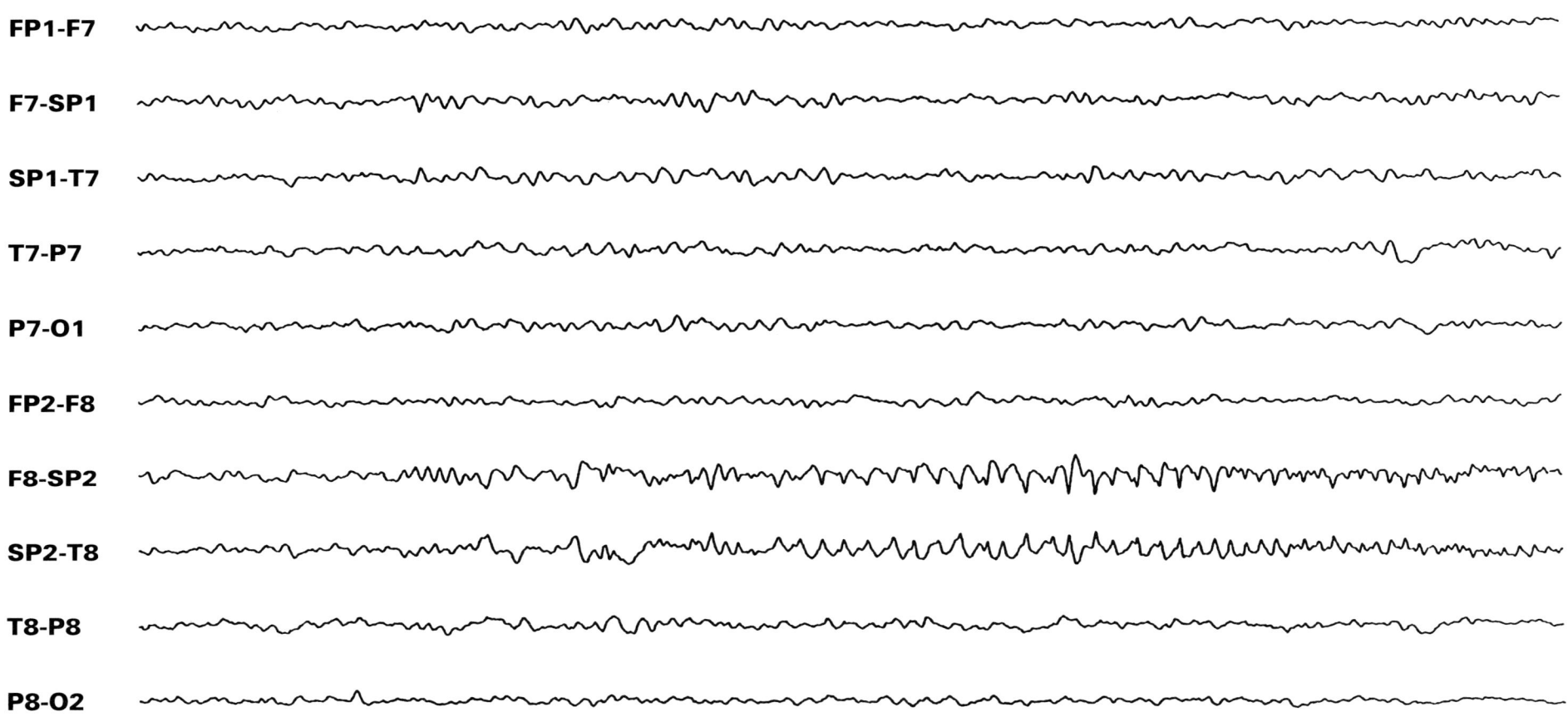

FP1-F7

F7-SP1

SP1-T7

T7-P7

P7-O1

FP2-F8

F8-SP2

SP2-T8

T8-P8

P8-O2

100 µV

1 s

31-jährige Patientin mit psychomotorischen An-fällen seit dem Alter von 6 Jahren.

In dieser bitemporalen Längsreihe mit Einschluß von Sphenoidalelektroden zeigt sich 13 Sekunden vor klinischem Beginn eine rhythmische Aktivität in der rechten Sphenoidalelektrode (SP2). Der kli-nische Beginn ist mittels Video definiert. Das EEG zeigt zum klinischen Beginn Arousal und EMG-Artefakte in den fronto-polaren Ableitungen (Abb. 45b). Beachte die Evolution des EEG-Anfallsmuster in der rechten Sphenoidalelektrode. In Abb. 49c und 49d kommt es zu rhythmischen EMG-Artefakten, die von oralen Automatismen im psychomotori-schen Anfall herrühren. Das Anfallsmuster hatte während des gesamten Anfalls ein Maximum über der rechten Temporalregion und bot nur minimale Ausbreitung zu anderen Hirnregionen.

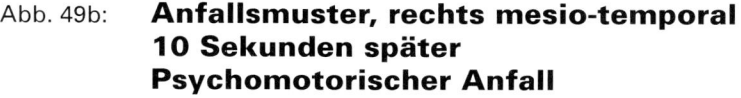

**Anfallsmuster, rechts mesio-temporal
10 Sekunden später
Psychomotorischer Anfall**

FP1-F7

F7-SP1

SP1-T7

T7-P7

P7-O1

FP2-F8

F8-SP2

SP2-T8

T8-P8

P8-O2

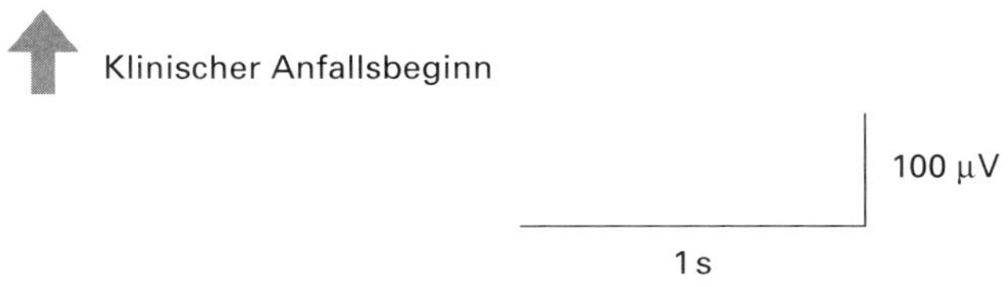

↑ Klinischer Anfallsbeginn

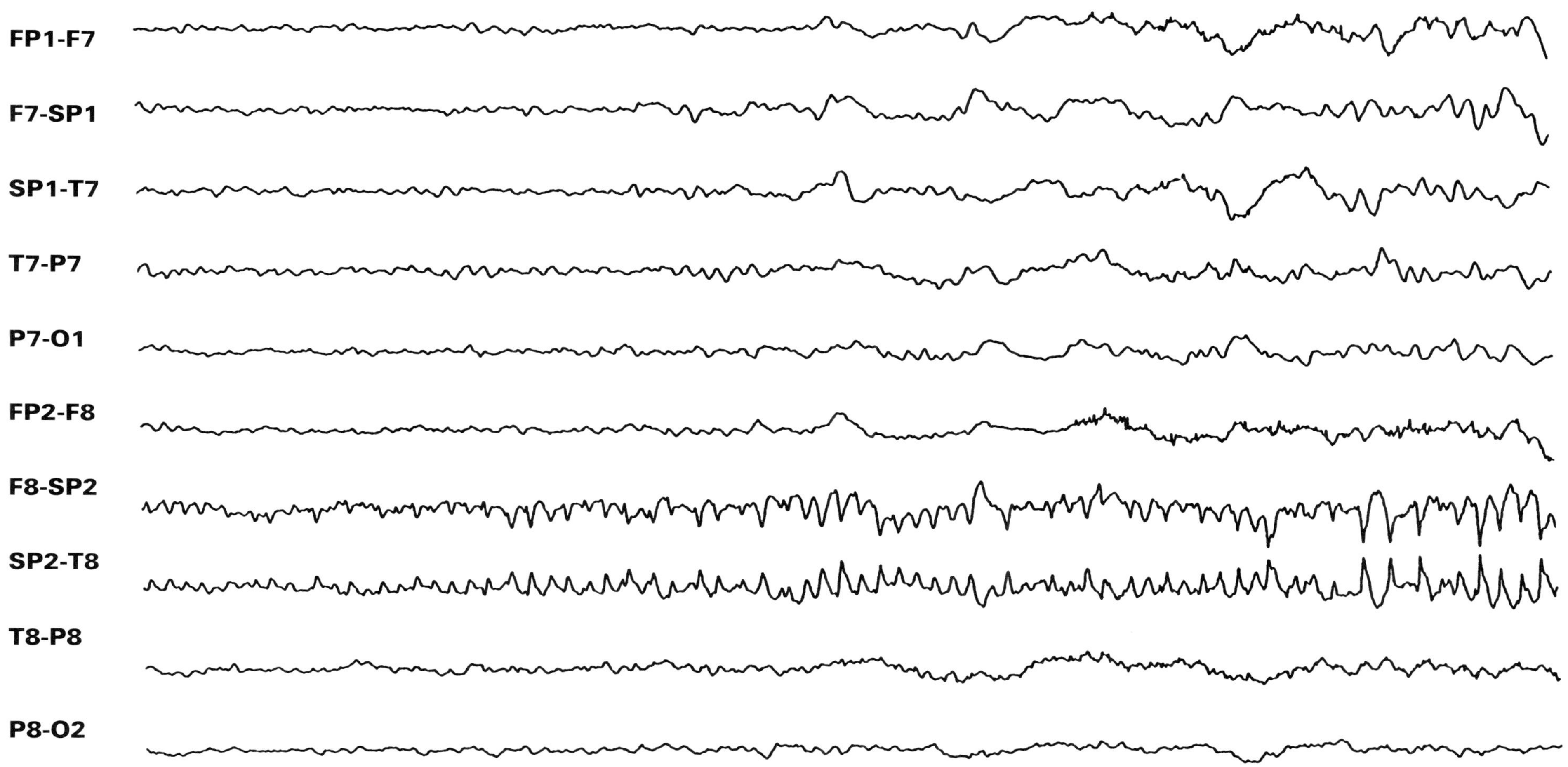

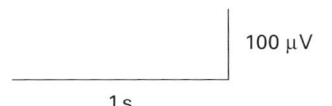

*EEG-KLASSIFIKATION: Pathologisches EEG III
(Schlaf)*

*1a. Anfallsmuster, rechts mesio-temporal
  b. Psychomotorischer Anfall*

EEG-BEURTEILUNG: Dieses EEG zeigt die Aufzeichnung eines psychomotorischen Anfalles, der im
EEG einen rechts mesio-temporalen
Anfallsursprung zeigt und stützt somit die Diagnose
einer rechtsseitigen mesialen Temporallappenepilepsie.

100 μV

1 s

Abb. 49c: **Anfallsmuster, rechts mesio-temporal
20 Sekunden später
Psychomotorischer Anfall**

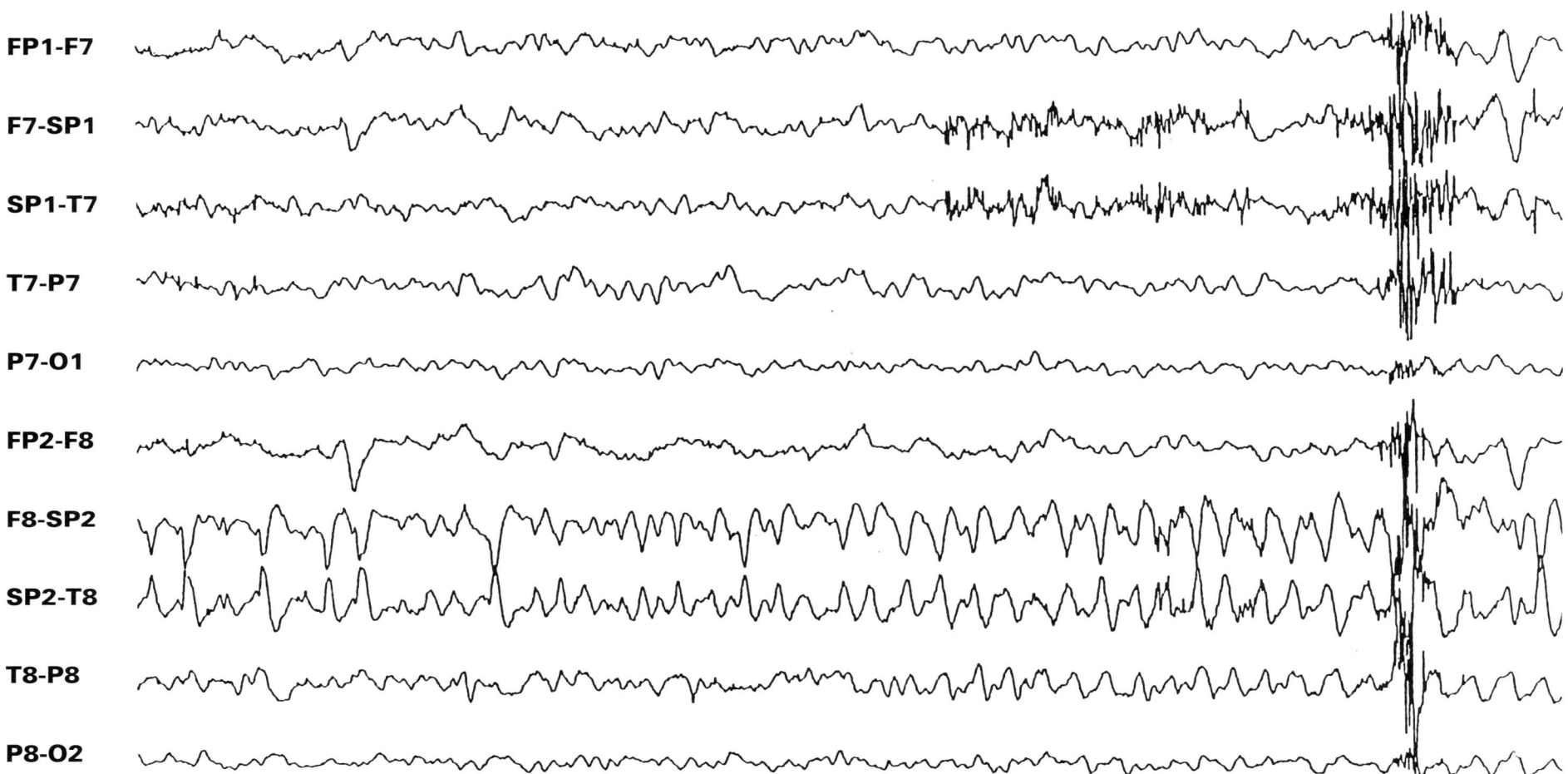

FP1-F7

F7-SP1

SP1-T7

T7-P7

P7-O1

FP2-F8

F8-SP2

SP2-T8

T8-P8

P8-O2

Fortsetzung der Abb. 49b.

100 µV

1 s

Abb. 49d: **Anfallsmuster, rechts mesio-temporal**
49 Sekunden später
Psychomotorischer Anfall

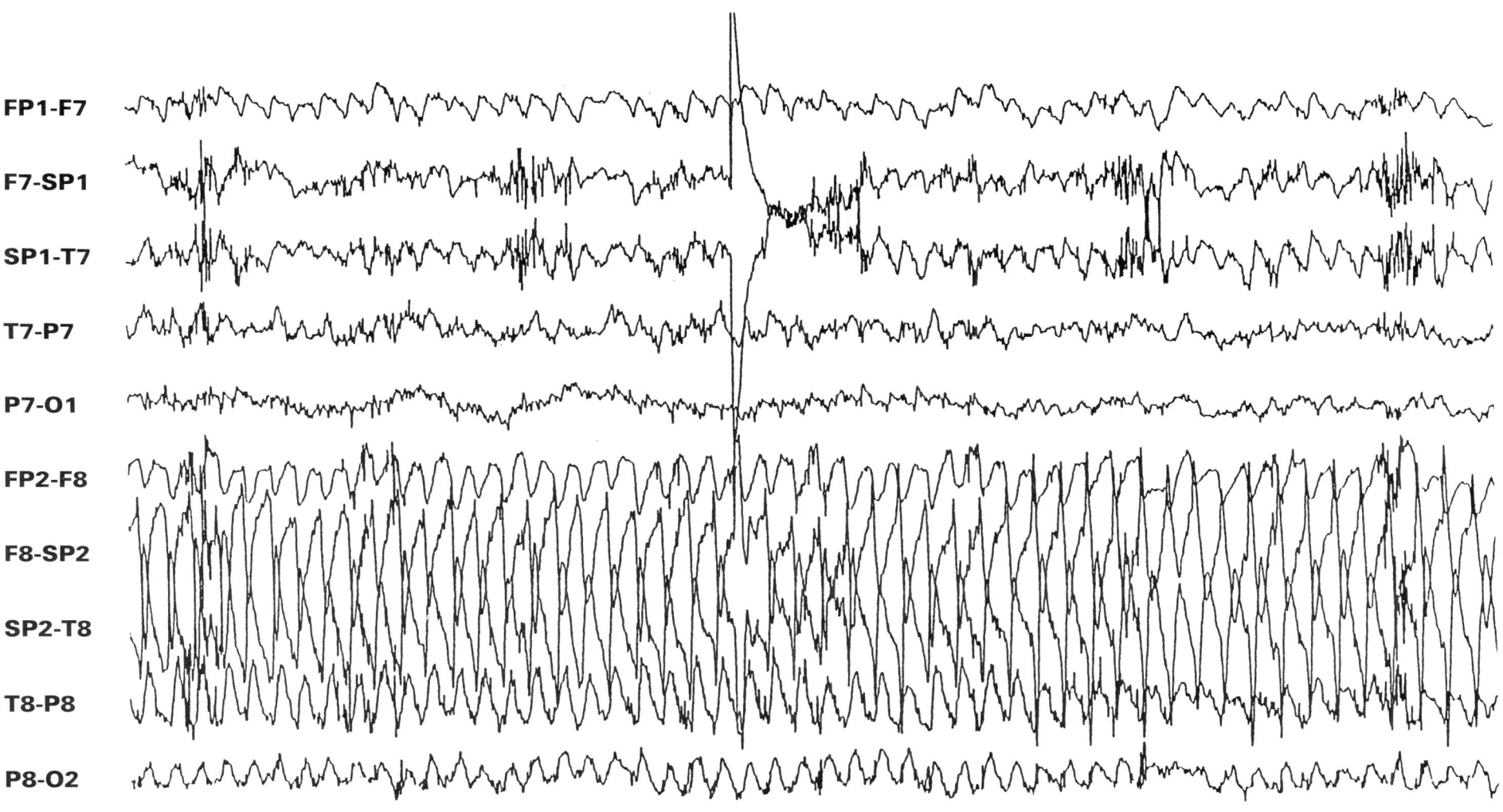

FP1-F7

F7-SP1

SP1-T7

T7-P7

P7-O1

FP2-F8

F8-SP2

SP2-T8

T8-P8

P8-O2

Fortsetzung der Abb. 49c.

100 µV

1 s

Abb. 50: **Anfallsmuster, generalisiert Maximum rechts frontal**
Tonischer Anfall

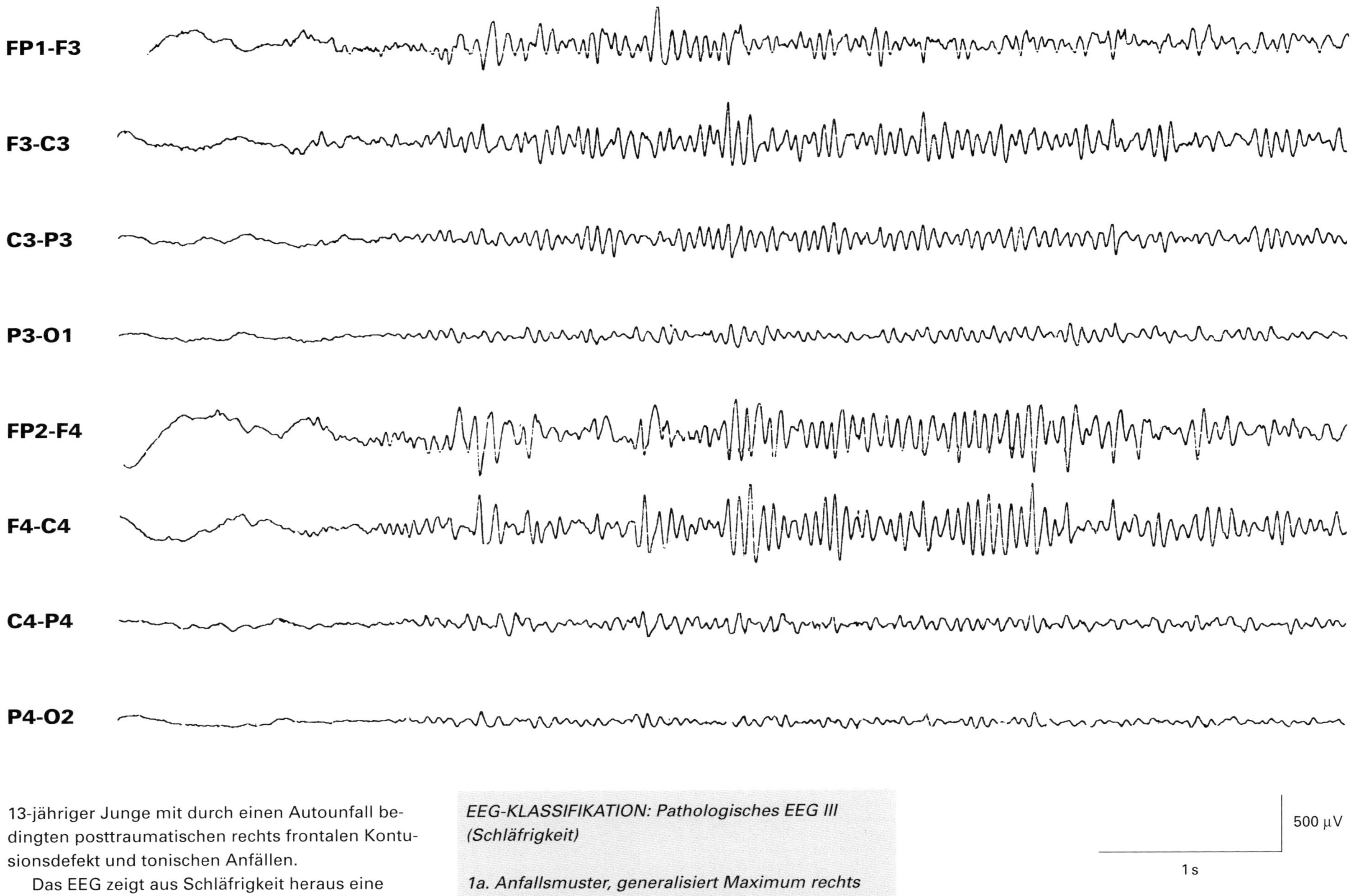

FP1-F3

F3-C3

C3-P3

P3-O1

FP2-F4

F4-C4

C4-P4

P4-O2

13-jähriger Junge mit durch einen Autounfall bedingten posttraumatischen rechts frontalen Kontusionsdefekt und tonischen Anfällen.

Das EEG zeigt aus Schläfrigkeit heraus eine bilaterale, rechts frontal betonte paroxysmale Beta-Aktivität, die klinisch mit einer leichten tonischen Elevation und Abduktion beider Arme einherging. An anderen Stellen dieses EEG wurden rechts frontale Spikes registriert.

EEG-KLASSIFIKATION: Pathologisches EEG III (Schläfrigkeit)

1a. Anfallsmuster, generalisiert Maximum rechts frontal
b. Tonischer Anfall

EEG-BEURTEILUNG: Während dieses EEG wurde ein tonischer Anfall aufgezeichnet, der im EEG ein generalisiertes, rechts betontes Anfallsmuster bot.

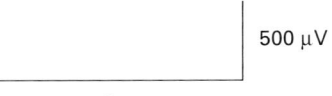

500 µV

1 s

Abb. 51: **Anfallsmuster, generalisiert**
Tonischer Anfall

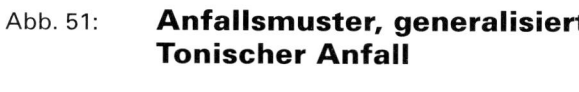

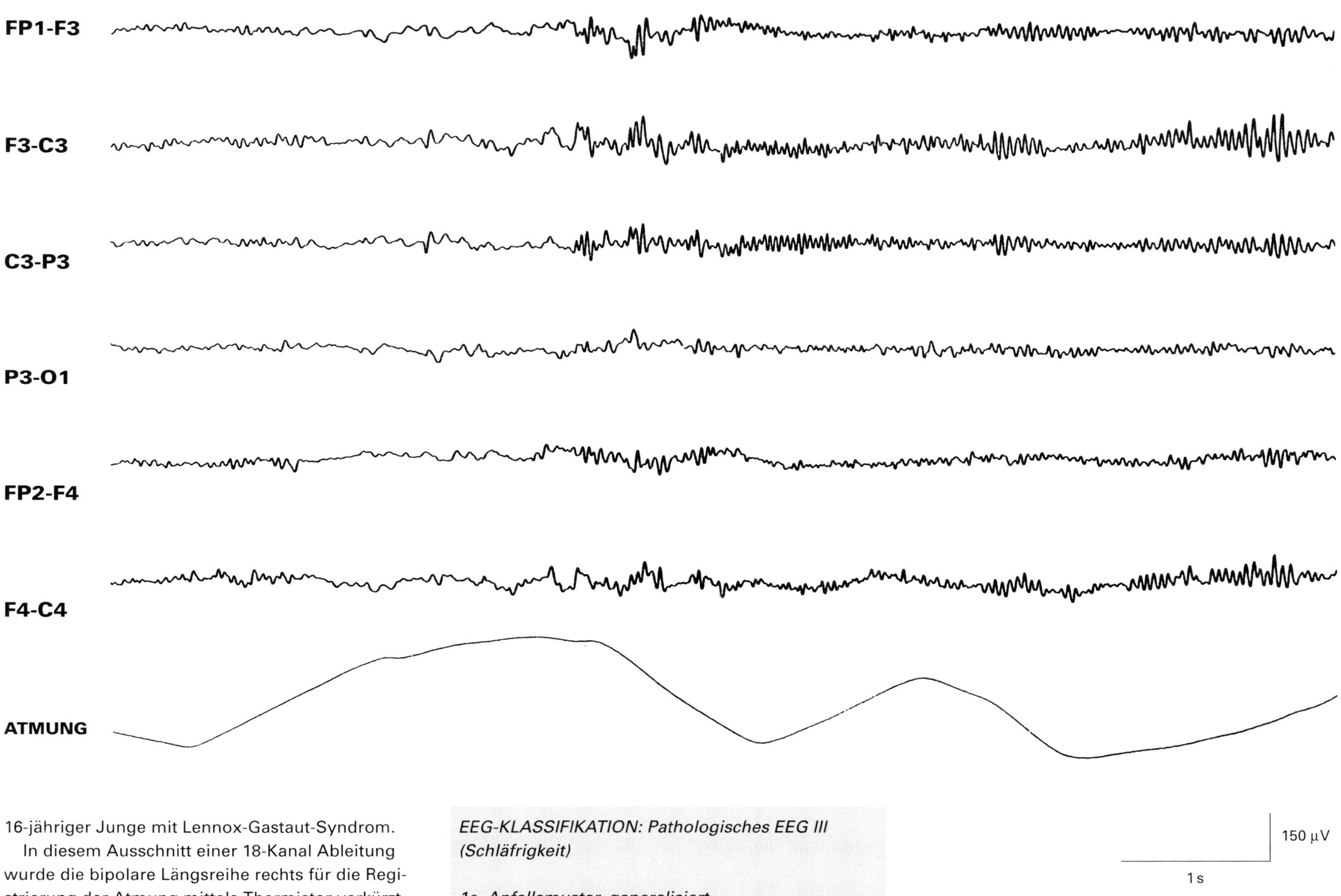

FP1-F3

F3-C3

C3-P3

P3-O1

FP2-F4

F4-C4

ATMUNG

16-jähriger Junge mit Lennox-Gastaut-Syndrom.
In diesem Ausschnitt einer 18-Kanal Ableitung
wurde die bipolare Längsreihe rechts für die Registrierung der Atmung mittels Thermistor verkürzt.
Video-EEG-Ableitung während Schläfrigkeit. Beachte, daß mit dem Auftreten der schnellen Beta-
tätigkeit (generalisiertes Anfallsmuster) als erstem
klinischen Symptom die Atmung unregelmäßiger
wurde. Danach kam es zu einer milden bilatera-
len tonischen Verkrampfung der Arme und des
Rumpfes.

EEG-KLASSIFIKATION: Pathologisches EEG III
(Schläfrigkeit)

1a. Anfallsmuster, generalisiert
b. Tonischer Anfall

EEG-BEURTEILUNG: Dieses EEG zeigt ein generalisiertes Anfallsmuster, das klinisch zu Beginn von
einem Stocken der Atmung begleitet wurde und
danach eine tonische Anfallssymptomatik bot.

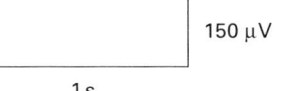

150 µV

1 s

93

Anfallsmuster, nicht lateralisiert
EEG-Beginn
Psychomotorischer Anfall

FP1-F7

F7-SP1

SP1-T7

T7-P7

P7-O1

FP2-F8

F8-SP2

SP2-T8

T8-P8

P8-O2

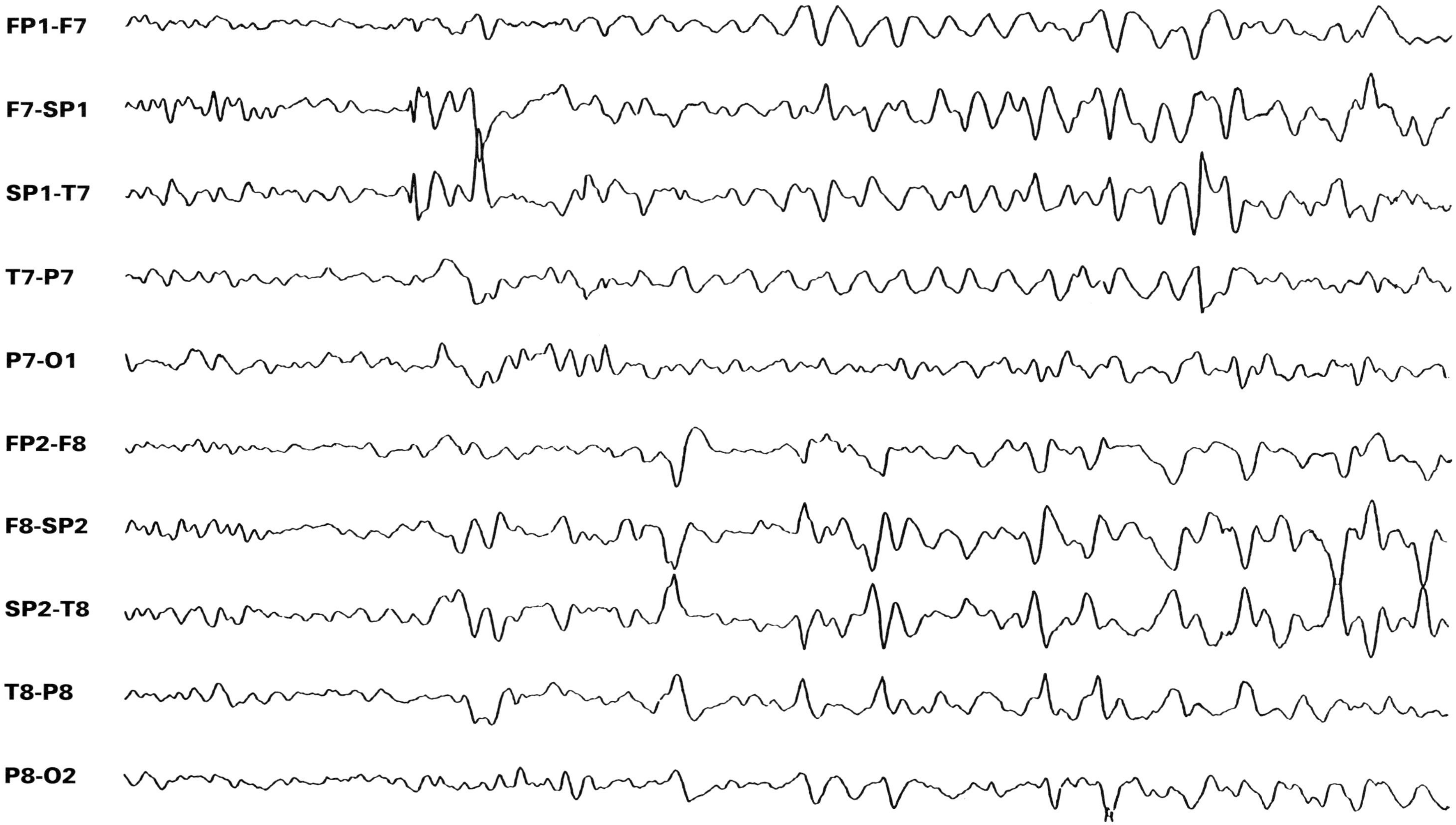

39-jährige Patientin mit psychischen Auren, psychomotorischen und generalisierten tonisch-klonischen
Anfällen seit dem Alter von 15 Jahren. Interiktale
Spikes waren in beiden Temporalregionen etwa
gleich häufig.

Dieses iktale EEG eines aus dem Schlaf heraus
aufgetretenen psychomotorischen Anfalls erlaubt
keine Lateralisierung. Beachte die Schlafspindeln zu
Beginn der Abbildung.

EEG-KLASSIFIKATION: Pathologisches EEG III
(Schlaf/Sphenoidalelektroden)

1a. Anfallsmuster, nicht lateralisiert
* b. Psychomotorischer Anfall*

EEG-BEURTEILUNG: Während eines psychomotorischen Anfalles zeigt dieses EEG ein nicht lateralisiertes Anfallsmuster.

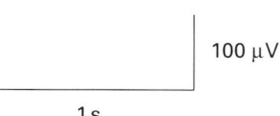

100 µV

1 s

Abb. 52b: **Anfallsmuster, nicht lateralisiert**
10 Sekunden später
Psychomotorischer Anfall

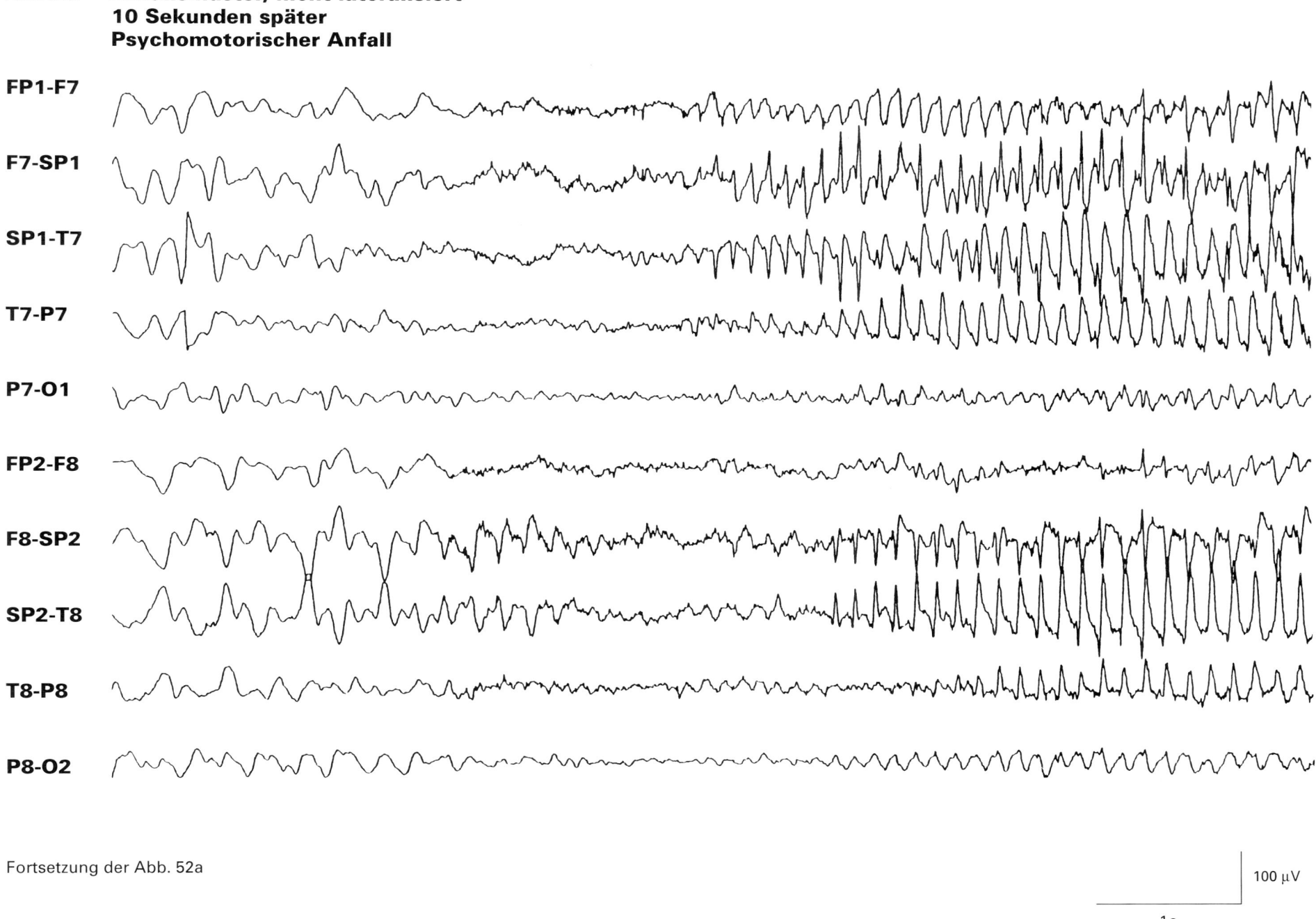

Fortsetzung der Abb. 52a

100 µV

1 s

Artefaktverdecktes EEG

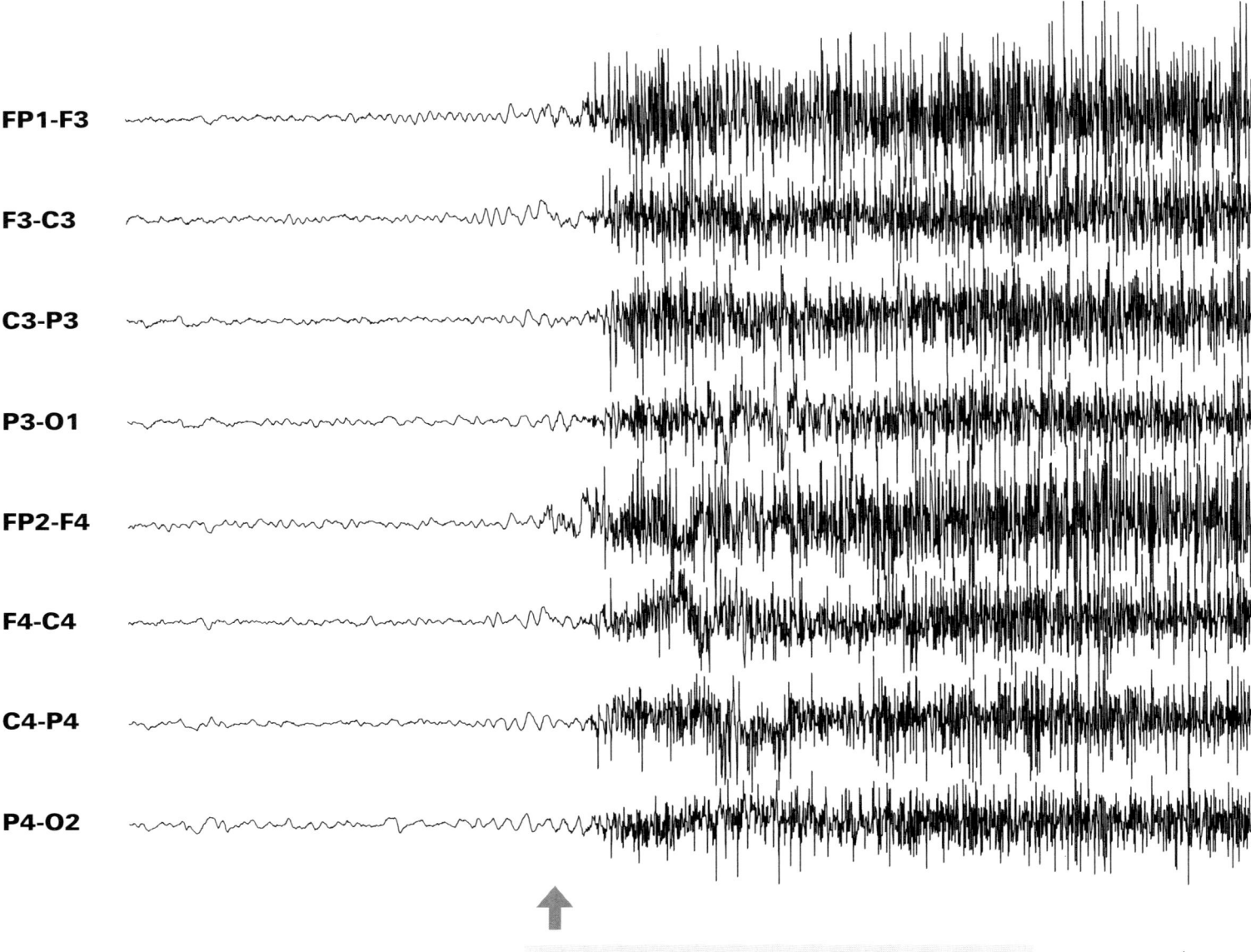

FP1-F3

F3-C3

C3-P3

P3-O1

FP2-F4

F4-C4

C4-P4

P4-O2

Diese 21-jährige, neurologisch unauffällige Patientin leidet seit dem 8. Lebensjahr an zumeist mehrfach nächtlich auftretenden tonischen Anfällen,
denen eine sensible Aura des rechten Arms voraus-
gehen kann. Die Ursache liegt in einer MRT-doku-
mentierten links parietalen kortikalen Dysplasie.

Beachte die links frontal betonte Schlafspindel
kurz vor dem Einsetzen des EMG-Artefaktes (Pfeil =
klinischer Anfallsbeginn). Das EEG ist durch Muskelartefakte völlig überlagert.

EEG-KLASSIFIKATION: normales EEG (Schlaf)

1a. artefaktverdecktes EEG
 b. tonischer Anfall

EEG-BEURTEILUNG: Dieses EEG wurde während
eines tonischen Anfalles abgeleitet. Das iktale EEG
ist durch Muskelartefaktüberlagerung nicht beurteilbar.

100 µV

1 s

Artefaktverdecktes EEG

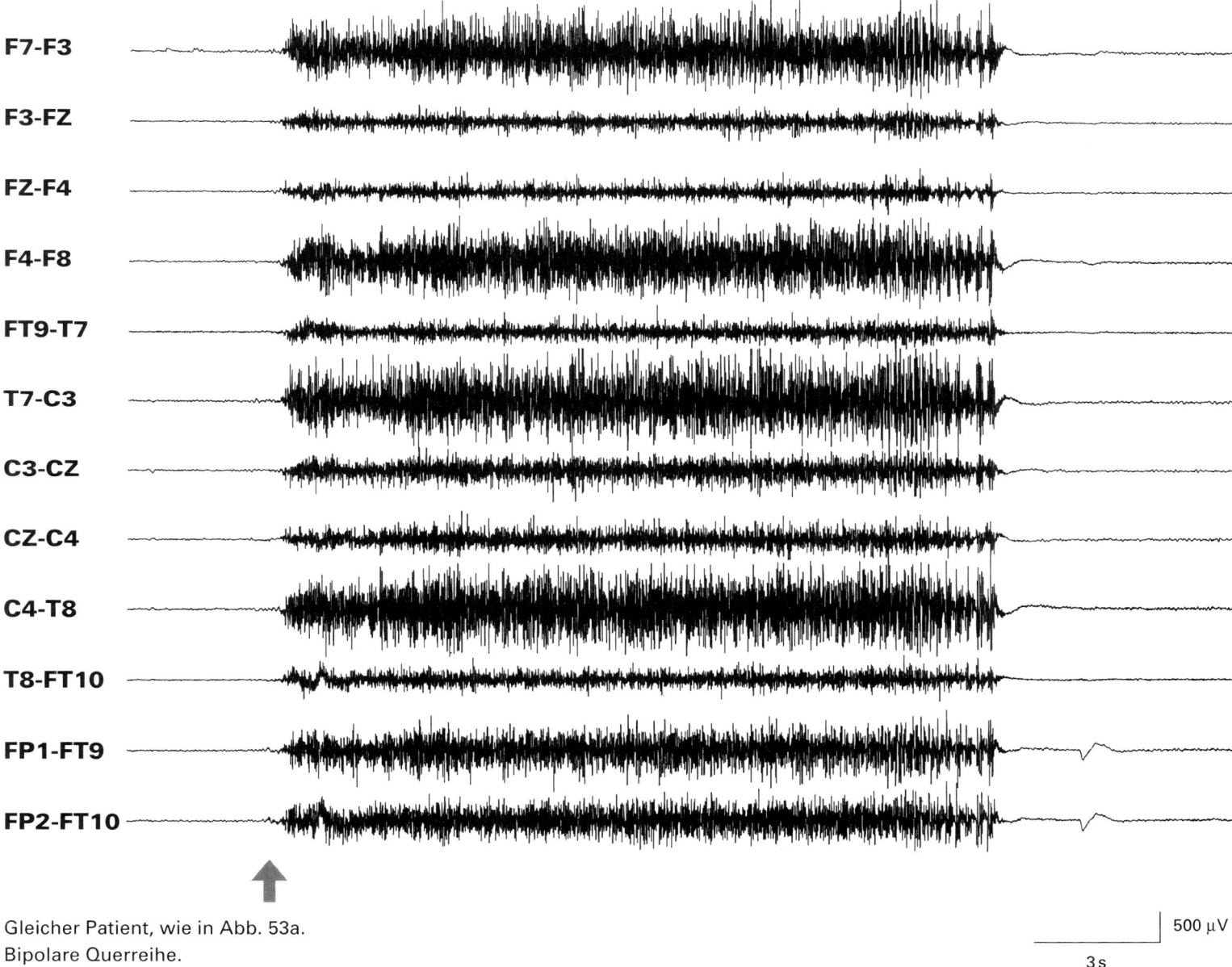

F7-F3

F3-FZ

FZ-F4

F4-F8

FT9-T7

T7-C3

C3-CZ

CZ-C4

C4-T8

T8-FT10

FP1-FT9

FP2-FT10

Gleicher Patient, wie in Abb. 53a.
Bipolare Querreihe.

500 µV

3 s

    Beachte die geraffte Zeitachse, die die Dynamik
des EMG-Artefaktes im tonischen Anfall verdeutlicht. Gegen Ende des EMG-Artfaktes sieht man
rhythmische Kloni, wie sie bei tonischen epileptischen Anfällen auftreten können und bei pseudo-
epileptischen Anfällen ungewöhnlich sind.

Abb. 54:   **Rhythmisches Temporales Theta der Schläfrigkeit**

FP1-F7

FP2-F8

F7-T7

F8-T8

T7-P7

T8-P8

P7-O1

P8-O2

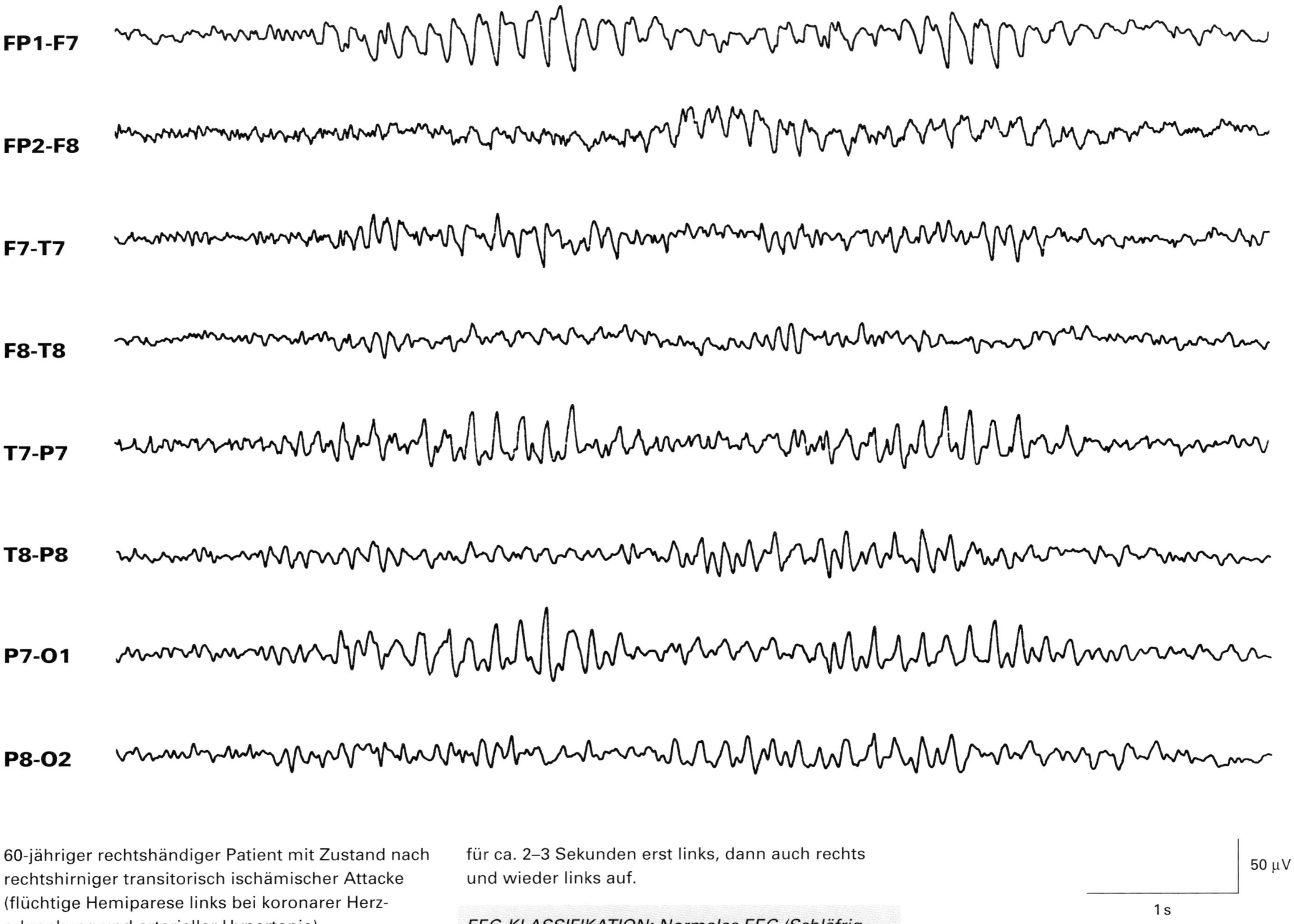

60-jähriger rechtshändiger Patient mit Zustand nach rechtshirniger transitorisch ischämischer Attacke (flüchtige Hemiparese links bei koronarer Herzerkrankung und arterieller Hypertonie).

In dieser alterierenden bipolaren Längsreihe zeigen sich mit dem sogenannten rhythmischen temporalen Theta der Schläfrigkeit, früher auch psychomotorische Variante genannt, ein normales EEG-Muster bei Schläfrigkeit. Rhythmische ca. 5,5 Hz Thetawellen, deren »scharfe« Komponente eine Negativität über der Temporalregion zeigt, treten für ca. 2–3 Sekunden erst links, dann auch rechts und wieder links auf.

EEG-KLASSIFIKATION: Normales EEG (Schläfrigkeit)

EEG-BEURTEILUNG: Normales EEG.

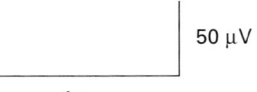

50 µV

1 s

98

Abb. 55: Rhythmisches temporales Theta der Schläfrigkeit

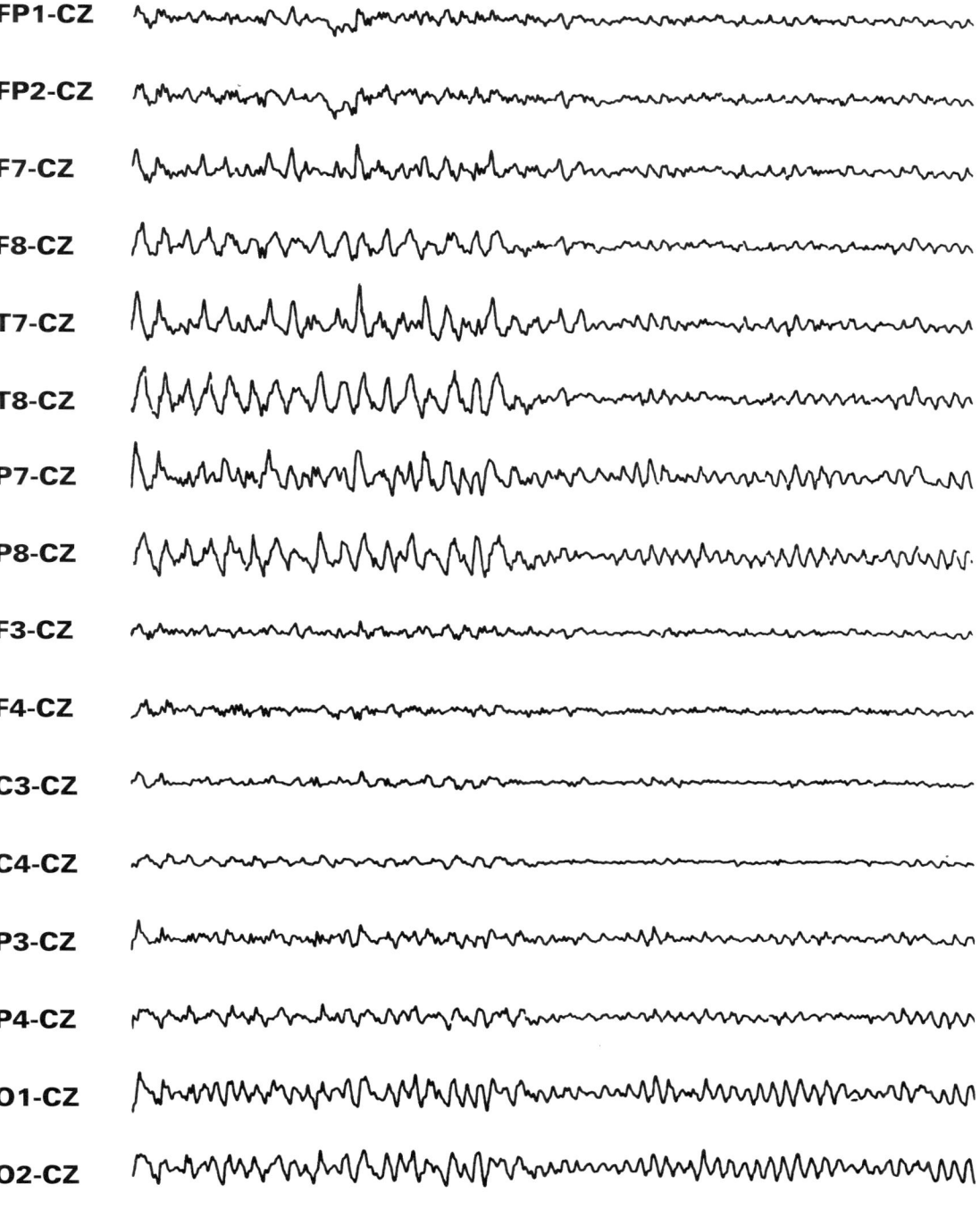

FP1-CZ

FP2-CZ

F7-CZ

F8-CZ

T7-CZ

T8-CZ

P7-CZ

P8-CZ

F3-CZ

F4-CZ

C3-CZ

C4-CZ

P3-CZ

P4-CZ

O1-CZ

O2-CZ

100 µV

1 s

38-jähriger Patient mit anamnestisch beschriebenen Auren mit Veränderungen der visuellen Wahrnehmung und psychomotorischen Anfällen, die zwei Jahre nach einem geschlossenen Schädel-Hirn-Trauma erstmals auftraten. Bildgebende Diagnostik (MRT) blieb unauffällig.

Die hier dargestellte rhythmische Theta-Aktivität zeigte sich zuerst über der rechten, später über der linken Temporalregion. Die Entladung bestand für ca. 2 Minuten und endete abrupt, wie in dieser Abbildung dargestellt. Klinisch war der Patient während dieser Zeit völlig unauffällig. Dieses Muster entspricht auch den Kriterien für die sogenannten subklinischen rhythmischen Entladungen der Erwachsenen (SREDA) und zeigt die temporale Variante dieses Musters.

EEG-KLASSIFIKATION: Normales EEG (Wach / Schläfrigkeit)

EEG-BEURTEILUNG: Normales EEG.

Subklinische rhythmische Entladung der Erwachsenen (SREDA)

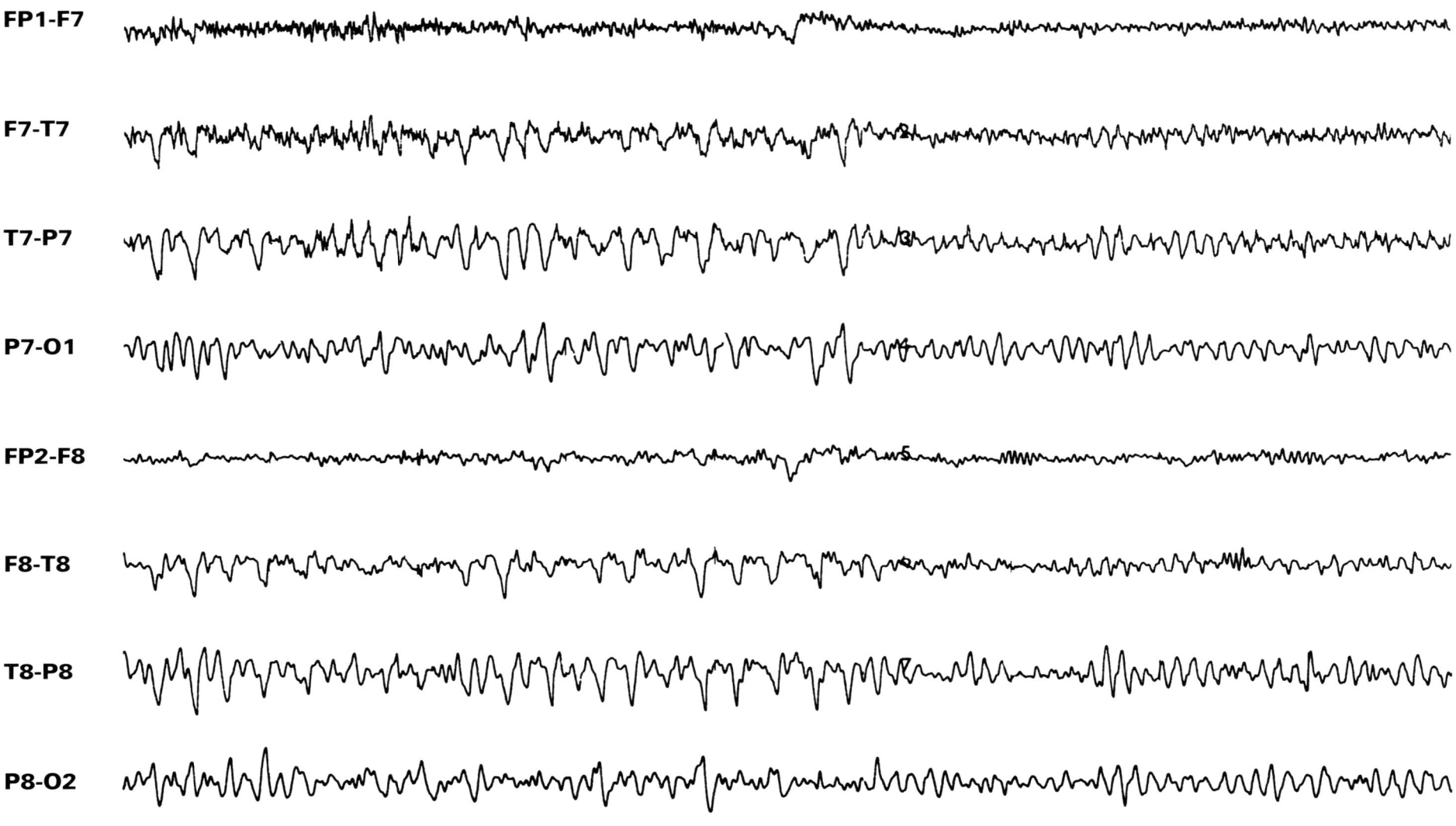

FP1-F7

F7-T7

T7-P7

P7-O1

FP2-F8

F8-T8

T8-P8

P8-O2

65-jähriger Patient mit depressiver Verstimmung. Die neurologische Untersuchung war unauffällig. Epileptische Anfälle bestehen nicht.

Die hier dargestellte Entladung begann plötzlich unter Hyperventilation und bestand für 58 Sekunden. Beachte, daß unmittelbar nach dem Ende über okzipital wieder ein normaler Alpha-Grundrhythmus einsetzte. Der Patient war während der Entladung klinisch völlig unauffällig. Dieses Muster wird als subklinische rhythmische Entladung der Erwachsenen (SREDA) bezeichnet und hat keine diagnostische Relevanz.

EEG-KLASSIFIKATION: Normales EEG (Wach)

EEG-BEURTEILUNG: Normales EEG.

70 µV

1 s

Abb. 57: **Hypnagoge Hypersynchronie**

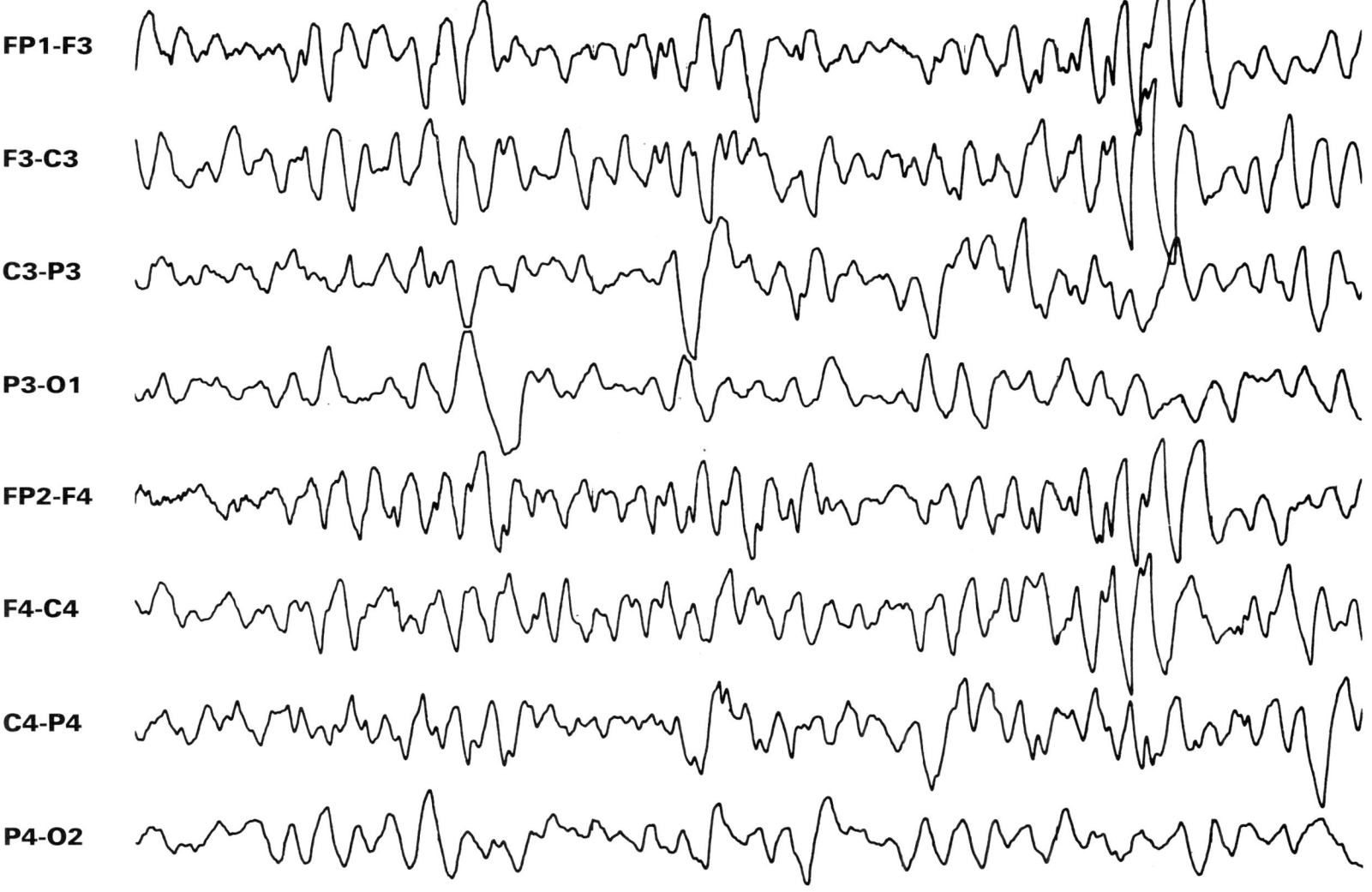

FP1-F3

F3-C3

C3-P3

P3-O1

FP2-F4

F4-C4

C4-P4

P4-O2

2 4/12 Jahre alter Junge mit Pavor nocturnus.
Dieses Muster mit hochgespannten rhythmischen
Thetawellen (in diesem Fall mit eingelagerten
etwas höhergespannten Betawellen), stellt eine
sog. hypnagoge Hypersynchronie dar, ein normales
Schläfrigkeitsmuster bei Kindern.

100 µV

1 s

EEG-KLASSIFIKATION: Normales EEG (Schläfrig-
keit)

EEG-BEURTEILUNG: Normales EEG.

**Statusmuster, generalisiert
Absence Status epileptikus**

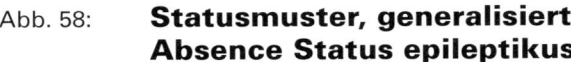

FP1-F3

F3-C3

C3-P3

P3-O1

FP2-F4

F4-C4

C4-P4

P4-O2

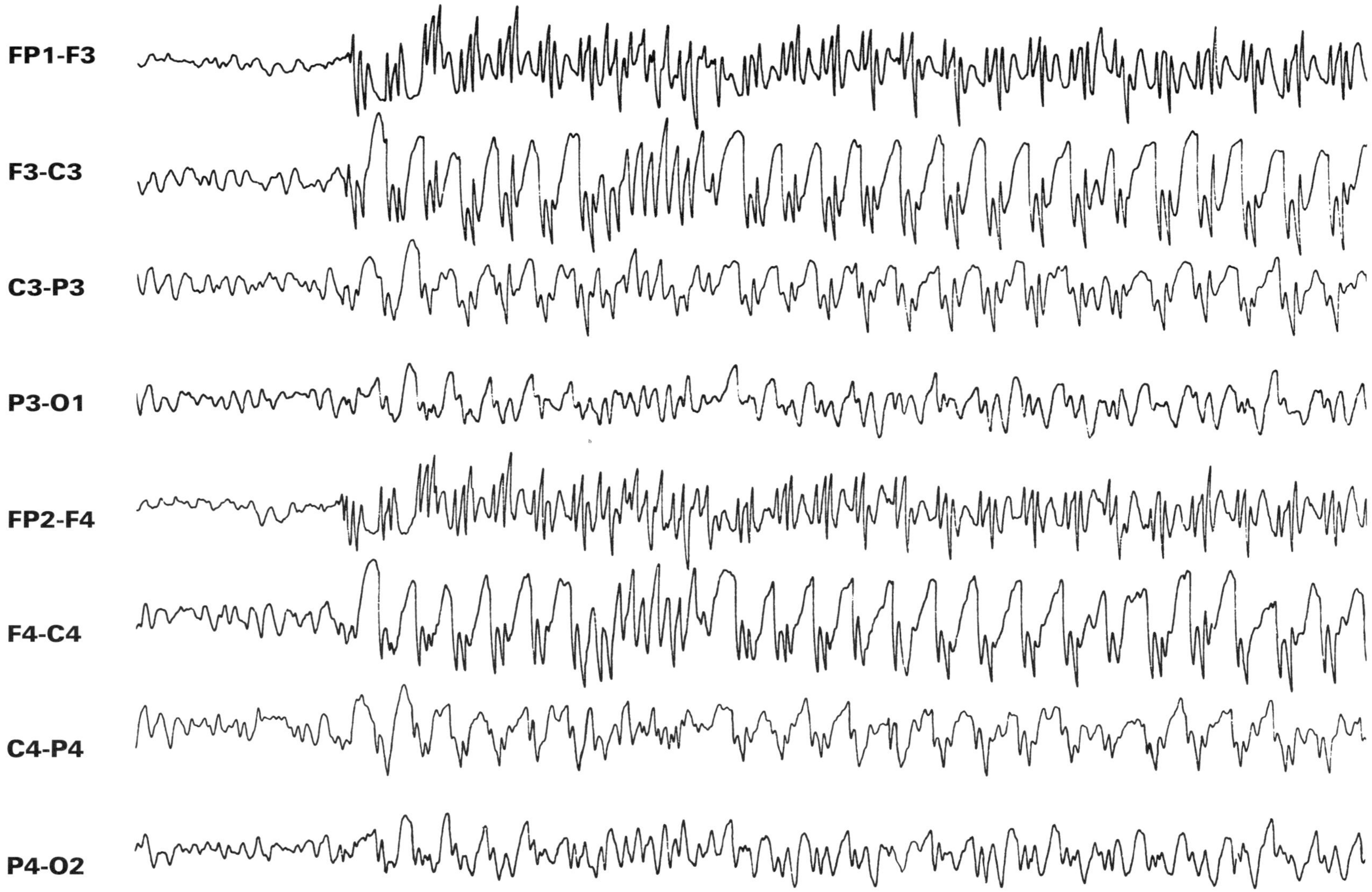

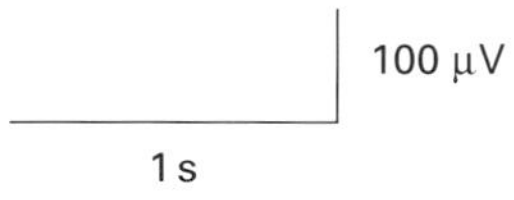

58-jährige Patientin mit metastasiertem Mamma-Karzinom ohne Beteiligung des Gehirns. Die Patientin hatte in der Kindheit Absenceanfälle und war seither, auch nach Absetzen der antiepileptischen Medikation, anfallsfrei. Unter einer Chemotherapie kam es zu einem Absence-Status. Ein Ausschnitt des EEG während dieses Absence-Status ist hier dargestellt. Zwischen den Polyspikes und Spike-Wave-Komplexen war gelegentlich, wie zu Beginn der Abbildung, für einige wenige Sekunden ein gut ausgeprägter Alpha-Grundrhythmus dargestellt.

EEG-KLASSIFIKATION: Pathologisch III (Sopor)

*1a. Statusmuster, generalisiert
b. Absence Status epileptikus*

EEG-BEURTEILUNG: Dieses EEG zeigt während eines klinischen Absence-Status ein generalisiertes Statusmuster.

100 µV

1 s

Abb. 59: **Statusmuster, regional median bis links zentral
Klonischer Status epileptikus linkes Bein**

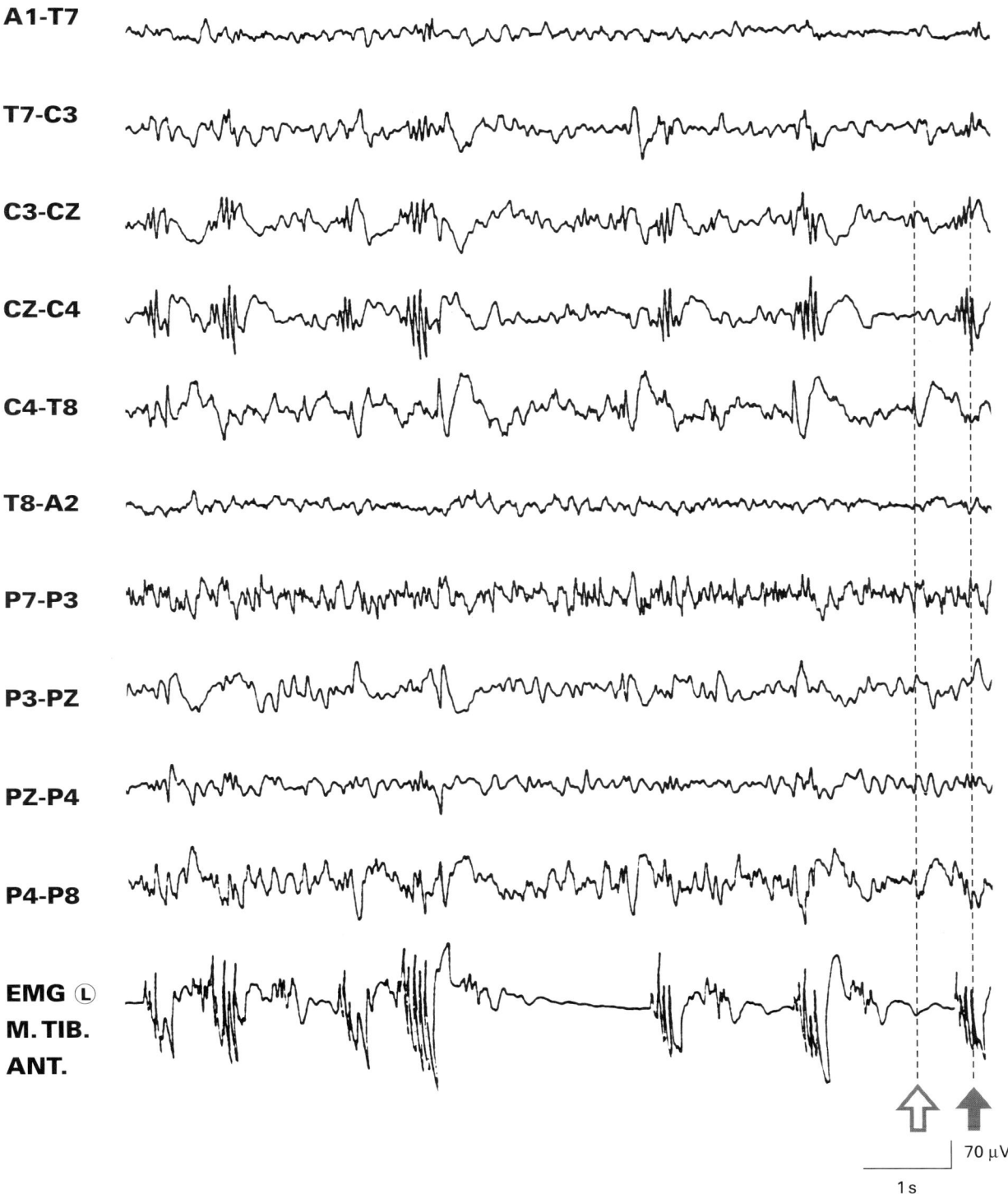

A1-T7

T7-C3

C3-CZ

CZ-C4

C4-T8

T8-A2

P7-P3

P3-PZ

PZ-P4

P4-P8

EMG Ⓛ
M. TIB.
ANT.

70 µV

1 s

69-jähriger Patient mit Epilepsia partialis continua, wobei seit 6 Wochen Kloni des linken Beines bestanden.

Bipolare Querreihe. Beachte, daß die einzeln auftretenden Spikes (offener Pfeil) mit Maximum in der Mittellinie (FZ, CZ, F3, F4, C3, C4) und das EMG-Artefakt vom linken M. tibialis anterior nicht synchronisiert auftreten, wohingegen sich die Polyspikes (geschlossener Pfeil) mit einem Maximum über links median zentral synchron zum EMG darstellen. Die höhere Amplitude der Polyspikes im Kanal CZ-C4 im Vergleich zu C3-CZ spricht für einen stärkeren Potentialabfall von der Mittellinie nach rechts und somit für ein nach links paramedian liegendes Maximum des Potentials. Diese sogenannte paradoxe Lateralisierung ist für Entladungen an der Mantelkante beschrieben worden (Adelman et al. 1982).

EEG-KLASSIFIKATION: Pathologisches EEG II (Wach)

1. Spikes, regional median bis rechts zentral
2a. Statusmuster, regional median bis links zentral
b. Klonischer Status epileptikus linkes Bein

EEG-BEURTEILUNG: Dieses EEG belegt eine Epilepsia partialis kontinua mit Kloni des linken Beines, deren Ursprung höchstwahrscheinlich in der rechtshirnigen primär motorischen Beinregion liegt.

C. Besondere Muster

1. Exzessives Beta (EB)
Abb. 60

Definition:
Mindestens 50% der Wach-Ableitung ist dominiert von einer Betaaktivität mit einer Amplitude von mindestens 50 µV (Referenzableitung). Exzessives Beta bezieht sich nur auf generalisierte EEG-Veränderungen. Regionale verstärkte Betaaktivität wird als Asymmetrie klassifiziert (z.B. Abb. 63: *Asymmetrie, erhöhtes Beta rechts zentro-parietal*).

Beurteilung:
Exzessives Beta ist ein unspezifisches Phänomen, häufig jedoch bedingt durch eine sedierende Medikation, wie z.B. Barbiturate und Benzodiazepine (Berger 1934, Bauer 1987, Glaze 1990). Es muß die Möglichkeit bedacht werden, daß die Betaaktivität durch eine sedierende Medikation zur Ableitung des EEG bedingt ist. Familiär auftretende niedrigamplitudige (ca. 20 µV) Betaaktivität als okzipitale Grundrhythmusvariante bei Gesunden ist hiermit nicht gemeint (Vogel 1958, Kozelka und Pedley 1990).

Grad der EEG-Pathologie:
Exzessives Beta wird als pathologisch I klassifiziert. Wenn die sedierende Medikation eine stärkere Hirnfunktionsstörung bewirkt hat, gesellt sich in der Regel zum exzessiven Beta eine mehr oder weniger stark ausgeprägte generalisierte Verlangsamung hinzu, die den Grad der EEG-Pathologie erhöht. Bei einem komatösen Patienten wäre eine diffuse Delta-Verlangsamung in Kombination mit exzessiven Beta zu klassifizieren als:

Pathologisches EEG III (Koma):
1. *Delta-Koma*
2. *Exzessives Beta*

Hiervon zu differenzieren wäre das sog. Beta-Koma, bei dem Betafrequenzen das EEG dominieren (Abb. 81).

2. Asymmetrie (ASY)
Abb. 3a–b, 17a, 61, 63, 64

Definition:
Asymmetrie bezieht sich ausschließlich auf **Amplitudenunterschiede physiologischer EEG-Aktivität** (Grundrhythmus, Schlafspindeln etc). »Asymmetrie« der Frequenz wird als regionale bzw. lateralisierte Verlangsamung klassifiziert. Asymmetrien werden erst als solche klassifiziert, wenn die Hemisphäre mit der niedrigeren Amplitude eine Amplitudenreduktion von mindestens 50% im Vergleich zur homotopen kontralateralen Region aufweist bzw. wenn eine Amplitudenerhöhung mindestens 100% beträgt (s. S. 18, Lokalisation von Asymmetrien).

Beurteilung:
Asymmetrien sind ein verläßliches Zeichen für regionale strukturelle Läsionen und üblicherweise ist die Amplitude im Bereich der Läsion reduziert (Kornmüller 1944). Dies gilt vor allem für Läsionen wie z.B. porenzephale Zysten. Es kann jedoch auch z.B. bei subduralen Hämatomen auftreten (Goldensohn 1984). Andererseits kann jedoch bei chronischen Läsionen mit Narbenveränderungen und auch bei Trepanationsnarben die Amplitude des Grundrhythmus in der Region der Läsion erhöht sein (Dünsing 1948, Cobb et al. 1979). Dies weist darauf hin, daß eine Asymmetrie Hinweise auf eine umschriebene Störung geben kann und es unter Umständen ohne Zusatzinformationen kaum möglich ist, die Läsionsseite zu bestimmen, d.h. zu sagen, ob die eine Seite amplitudenreduziert oder die andere amplitudenerhöht ist. In solchen Situationen kann z.B. eine Verlangsamung über einer Hemisphäre Hinweise auf die Läsionsseite geben.

In der Einschätzung von Asymmetrien muß berücksichtigt werden, daß bei den meisten Menschen physiologischerweise der okzipitale Grundrhythmus rechtsseitig höheramplitudig ist (unter 50% Differenz) (Maulsby et al. 1968, Petersén und Eeg-Olofsson 1971).

Zur Klassifikation einer Asymmetrie gehört immer die Angabe, ob eine Reduzierung oder Erhöhung vorliegt, welche physiologische Aktivität betroffen ist und die Lokalisation.

Beispiel: (Abb. 61)
– *Pathologisches EEG III (Wach)*
1. *Kontinuierliche Verlangsamung, links temporal*
2. *Asymmetrie, erhöhter Grundrhythmus links temporal*

Beispiel: (Abb. 63)
– *Pathologisches EEG (Wach)*
1. *Asymmetrie, erhöhtes Beta rechts zentro-parietal*

Beispiel: (Abb. 64)
– *Pathologisches EEG III (Schlaf)*
1. *Kontinuierliche Verlangsamung, linke Hemisphäre*
2. *Asymmetrie, reduzierte Schlafspindeln linke Hemisphäre*

Grad der EEG-Pathologie:
Asymmetrie als isolierte EEG-Veränderung wird klassifiziert als pathologisches EEG Grad II.

3. Schlaf-Beginn-REM (SBR)
Abb. 65a

Definition:
Schlaf-Beginn-REM bedeutet das zu frühe Auftreten vom REM-Schlaf, d.h. früher als 15 Minuten nach dem Einschlafen.

Beurteilung:
Schlaf-Beginn-REM weist auf eine Störung der subkortikalen schlafinduzierenden Mechanismen. Dies kann der Fall sein bei einer primären Störung wie Narkolepsie oder durch erhebliche Schlafdeprivation mit konsekutivem REM-Rebound wie z.B bei Schlafapnoe (Rechtschaffen et al. 1963, Browman et al. 1983). Differentialdiagnostisch kommt auch der Entzug von Medikamenten z.B. MAO-Hemmern oder trizyklischen Antidepressiva als mögliche Ursache in Frage (Radtke 1990). Bei Neugeborenen ist Schlaf-Beginn-REM ein normales Phänomen (Ellingson 1984, Lombroso 1985).

Grad der EEG-Pathologie:
Schlaf-Beginn-REM bzw. zu frühes Auftreten von REM nach dem Einschlafen weist auf eine Narkolepsie, wenn sekundäre Ursachen ausgeschlossen

sind. Es wird klassifiziert als pathologisches EEG Grad III.

4. Periodisches Muster (PM)
Abb. 66–68

Definition:
Periodisches Muster besteht aus repetitiv sich wiederholenden relativ stereotypen Wellenformen, häufig auch steilen Wellen. Nur generalisierte periodische Muster sind hiermit gemeint, da regionale oder lateralisierte periodische Muster als PLEDs (engl. = Periodische Lateralisierte Epilepsietypische Potentiale) klassifiziert werden (s.u., Abb. 70–73).

Bewertung:
Ein periodisches Muster weist auf eine akute oder subakute schwere diffuse Hirnfunktionsstörung (Bauer und Pieber 1974, Kuroiwa und Celesia 1980, Brenner und Schaul 1990). Die Repetitionsrate und Wellenform des Musters ist relativ charakteristisch für die Ätiologie der Hirnfunktionsstörung. Periodische Muster mit Raten schneller als eine Entladung pro 2 Sekunden sieht man im Erwachsenenalter zumeist bei der Jakob-Creutzfeldt-Erkrankung (Abb. 68) (Aguglia et al. 1987) bzw. Lipoidosen (z.B. Tay-Sachs-Erkrankung) bei Kindern (Pampiglione und Lehovsky 1968). Periodische Muster mit einer Repitionsrate von einer Entladung pro 4 Sekunden und langsamer wird zumeist gesehen bei subakuter sklerosierender Panencephalitis (SSPE) (Abb. 63) (Radermecker 1977).

Grad der EEG-Pathologie:
Periodische Muster werden als pathologisches EEG III klassifiziert, wegen ihrer Verbindung mit schweren diffusen Hirnfunktionsstörungen (Enzephalopathien) und ihrer Beziehung zu charakteristischen klinischen Krankheitsbildern.

5. Triphasische Wellen (TW)
Abb. 69

Definition:
Hochamplitudige (über 70 μV) positive scharfe Transienten, welche von relativ niedrigamplitudi-

gen negativen Wellen eingerahmt werden. Die negative Initialwelle ist zumeist niedrigamplitudiger als die negative Nachwelle. Die Verteilung ist generalisiert und oftmals treten in einer bipolaren fronto-okzipitalen Längsreihe die höchsten Ausschläge in den anterioren Ableitungen auf. In solchen Längsreihen kann auch der Eindruck einer Latenzverzögerung der positiven Hauptkomponente von frontal nach okzipital entstehen, die allerdings in Referenzschaltungen zum Ohr meist nicht mehr darstellbar ist und keine sog. »Travelling Wave« (engl. = Wanderwelle) darstellt. Triphasische Wellen neigen zu einer Repetitionsrate von ungefähr 1–2 Hz.

Bewertung:
Triphasische Wellen treten in der Regel auf bei metabolisch bedingten diffusen Hirnfunktionsstörung (Enzephalopathien) und sind besonders häufig bei hepatischer Enzephalopathie (Bickford und Butt 1955). Man sieht sie jedoch auch bei Hirnfunktionsstörungen anderer Ursache (Fisch und Klass 1988). Störungen unterschiedlicher Genese, die intermittierenden rhythmischen Verlangsamungen zugrunde liegen, können auch triphasische Wellen generieren. Normalerweise zeigt sich eine mäßige Trübung des Bewußtseins.

Grad der EEG-Pathologie:
Triphasische Wellen werden klassifiziert als pathologisches EEG III wegen ihrer relativ spezifischen Korrelation zu metabolischen Enzephalopathien.

6. Periodische lateralisierte epilepsietypische Entladungen (PLEDs)
Abb. 70–73

Definition:
PLEDs (engl.: **P**eriodic **L**ateralized **E**pileptiform **D**ischarges) sind scharfe Transienten wie Sharp Waves oder Spikes, die in einer periodischen oder quasi periodischen Weise repetieren. Sie können entweder regional oder lateralisiert auf einer Hemisphäre, aber auch unabhängig voneinander über beiden Hemisphären (de la Paz und Brenner 1981) auftreten und zeigen manchmal mehrphasige und komplexe Morphologie. Die Hauptkomponente ist negativ.

Bewertung:
PLEDs treten vor allem unter folgenden Konstellationen auf:

a) akute oder subakute, schwere, fokale destruktive Läsion, zumeist zerebrale Infarkte, raumfordernde Tumoren oder Herpesenzephalitis (Chatrian et al 1964, Kugler et al. 1976, Walsh and Brenner 1987, Lai und Gragasin 1988). Während Erwachsene mit PLEDs oftmals eine Bewußtseinstrübung zeigen, ist dies bei Kindern nicht der Fall (Pe Benito und Cracco 1979). PLEDs bilden sich meistens nach wenigen Wochen zurück (Schwartz et al. 1973).

b) Chronische regionale epileptogene Läsionen ohne notwendigerweise zugrundeliegende strukturelle Läsion.

In beiden Fällen zeigen die Patienten häufig zumindest zu einem bestimmten Zeitpunkt ihrer Erkrankung fokale epileptische Anfälle. Patienten mit akuten schweren strukturellen Läsionen tendieren dazu, fokale epileptische Anfälle in einem frühen Stadium zu erleiden. Gewöhnlich verschwinden epileptische Anfälle innerhalb der ersten Woche. Danach bestehen PLEDs für noch ca. 1–2 Wochen und verschwinden dann ebenfalls. Eine EEG-Ableitung zu einem frühen Zeitpunkt, wenn der Patient noch häufige Anfälle hat, zeigt ein regionales EEG-Anfallsmuster während des Anfalls und eine postiktale Abflachung, die allmählich von einem Wiederkehren der PLEDs abgelöst wird, bis der nächste Anfall folgt.

Grad der EEG-Pathologie:
PLEDs werden als pathologisches EEG III klassifiziert, weil sie hinweisend sind auf eine akute oder subakute strukturelle Läsion oder einen sehr aktiven epileptogenen Fokus.

7. Burst-Suppression (BUS)
Abb. 74–76

Definition:
Burst-Suppression stellt eine Form des periodischen Musters dar, bei dem zwischen hochamplitudigen Komplexen die Hirnaktivität auf weniger als 10 μV abfällt.

Bewertung:
Generalisiertes Burst-Suppression sieht man bei schweren toxischen oder anoxischen Encephalopathien, wobei die Patienten klinisch soporös oder komatös sind (Hockaday et al. 1965, Bird und Plum 1968). Dieses Muster geht in dieser klinischen Konstellation häufig in eine elektrozerebrale Inaktivität über, wenn die Patienten sich klinisch verschlechtern (Pampiglione und Harden 1968). Sofern es durch Drogenintoxikation oder Narkotika bedingt ist, handelt es sich um ein reversibles Muster (Bird und Plum 1968, Kubicki et al. 1970). Wenn es jedoch noch mehrere Stunden nach Entzug der Medikation fortbesteht, ist die Prognose fast ebenso schlecht wie bei elektrozerebraler Inaktivität. Ein Burst-Suppression-Muster kann auch über nur einer Hemisphäre auftreten und weist dann auf eine akute schwere Hirnläsion (Abb. 76). Ein solches lateralisiertes Muster hat eine ähnliche klinische Bedeutung wie PLEDs. Nicht selten geht eine klinische Besserung mit dem Auftreten von PLEDs einher.

Grad der EEG-Pathologie:
Burst-Suppression wird als pathologisches EEG Grad III klassifiziert wegen seiner engen Beziehung zu schweren Hirnfunktionsstörungen.

8. Grundrhythmus-Suppression (GS)
Abb. 77, 78

Definition:
EEG-Ableitungen, die EEG-Aktivität unter 10 µV (Referenzableitung) zeigen, werden als Grundrhythmus-Suppression bezeichnet. Wenn das Muster generalisiert auftritt, ist es korreliert mit klinischer Bewußtseinstrübung vom Grad des Sopors oder Komas und zeigt keine Reaktion auf sensorische Stimulation. Postiktale Abflachung der Grundaktivität, wie sie nach einem epileptischen Anfall vorübergehend auftreten kann, ist hiermit nicht gemeint.

Bewertung:
Generalisierte Grundrhythmus-Suppression weist auf eine schwere diffuse Enzephalopathie und geht, wenn sich die klinische Situation der zumeist soporösen bzw. komatösen Patienten verschlech-

tert in eine elektrozerebrale Inaktivität über (Bauer 1987). Sehr selten zeigen sich jedoch auch bei Gesunden EEG-Ableitungen, die 10 µV Amplitude nicht übertreffen (Gibbs und Gibbs 1951, Vogel 1962) . Deshalb sollte dieses Muster nur klassifiziert werden, wenn die Patienten eine deutliche Bewußtseinstrübung aufweisen. Grundrhythmus-Suppression kann auch regional auftreten und weist dann auf eine schwere fokale Störung der Hirnfunktion oder einen Substanzdefekt, wie z.B. bei einer porenzephalen Zyste (Abb. 78).

Grad der EEG-Pathologie:
Grundrhythmus-Suppression wird als pathologisches EEG III klassifiziert.

Exzessives Beta

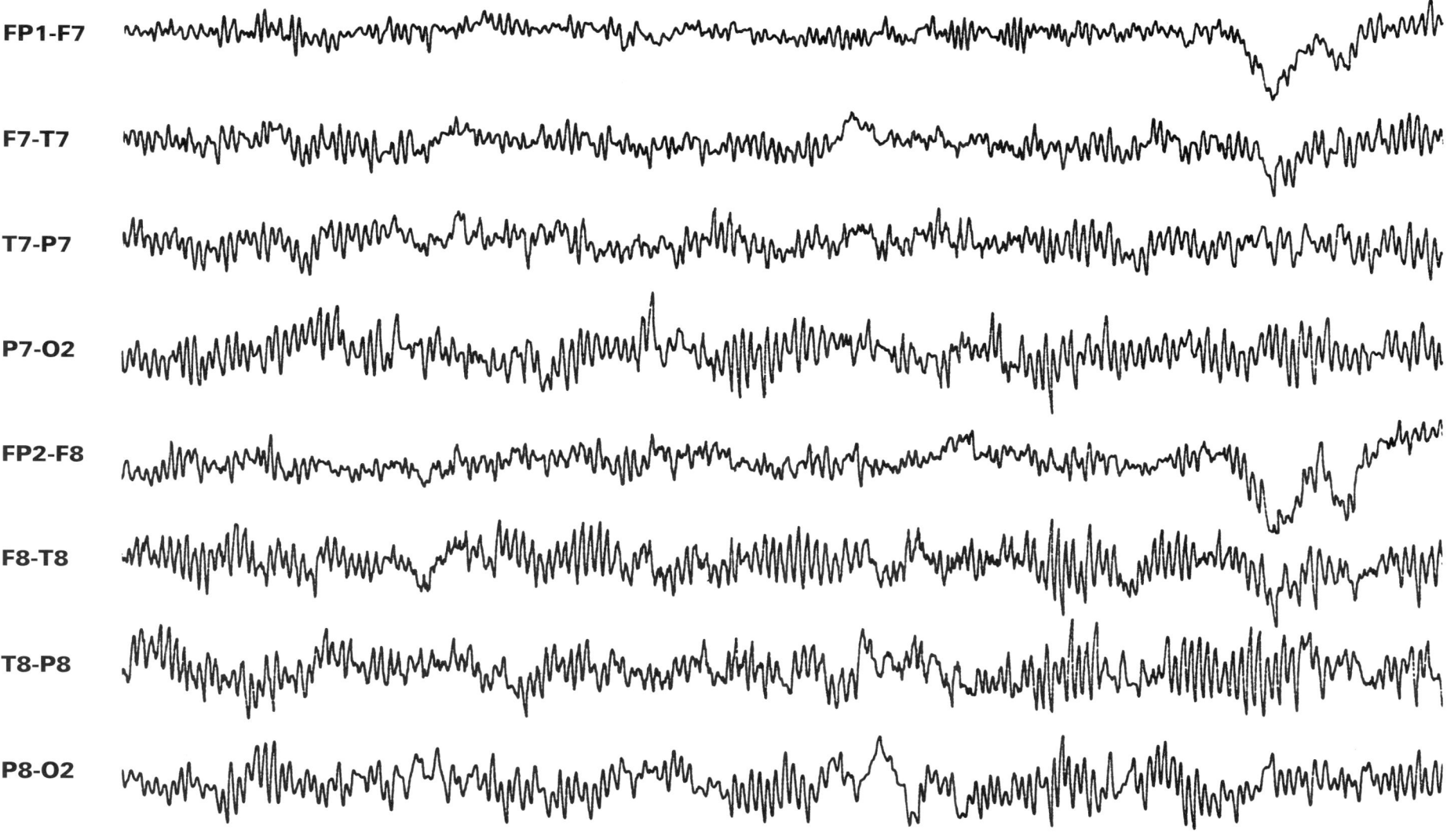

FP1-F7

F7-T7

T7-P7

P7-O2

FP2-F8

F8-T8

T8-P8

P8-O2

Dieses EEG zeigt den Effekt von Diazepam auf das
EEG eines 5-jährigen, neurologisch unauffälligen
Jungen.
Hochamplitudige Betawellen dominieren das EEG
diffus.

EEG-KLASSIFIKATION: Pathologisches EEG I
(Wach)

1. Exzessives Beta

EEG-BEURTEILUNG: Dieses EEG zeigt Hinweise für
sedierende Medikation (Diazepam).

70 µV

1 s

**Kontinuierliche Verlangsamung, links temporal
Asymmetrie, erhöhter Grundrhythmus links temporal**

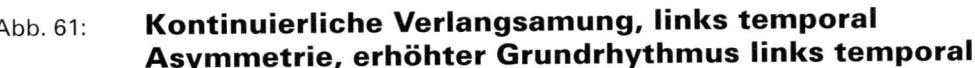

FP1-F7

F7-T7

T7-P7

P7-O1

FP2-F8

F8-T8

T8-P8

P8-O2

⇑ Augen geschlossen

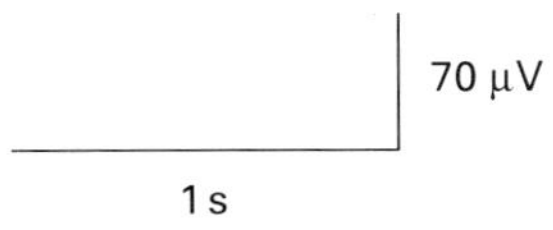

70 µV

1 s

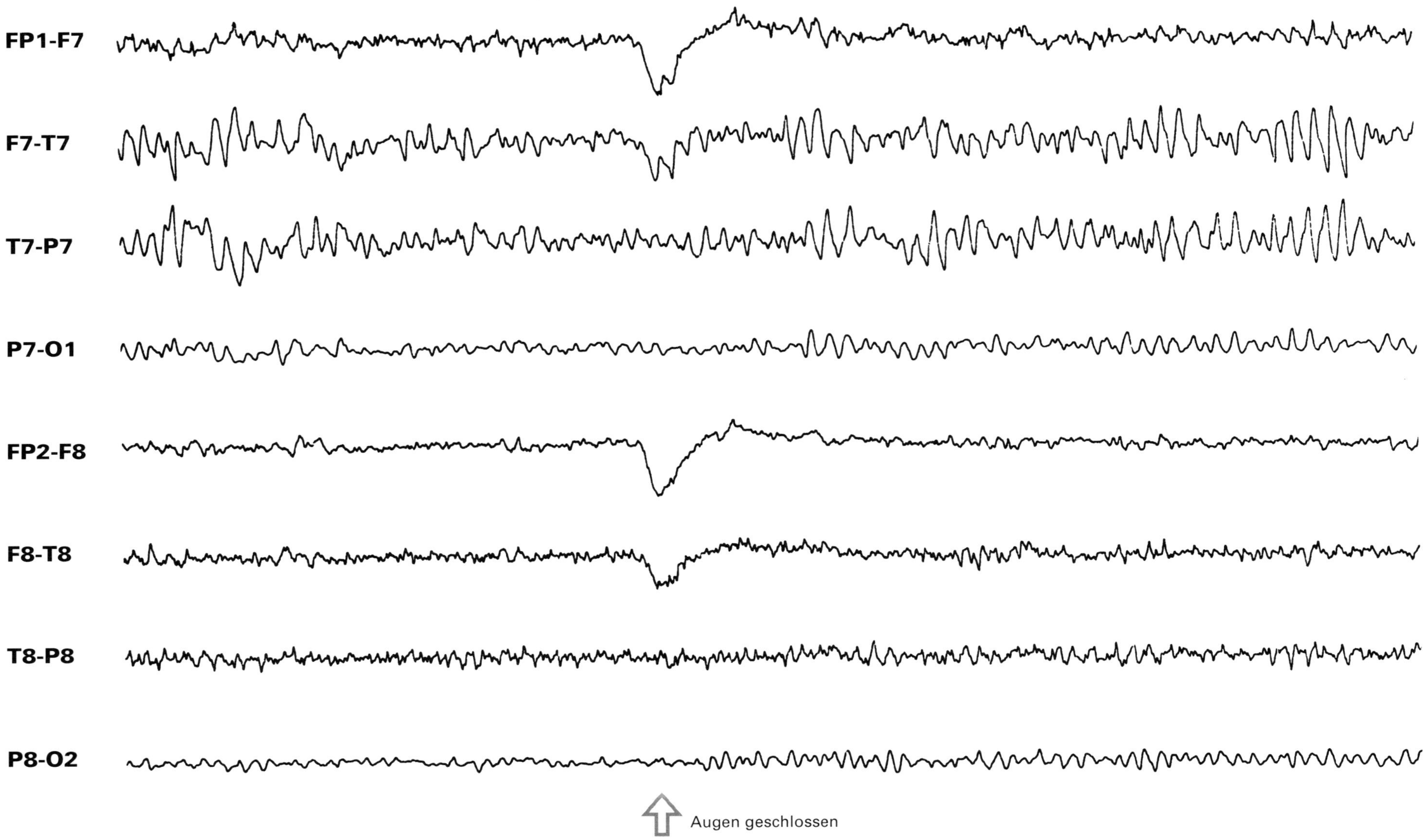

65-jähriger Patient mit Zustand nach linkshirniger Kraniotomie wegen eines subduralen Hämatoms vor 7 Jahren. Keine epileptischen Anfälle. Beachte, daß der erhöhte Grundrhythmus links temporal auf Augenschluß hin unbeeinflußt bleibt. Dieses EEG-Muster wird auch als »Knochenlücken-Rhythmus« bezeichnet. Darüberhinaus zeigen sich links temporale irreguläre Deltawellen.

EEG-KLASSIFIKATION: Pathologisches EEG II (Wach)

1. Kontinuierliche Verlangsamung, links temporal
2. Asymmetrie, erhöhter Grundrhythmus links temporal

EEG-BEURTEILUNG: Dieses EEG reflektiert den Zustand nach linkshirniger Kraniotomie.

Abb. 62a: **Asymmetrie**

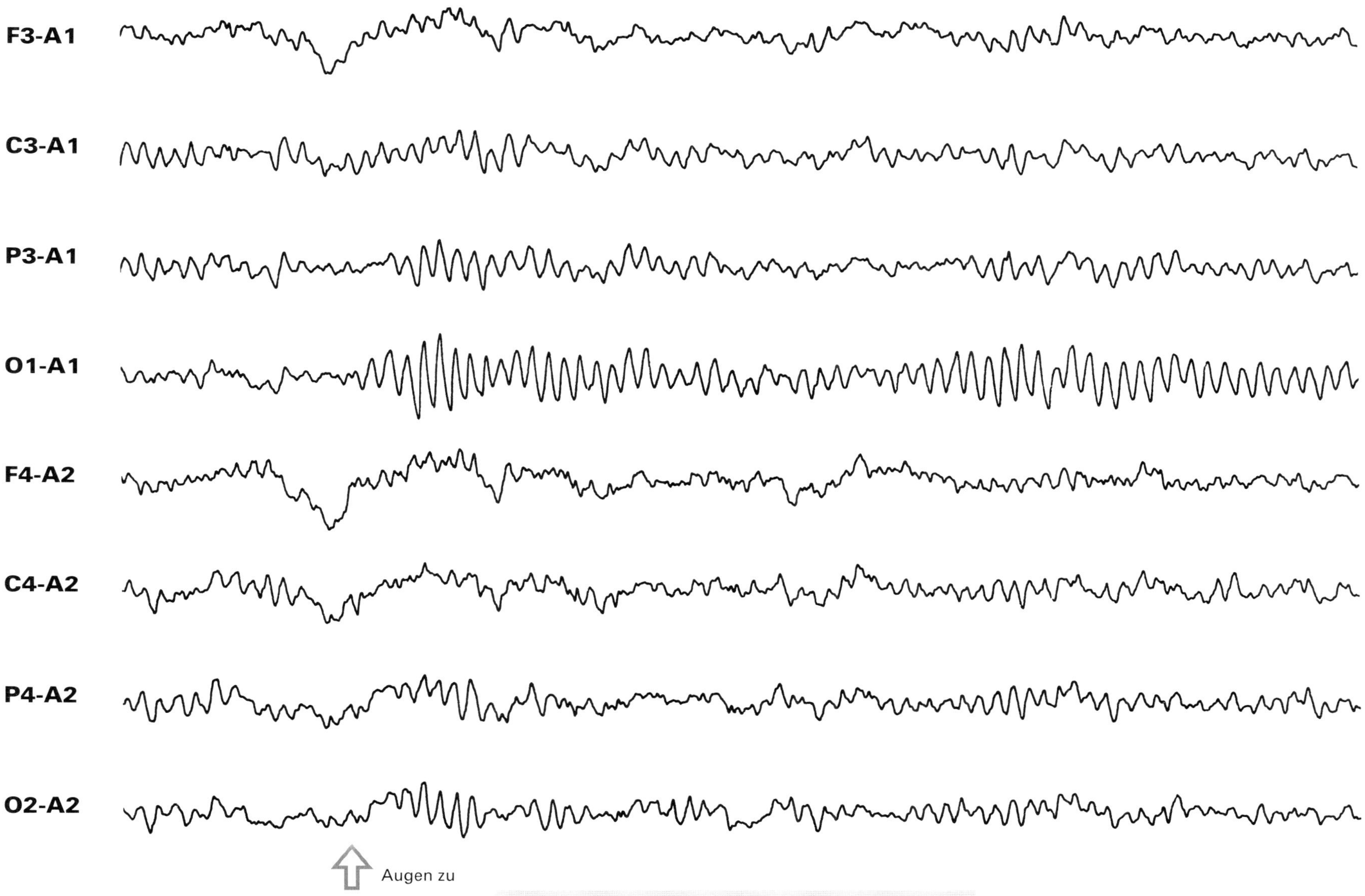
F3-A1
C3-A1
P3-A1
O1-A1
F4-A2
C4-A2
P4-A2
O2-A2
Augen zu

20-jähriger Patient mit Migräne und linksseitiger feinmotorischer Störung verursacht durch eine Hirnkontusion ein Jahr vor dieser Ableitung. Das MRT des Gehirns blieb unauffällig.

Der Alpharhythmus ist in dieser Referenzschaltung zum ipsilateralen Ohr rechts okzipital deutlich amplitudenreduziert.

EEG-KLASSIFIKATION: Normales EEG (Wach)

EEG-BEURTEILUNG: Dieses EEG liegt noch innerhalb der Grenzen des Normalen. Es besteht zwar eine Asymmetrie des Alpha-Grundrhythmus und des Photic Driving (s. Abb. 62 b), die klinische Bedeutung dieses Befundes ist jedoch unsicher.

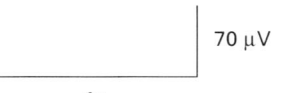

70 µV
1 s

Abb. 62b: **Asymmetrie**

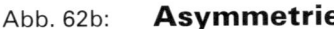

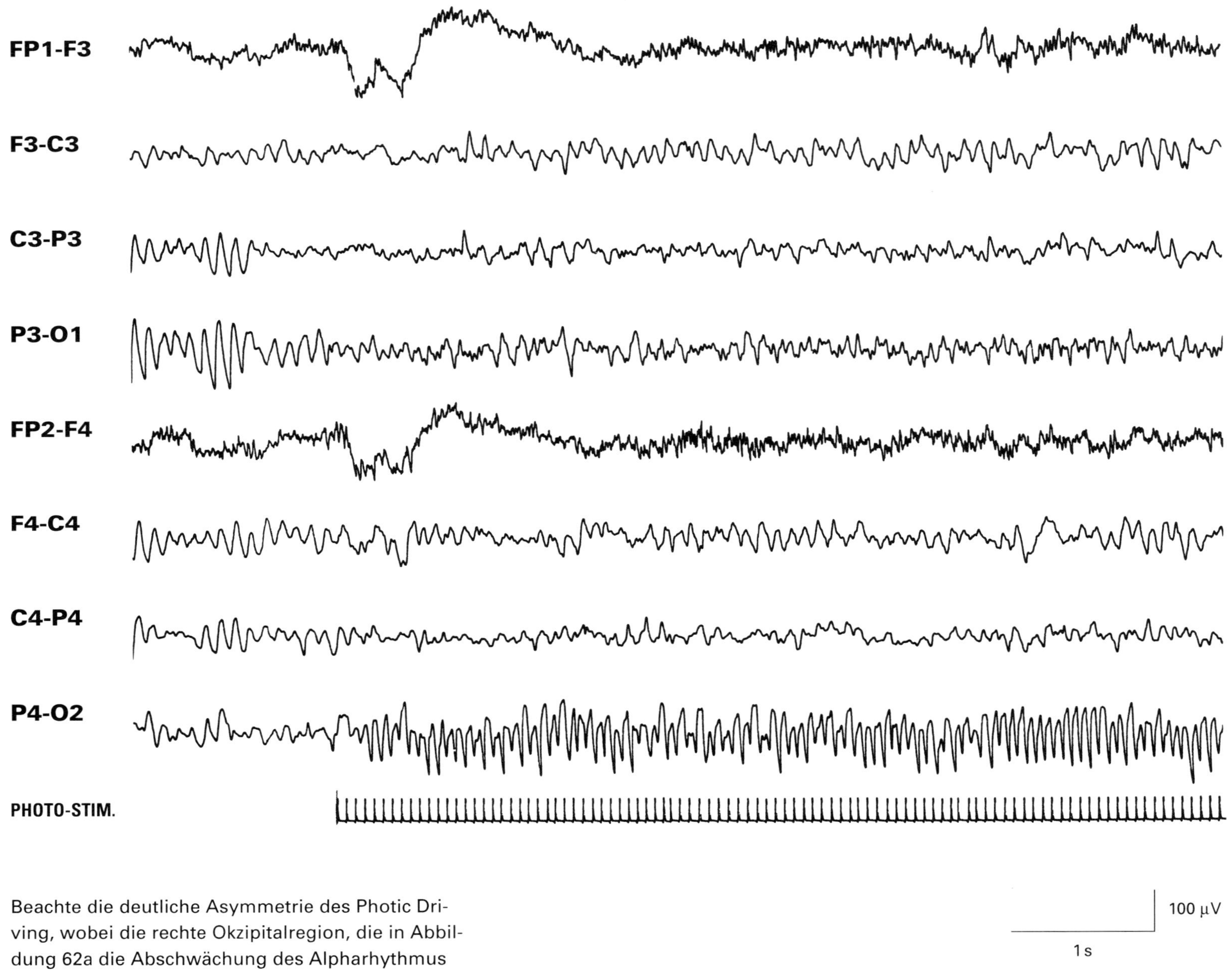

FP1-F3

F3-C3

C3-P3

P3-O1

FP2-F4

F4-C4

C4-P4

P4-O2

PHOTO-STIM.

Beachte die deutliche Asymmetrie des Photic Driving, wobei die rechte Okzipitalregion, die in Abbildung 62a die Abschwächung des Alpharhythmus
zeigte, eine deutlich höhere Amplitude des Photic
Driving bietet. EMG-Artefakte in den fronto-polaren
Elektroden. Als isoliertes Phänomen ist eine Asymmetrie des Photic Driving gewöhnlich nicht verwert-
bar, da bereits bei Gesunden eine große Varianz für
Amplitudendifferenzen vorliegt.

100 µV

1 s

Abb. 63:   **Asymmetrie, erhöhtes Beta rechts zentro-parietal**

FP1-F3

F3-C3

C3-P3

P3-O1

FP2-F4

F4-C4

C4-P4

P4-O2

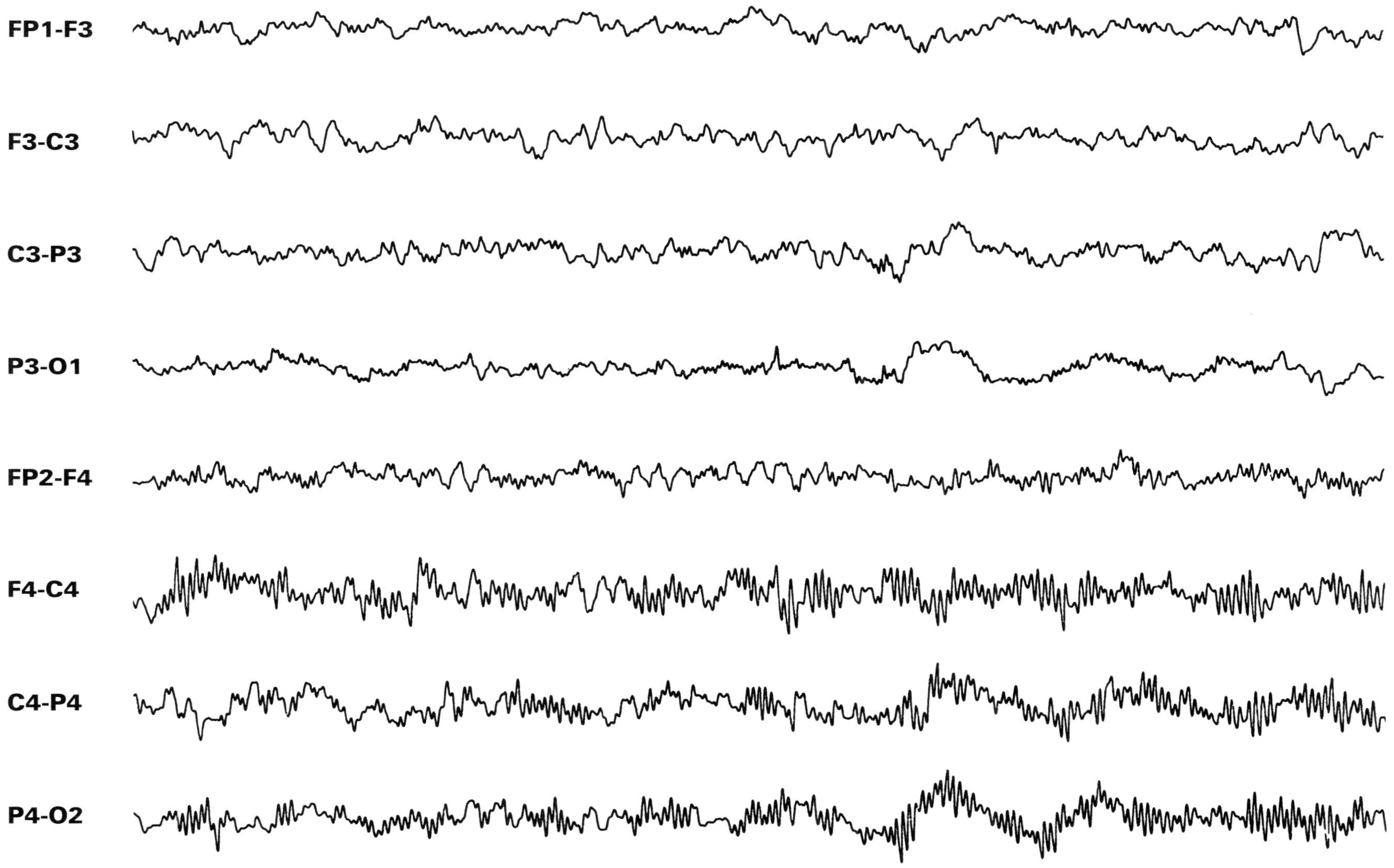

2²/₁₂ jähriger Junge mit intrauterinem Hirninfarkt. Zustand nach offener Herzoperation wegen Herzfehlers. Zustand nach rechts-hemisphärischem ventrikulo-peritonealem Shunt.

Das EEG zeigt eine deutliche Amplitudenerhöhung der Betaaktivität rechts zentro-parietal.

EEG-KLASSIFIKATION: Pathologisches EEG II (Wach)

1. Asymmetrie, erhöhtes Beta rechts zentro-parietal

EEG-BEURTEILUNG: Dieses EEG reflektiert den Zustand nach Anlage eines rechts-hemisphärischen ventrikulo-peritonealen Shunts.

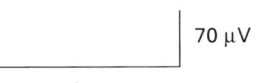

70 µV

1 s

111

Abb. 64: **Kontinuierliche Verlangsamung, linke Hemisphäre**
Asymmetrie, reduzierte Schlafspindel linke Hemisphäre

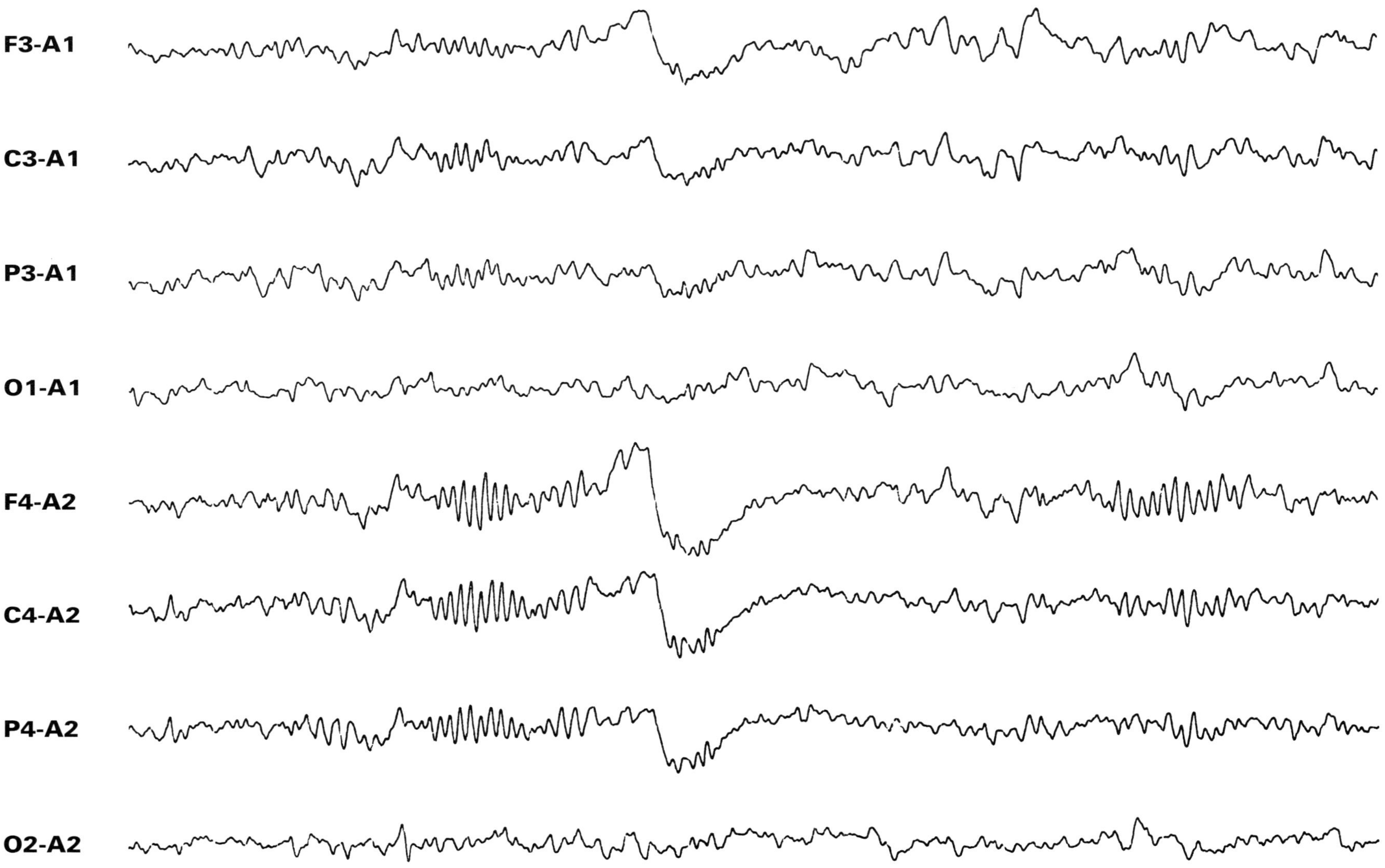

F3-A1

C3-A1

P3-A1

O1-A1

F4-A2

C4-A2

P4-A2

O2-A2

29-jähriger Mann mit therapieresistenter linksseitiger Temporallappenepilepsie.

Das EEG wurde nach einem Status epileptikus
mit postiktaler rechtsseitiger Hemiparese abge-
leitet. Beachte die deutliche Abschwächung der
Schlafspindeln und des K-Komplexes und die
irreguläre Delta-Verlangsamung über der linken
Hemisphäre. Interiktal zeigten sich in anderen
Abschnitten des EEG links temporale Sharp Waves.
Die Asymmetrie und Verlangsamung hatte vor dem
Status epileptikus nicht bestanden und war in

einem Kontroll-EEG nach drei Tagen nicht mehr
nachweisbar.

EEG-KLASSIFIKATION: Pathologisches EEG III
(Schlaf)

1. Kontinuierliche Verlangsamung, linke
Hemisphäre
1. Asymmetrie, reduzierte Schlafspindeln linke
Hemisphäre

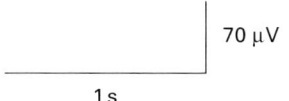
70 µV

1 s

EEG-BEURTEILUNG: Dieses nach einem Status
epileptikus mit rechtsseitiger Hemiparese abgeleitete EEG zeigt eine Funktionsstörung der linken
Hemisphäre.

Abb. 65a: **Schlafbeginn-REM**

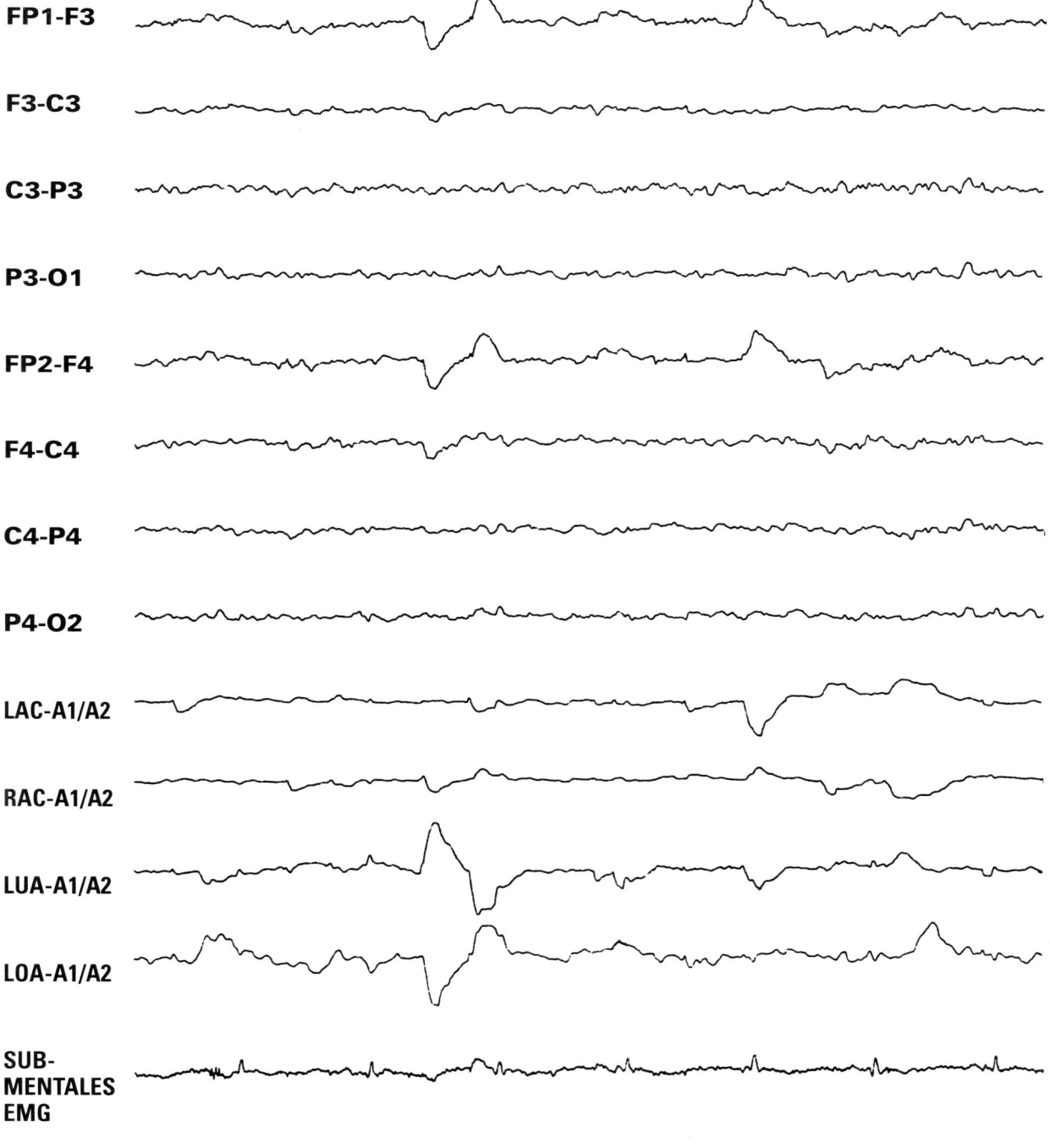

FP1-F3

F3-C3

C3-P3

P3-O1

FP2-F4

F4-C4

C4-P4

P4-O2

LAC-A1/A2

RAC-A1/A2

LUA-A1/A2

LOA-A1/A2

SUB-
MENTALES
EMG

50 µV

1 s

49-jähriger Patient mit einer seit 20 Jahren bestehenden Narkolepsie.

In Abb. 65a war während eines multiplen Ein-
schlaflatenz-Tests 2 Minuten nach dem Einschlafen
REM-Schlaf aufgetreten. Beachte die typischen
Merkmale für REM-Schlaf (rasche, vor allem late-
rale und oblique Augenbewegungen, reduzierter
Muskeltonus und gemischte niedrigamplitudige
Alpha- und Thetafrequenzen im EEG). LAC = links
äußerer Canthus, RAC = rechts äußerer Canthus,
LUA = links unterhalb Auge, LOA = links oberhalb
Auge. A1/A2 = zusammengeschaltete Ohr-
elektroden.

*EEG-KLASSIFIKATION: Pathologisches EEG III
(Wach/Schlaf).*

1. Schlafbeginn-REM

EEG-BEURTEILUNG: Dieses EEG spricht mit dem
Auftreten von Schlafbeginn-REM und der klinischen
Symptomatik für die Diagnose einer Narkolepsie.

Abb. 65b: **Wachzustand**

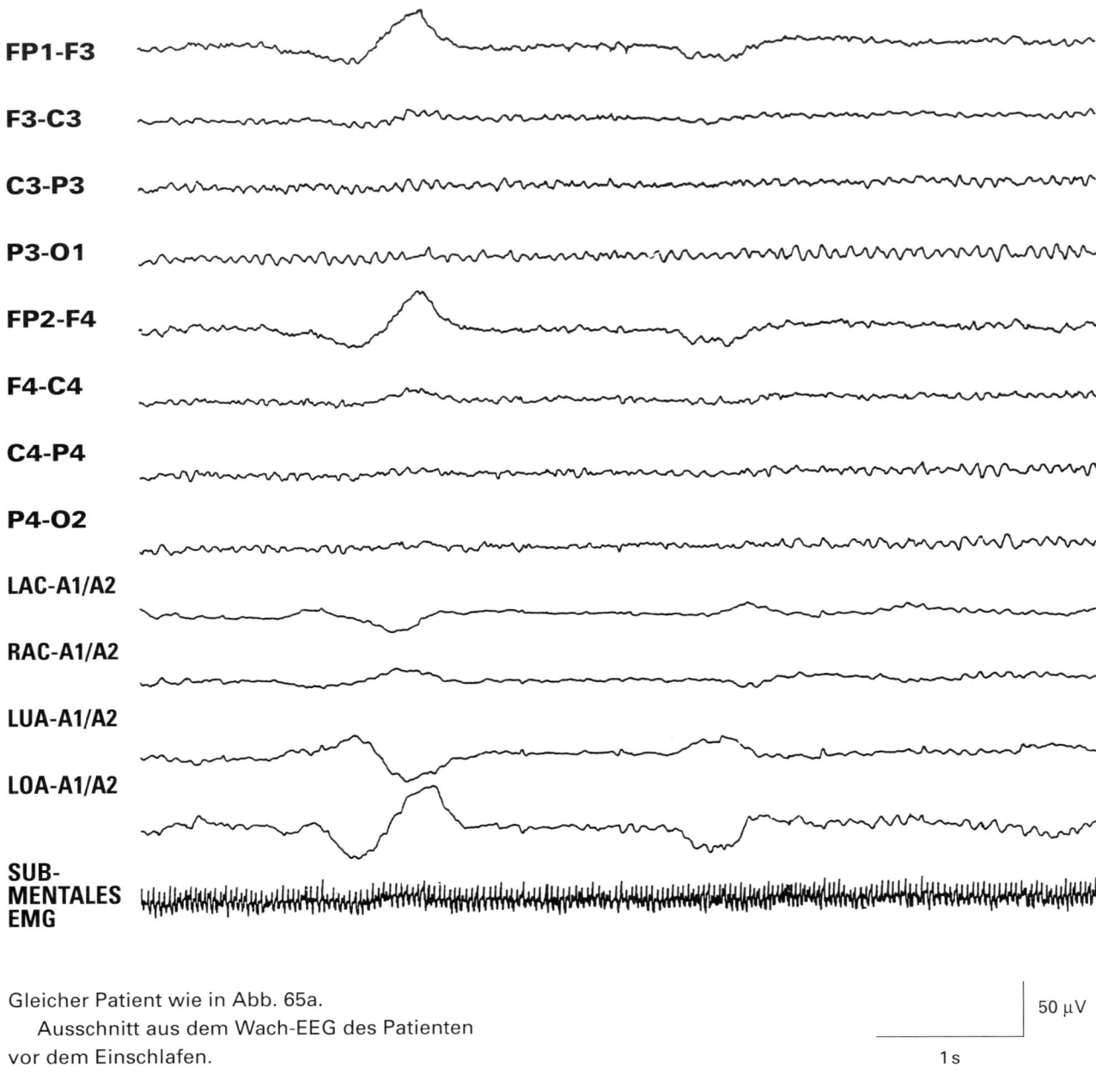

FP1-F3

F3-C3

C3-P3

P3-O1

FP2-F4

F4-C4

C4-P4

P4-O2

LAC-A1/A2

RAC-A1/A2

LUA-A1/A2

LOA-A1/A2

**SUB-
MENTALES
EMG**

50 µV

1 s

Gleicher Patient wie in Abb. 65a.
   Ausschnitt aus dem Wach-EEG des Patienten
vor dem Einschlafen.

LAC   = links äußerer Canthus
RAC   = rechts äußerer Canthus
LUA   = links unterhalb Auge
LOA   = links oberhalb Auge
A1/A2 = zusammengeschaltete Ohrelektroden

114

Abb. 66: **Periodisches Muster**
Delta-Sopor

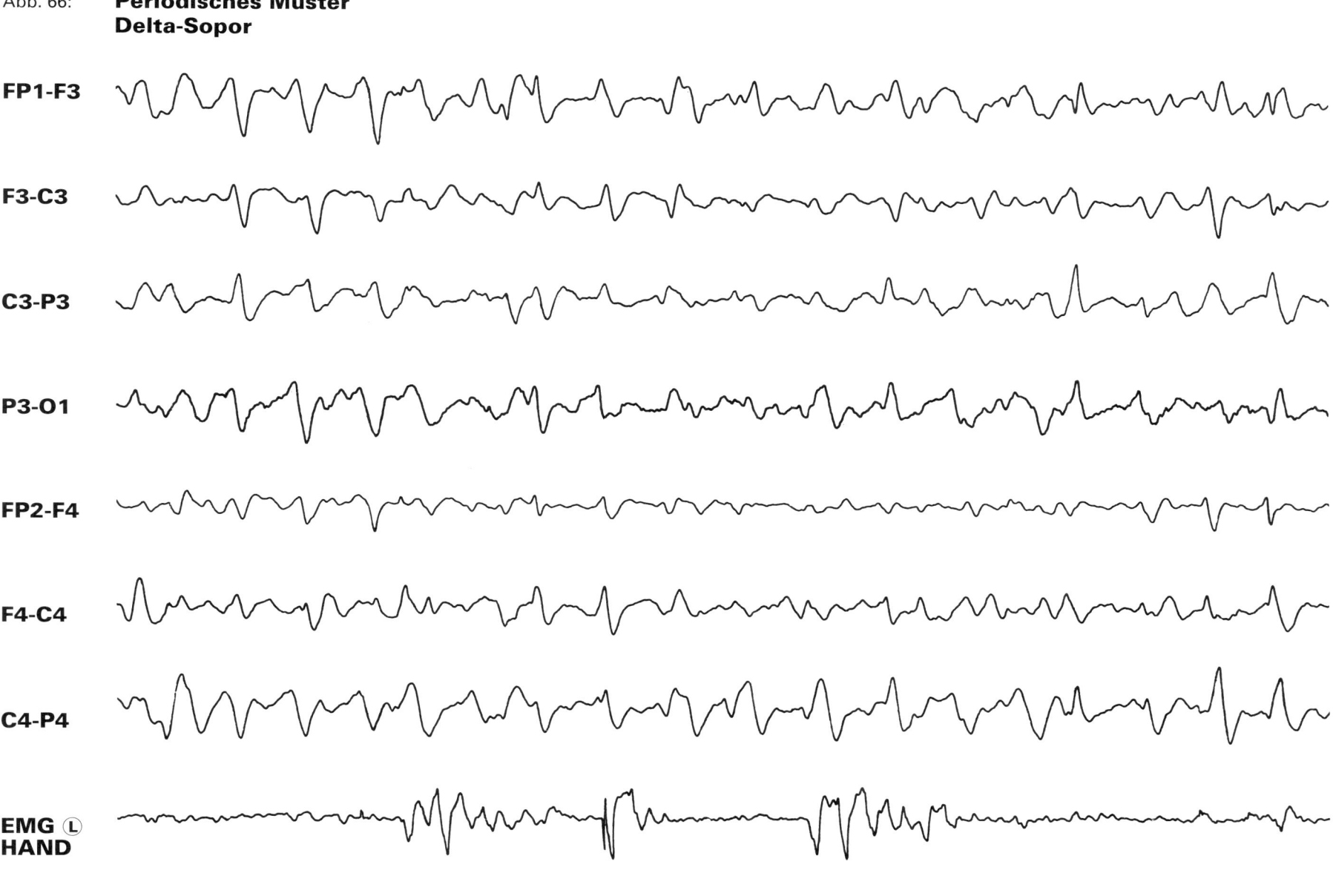

FP1-F3

F3-C3

C3-P3

P3-O1

FP2-F4

F4-C4

C4-P4

EMG ⓛ
HAND

150 μV

1 s

78-jährige Patientin mit bilateraler Karotisstenose und postanoxischem Status myoklonikus.

Während der gesamten Ableitung traten irreguläre Myoklonien über verschiedensten Körperabschnitten auf. Das EEG zeigt ein relativ monomorphes generalisiertes periodisches Muster und eine kontinuierliche diffuse Verlangsamung mit Vorherrschen von Delta- und Thetawellen. Beachte, daß das Periodische Muster trotz bilateral diffuser Verteilung nicht völlig symmetrisch auftritt. Myoklonien der linken Hand wurden mittels EMG simultan aufgezeichnet und zeigten keine Beziehung zu den EEG-Veränderungen.

EEG-KLASSIFIKATION: Pathologisches EEG III
(Sopor)

1. Periodisches Muster
2. Delta-Sopor

EEG-BEURTEILUNG: Dieses EEG zeigt Hinweise für eine schwere diffuse, postanoxische Enzephalopathie bei klinisch bestehendem Status myoklonikus.

Abb. 67: **Periodisches Muster**

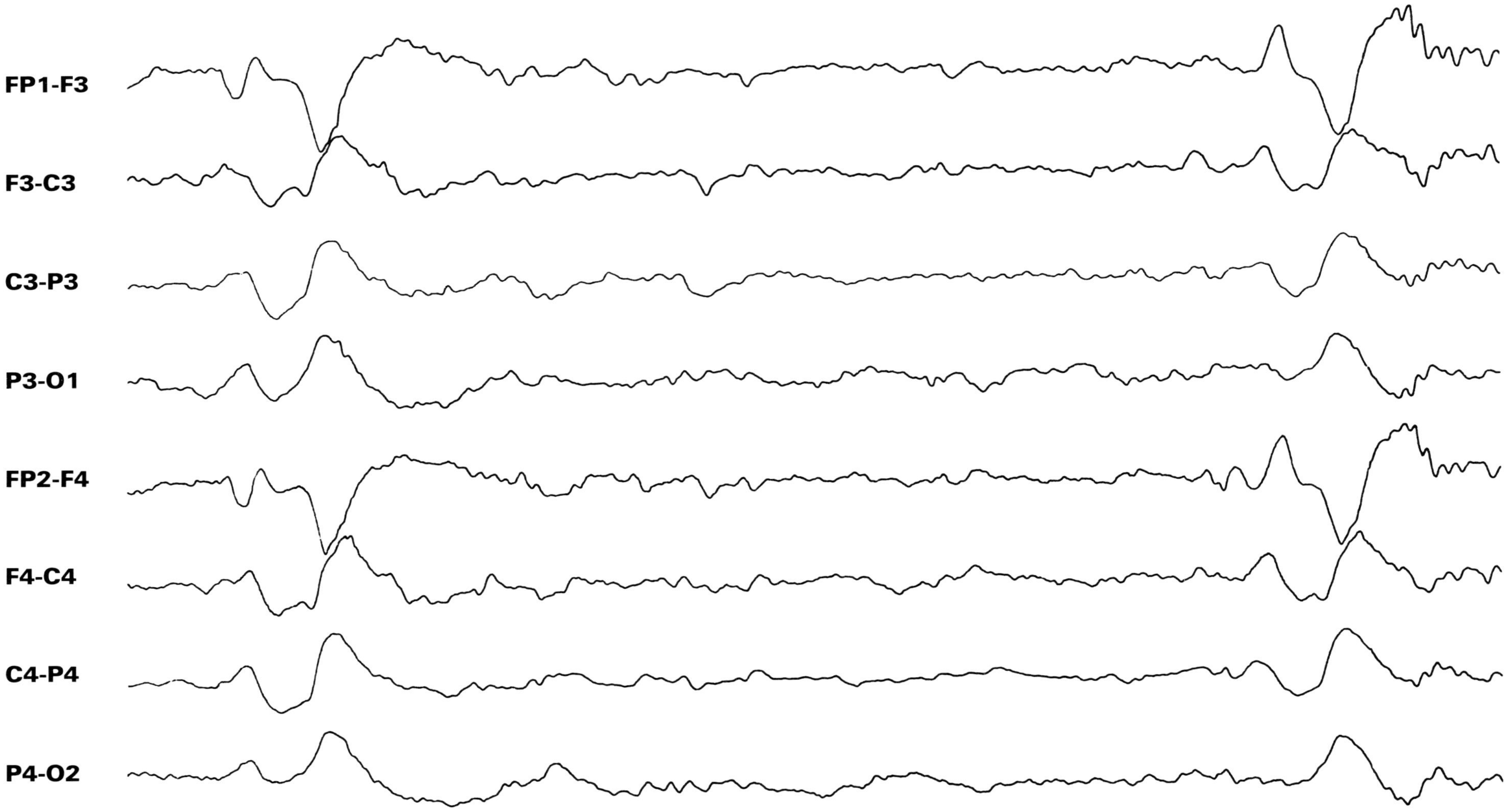

FP1-F3

F3-C3

C3-P3

P3-O1

FP2-F4

F4-C4

C4-P4

P4-O2

17-jähriger Junge mit subakuter sklerosierender Panenzephalitis (SSPE).

Die Entladungen traten periodisch mit Intervallen zwischen 6 bis 8 Sekunden auf. Beachte die spindelige Aktivität in den Frontalregionen nach dem 2. Burst. Zusätzlich zum Periodischen Muster zeigte das EEG in anderen Abschnitten eine generalisierte kontinuierliche Verlangsamung.

EEG-KLASSIFIKATION: Pathologisches EEG III (Sopor)

1. Periodisches Muster

EEG-BEURTEILUNG: Dieses EEG zeigt ein periodisches Muster mit einer verhältnismäßig langsamen Entladungsfrequenz, die im Zusammenhang mit der Klinik die Diagnose einer subakuten sklerosierenden Panenzephalitis stützt.

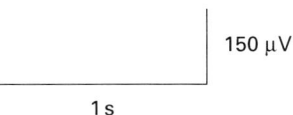

150 µV

1 s

Abb. 68:   **Periodisches Muster**

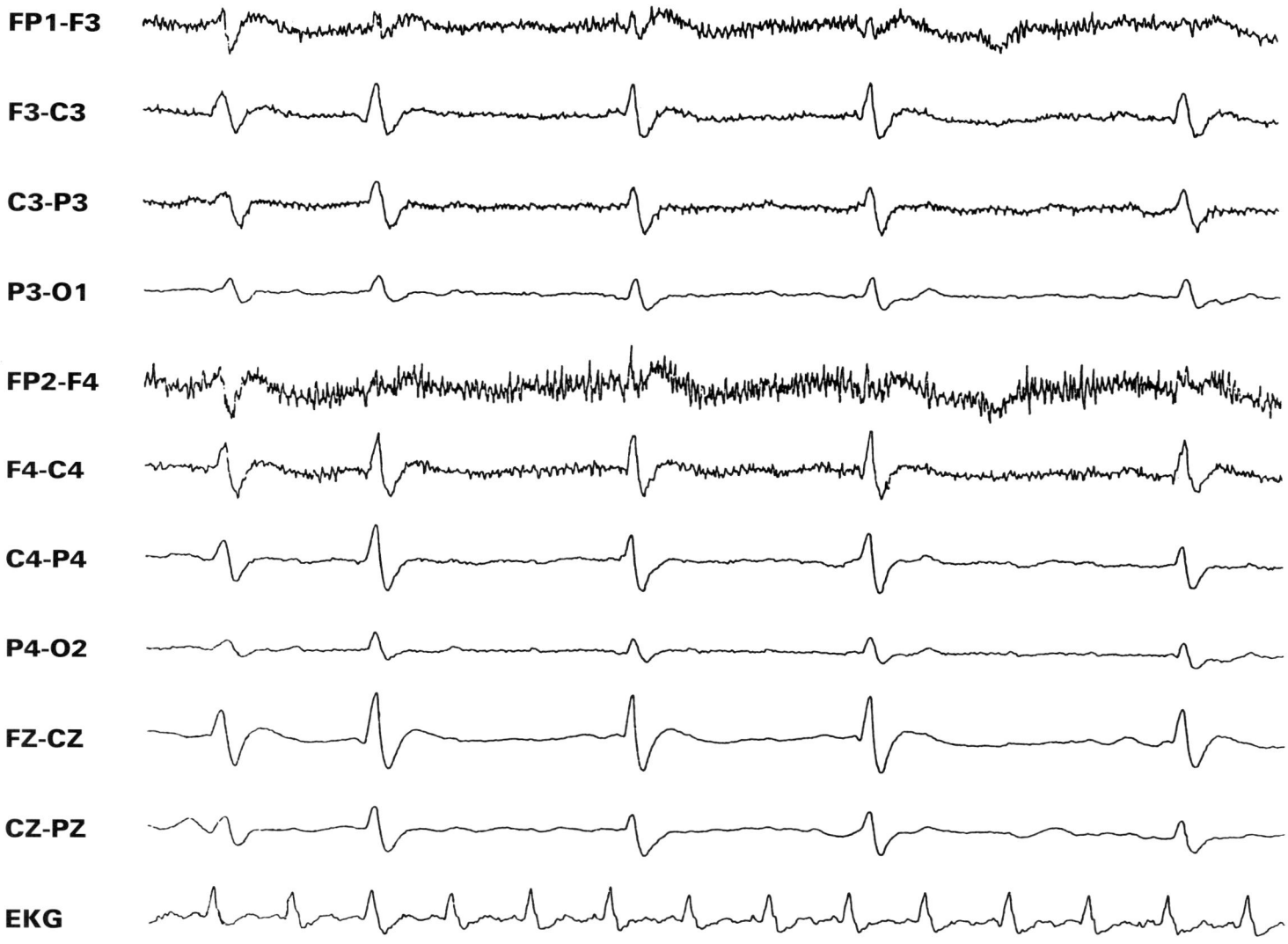

FP1-F3

F3-C3

C3-P3

P3-O1

FP2-F4

F4-C4

C4-P4

P4-O2

FZ-CZ

CZ-PZ

EKG

81-jähriger Patient mit Jakob-Creutzfeldt-Erkrankung seit 5 Monaten. EMG-Artefakt in den frontalen Ableitungen. Monomorphe biphasische Wellen mit einer kleinen langsamen Nachschwankung treten in Abständen von ca. 1–2 Sekunden auf. Dazwischen zeigt sich ein relativ flaches EEG.

EEG-KLASSIFIKATION: Pathologisches EEG III (Koma)

1. Periodisches Muster

EEG-BEURTEILUNG: Dieses EEG zeigt ein periodisches Muster, wie es im Zusammenhang mit der Klinik typisch für eine Jakob-Creutzfeldt- Erkrankung ist.

70 μV

1 s

Abb. 69: **Triphasische Wellen**

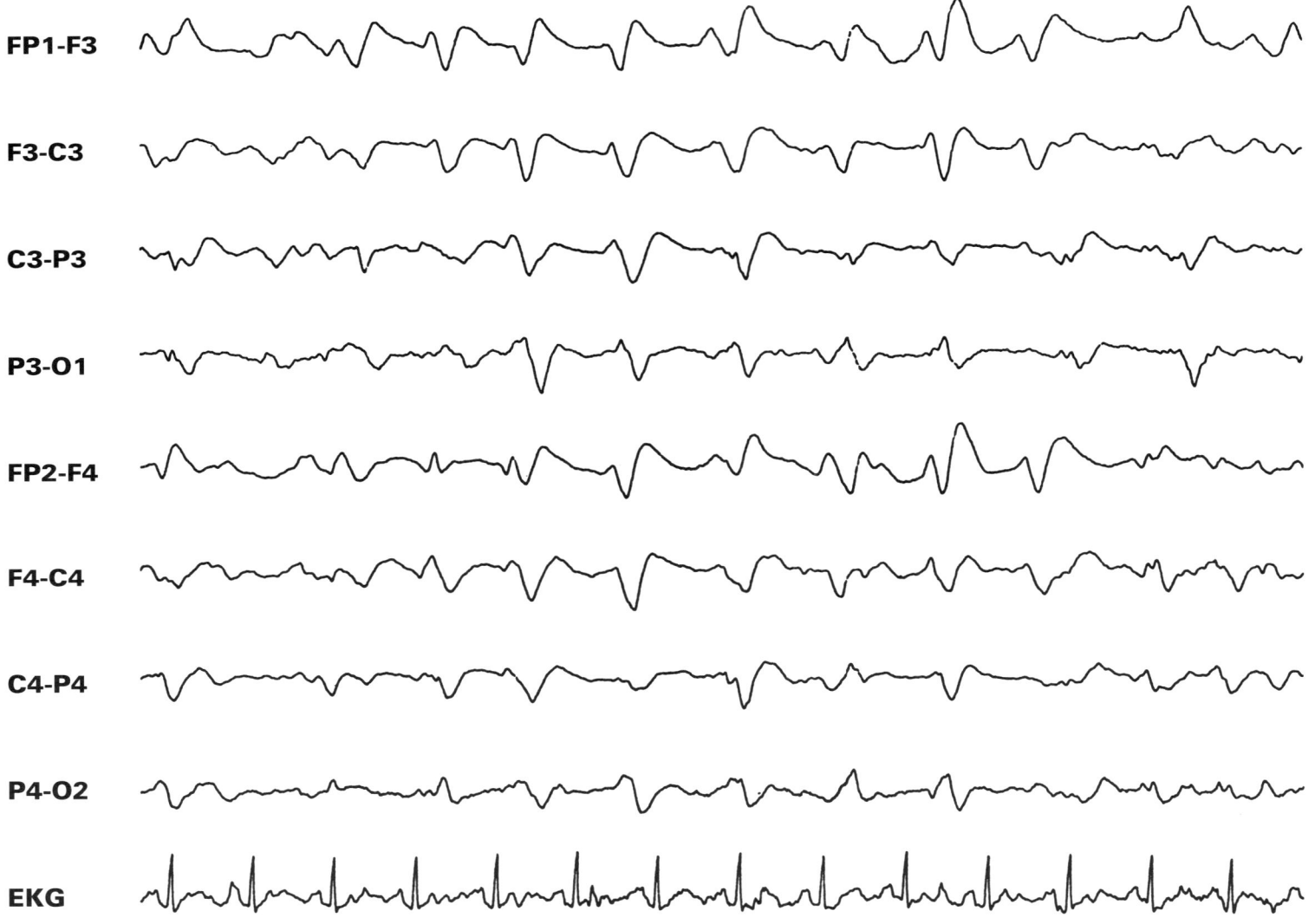

58-jährige Patientin mit hepatischer Enzephalopathie. Beachte die für triphasische Wellen in einer bipolaren Ableitung typische »anterior-posteriore Verzögerung«. Der höchste Ausschlag weist mit einem Maximum in den vorderen Ableitungen nach unten und ist höchstwahrscheinlich positiv.

EEG-KLASSIFIKATION: Pathologisches EEG III (Sopor)

1. Triphasische Wellen, generalisiert

EEG-BEURTEILUNG: Dieses EEG zeigt mit triphasischen Wellen Hinweise für eine metabolische Enzephalopathie, die im Zusammenhang mit der Klinik des Patienten hepatischer Genese ist.

100 µV

1 s

Periodische lateralisierte epilepsietypische Entladungen, rechte Hemisphäre

FP1-F7

F7-T7

T7-P7

P7-O1

FP2-F8

F8-T8

T8-P8

P8-O2

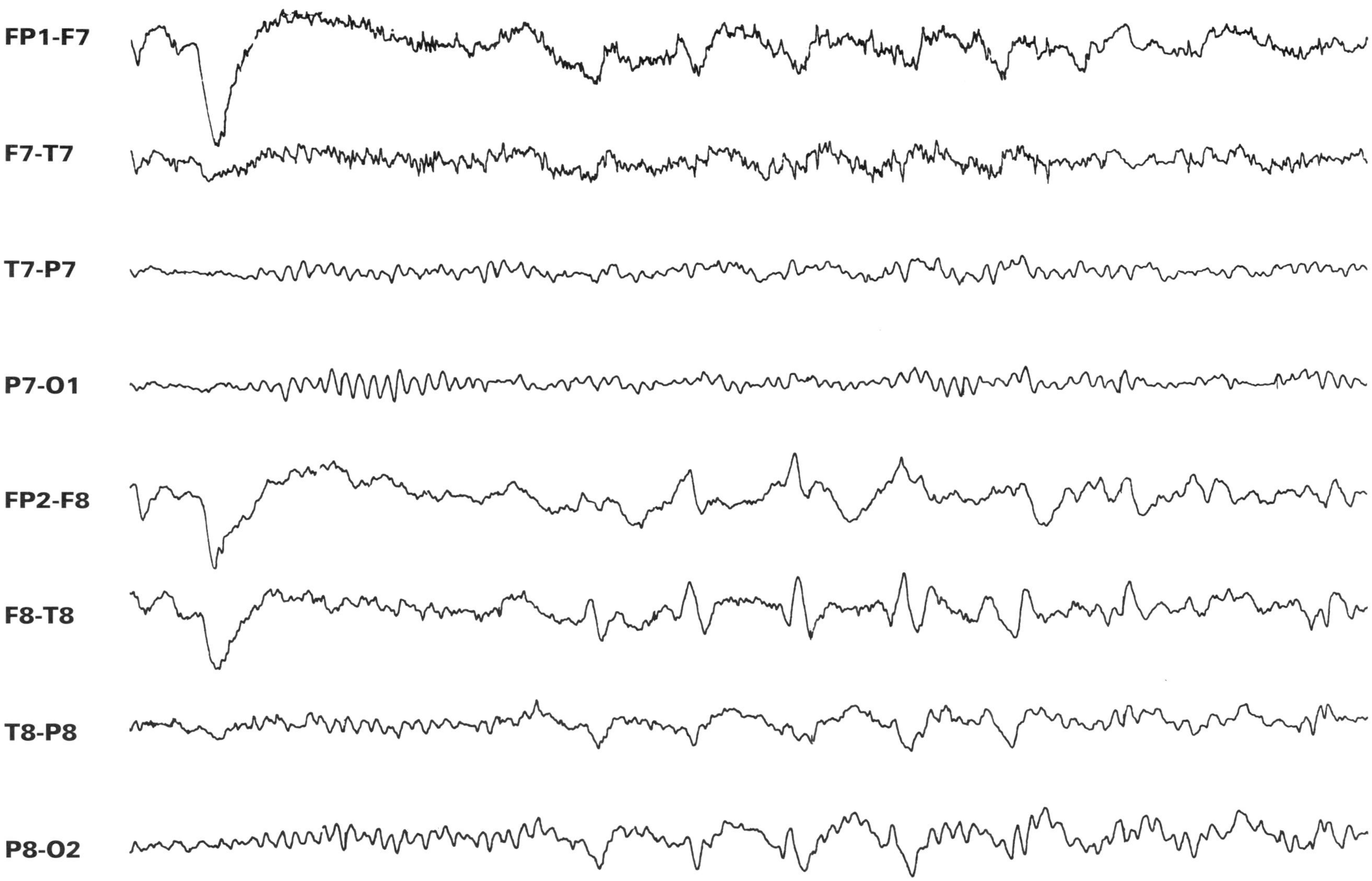

76-jähriger Patient mit dystoner Bewegungsstörung des linken Arms, Gangstörung und progressiver dementieller Entwicklung auf dem Boden einer Alzheimerschen Erkrankung. Beachte den erhaltenen Alpha-Grundrhythmus. Periodische lateralisierte epilepsietypische Entladungen (PLEDs) über der rechten Hemisphäre dominierten die EEG-Ableitung. Anamnestisch keine epileptischen Anfälle.

EEG-KLASSIFIKATION: Pathologisches EEG III (Wach)

1. Periodische lateralisierte epilepsietypische Entladungen, rechte Hemisphäre

EEG-BEURTEILUNG: Dieses EEG zeigt periodische lateralisierte epilepsietypische Potentiale über der rechten Hemisphäre. Ein solcher EEG-Befund ist zumeist bei Patienten mit akuten schweren Hirninsulten anzutreffen. In diesem Fall besteht derzeit keine klare klinische Korrelation für diesen Befund. Ein Zusammenhang zur Alzheimer Erkrankung des Patienten, bei der selten einmal PLEDs auftreten können, kann nicht ausgeschlossen werden.

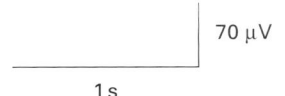

70 µV

1 s

119

Abb. 71: **Periodische lateralisierte epilepsietypische Potentiale, rechte Hemisphäre Delta-Koma**

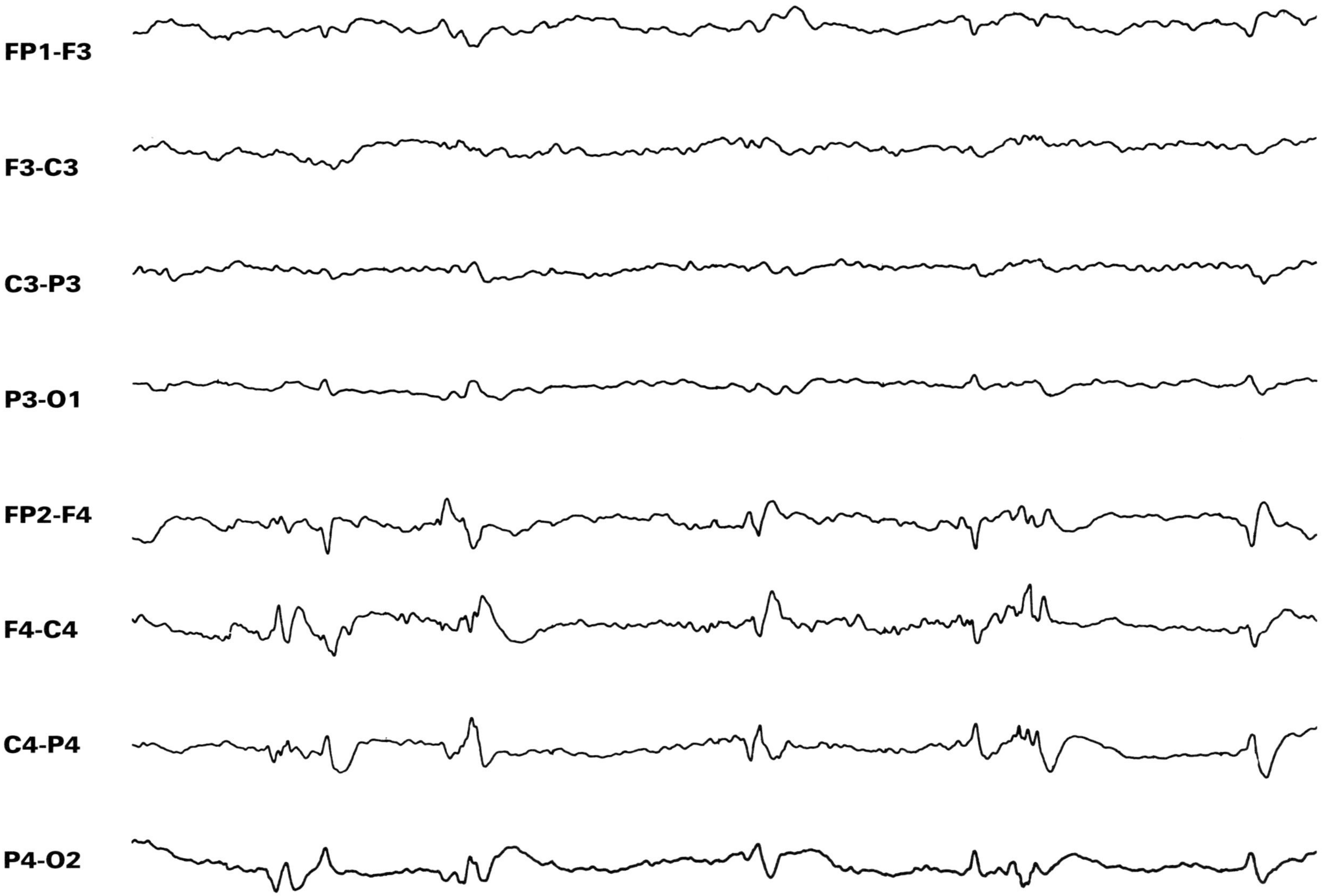

FP1-F3

F3-C3

C3-P3

P3-O1

FP2-F4

F4-C4

C4-P4

P4-O2

66-jähriger komatöser Patient mit schwerer diffuser anoxischer Enzephalopathie nach offener Herzoperation.

Das EEG zeigt eine diffuse Verlangsamung und über der rechten Hemisphäre periodische polymorphe Komplexe, die sich im Abstand von ca. 1–1,5 Sekunden wiederholen.

EEG-KLASSIFIKATION: Pathologisches EEG III (Koma)

1. Periodische lateralisierte epilepsietypische Potentiale, rechte Hemisphäre
2. Delta-Koma

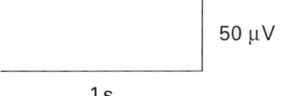

50 µV

1 s

EEG-BEURTEILUNG: Dieses EEG zeigt mit periodischen lateralisierten epilepsietypischen Potentialen über der rechten Hemisphäre und Hinweisen für eine schwere diffuse Hirnfunktionsstörung den

Zustand nach einer schweren zerebralen Anoxie bei offener Herz-Operation und spricht vermutlich für einen abgelaufenen rechts-hemisphärischen Infarkt.

Abb. 72: **Periodische lateralisierte epilepsietypische Potentiale, rechte Hemisphäre**

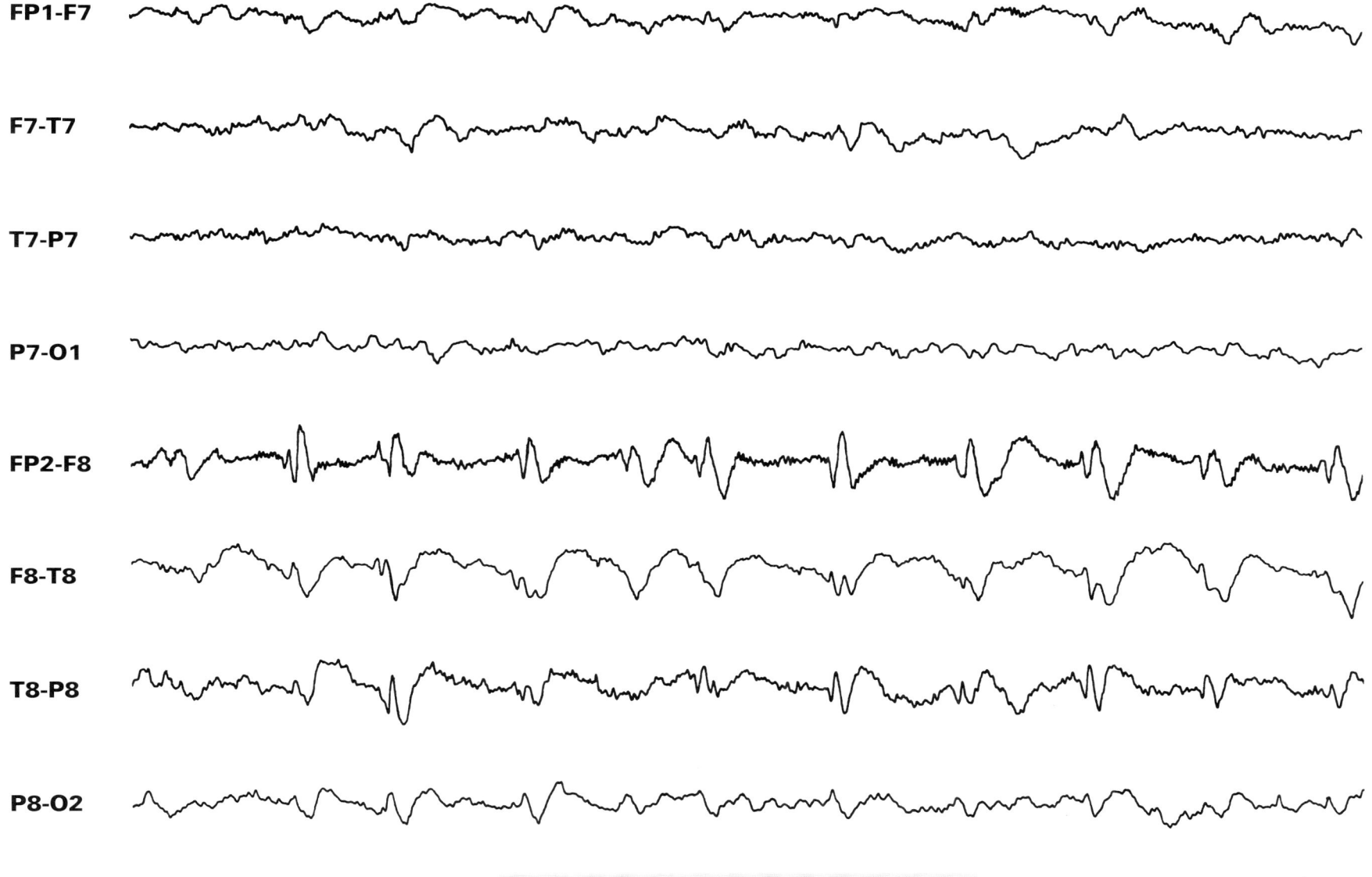

FP1-F7

F7-T7

T7-P7

P7-O1

FP2-F8

F8-T8

T8-P8

P8-O2

17-Monate alter Junge mit generalisierter Epilepsie auf dem Boden einer tuberösen Sklerose.

Die linke Hemisphäre zeigt eine altersentsprechende Aktivität. Rechts sieht man im Abstand von knapp 1 Sekunde regelmäßig sich wiederholende Sharp Waves.

EEG-KLASSIFIKATION: Pathologisches EEG III (Wach)

1. Periodische lateralisierte epilepsietypische Entladungen, rechte Hemisphäre

EEG-BEURTEILUNG: Dieses EEG weist mit periodischen lateralisierten epilepsietypischen Potentialen über der rechten Hemisphäre auf eine regionale sehr aktive epileptogene Läsion.

100 μV

1 s

Periodische lateralisierte epilepsietypische Potentiale, linke und rechte Hemisphäre Delta-Koma

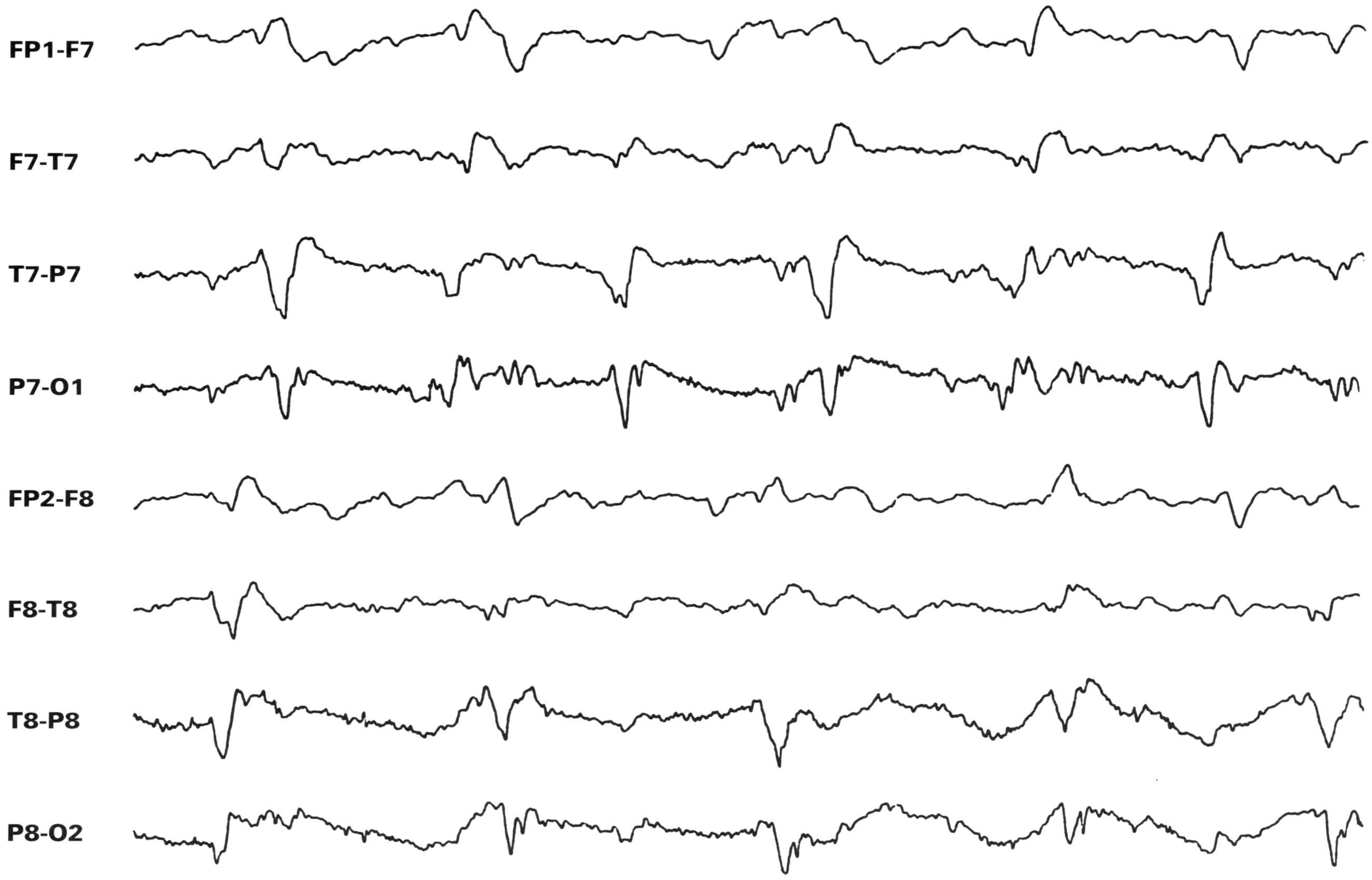

FP1-F7

F7-T7

T7-P7

P7-O1

FP2-F8

F8-T8

T8-P8

P8-O2

36-jähriger komatöser Patient mit vermutlich sekundär generalisierten tonisch-klonischen Anfällen nach Herz-Kreislauf-Stillstand im Gefolge einer Lebertransplantation.

Die Entladungen über der linken und rechten Hemisphäre traten unabhängig voneinander auf und haben unterschiedliche Morphologie.

EEG-KLASSIFIKATION: Pathologisches EEG III (Koma)

1. Periodische lateralisierte epilepsietypische Entladungen, linke und rechte Hemisphäre
2. Delta-Koma

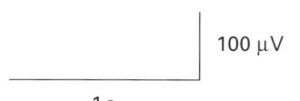

100 µV

1 s

EEG-BEURTEILUNG: Dieses EEG zeigt epilepsietypische Potentiale über beiden Hemisphären und eine schwere diffuse, in diesem Fall postanoxische Hirnfunktionsstörung.

Burst-Suppression, generalisiert

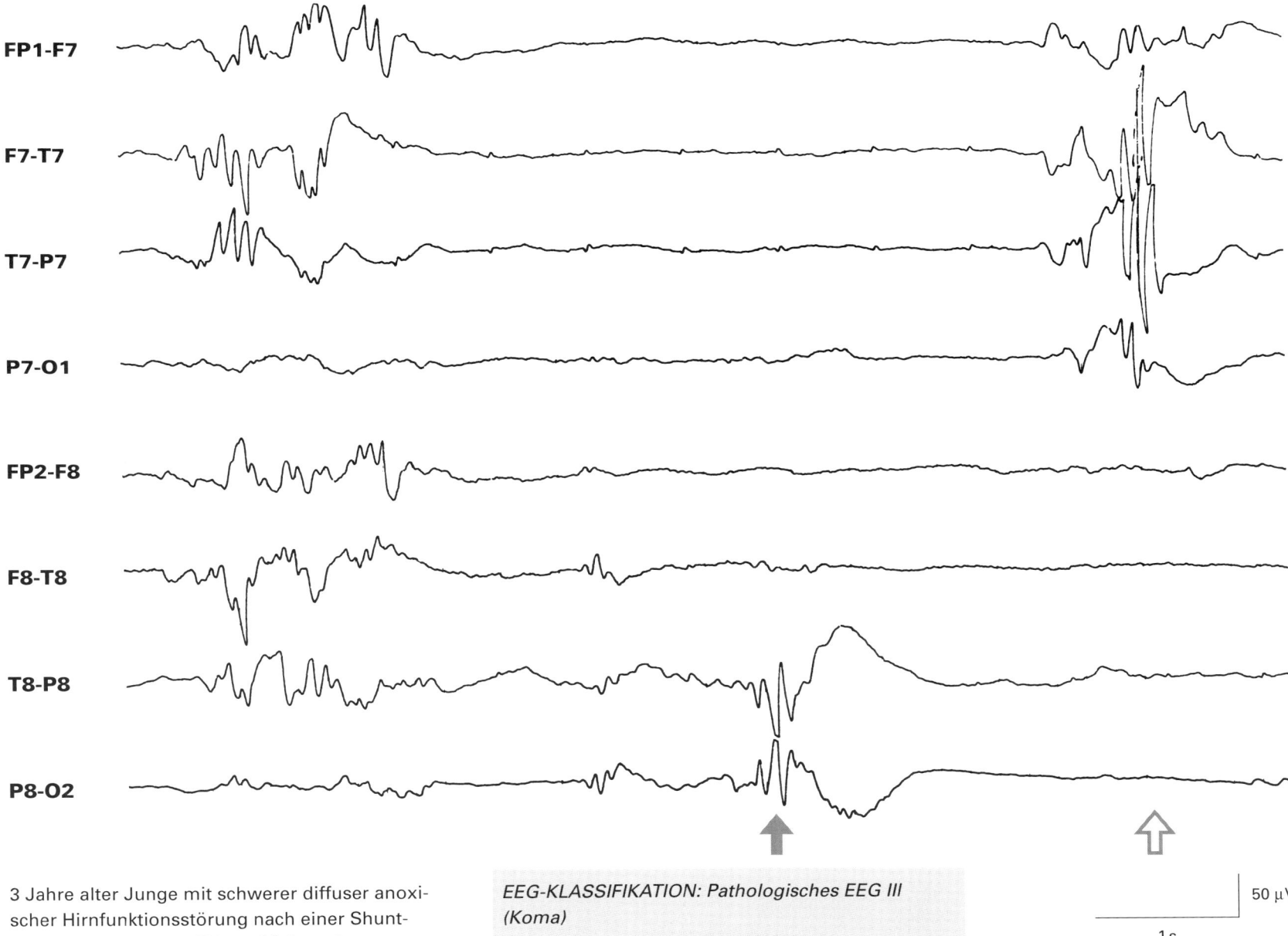

FP1-F7

F7-T7

T7-P7

P7-O1

FP2-F8

F8-T8

T8-P8

P8-O2

3 Jahre alter Junge mit schwerer diffuser anoxischer Hirnfunktionsstörung nach einer Shunt-
revision wegen einer Tricuspidalatresie.

Das Burst-Intervall konnte zwischen 4–18 Sekunden variieren. Beachte neben den generalisierten
die in der zweiten Abbildungshälfte dargestellten
regionalen Bursts an T7 (offener Pfeil) und P8
(voller Pfeil). Zwischen den Bursts ist das EEG flach.
In der Elektrode T7 stellt sich ein EKG-Artefakt dar.

*EEG-KLASSIFIKATION: Pathologisches EEG III
(Koma)*

1. Burst Suppression, generalisiert

EEG-BEURTEILUNG: Dieses EEG zeigt eine schwere
diffuse Hirnfunktionsstörung, die im Zusammenhang mit der Klinik vermutlich durch eine zerebrale
Anoxie nach Shunt-Revision bei Herzklappenfehler
bedingt ist.

50 μV

1 s

Abb. 75: **Burst-Suppression, generalisiert**

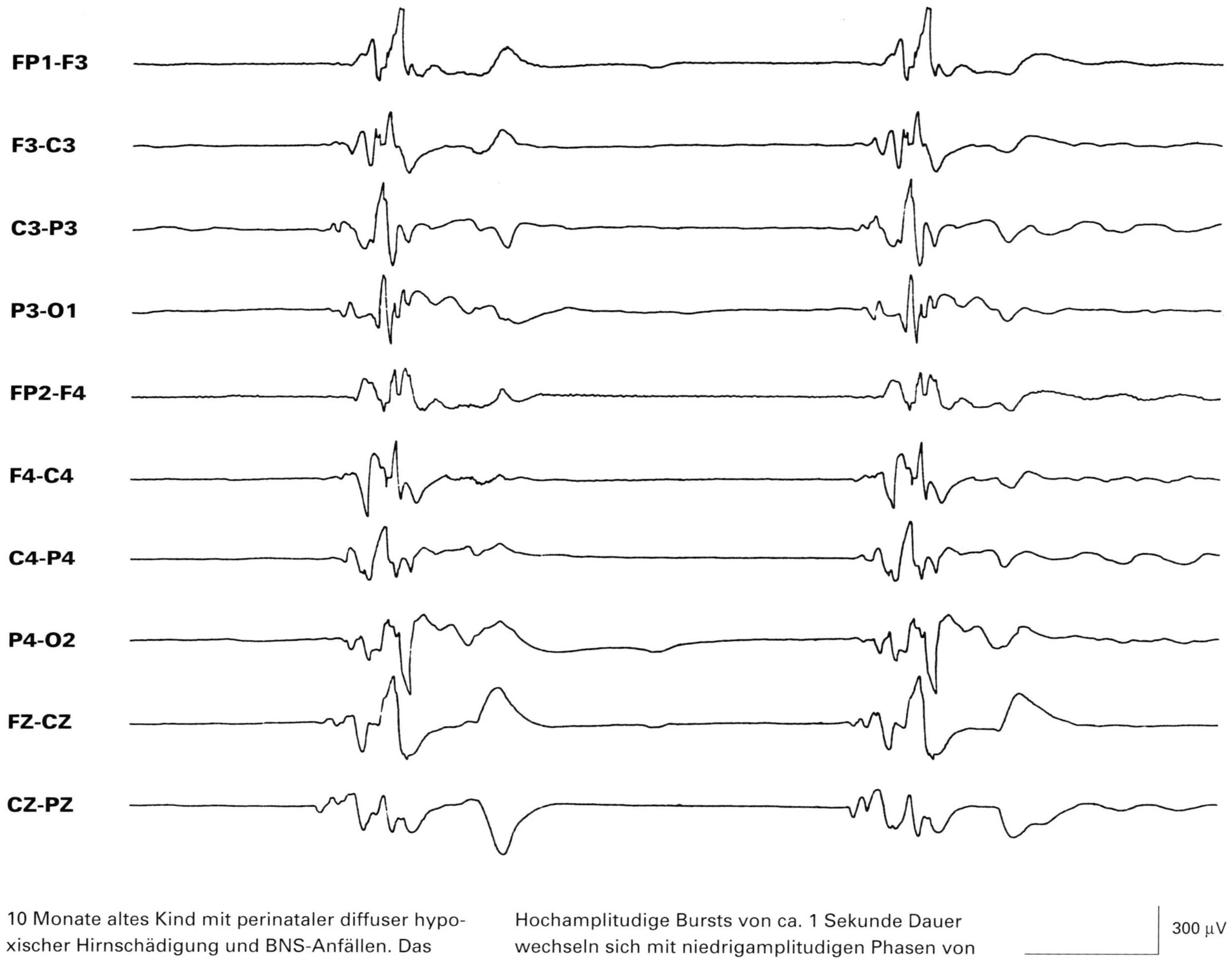

FP1-F3
F3-C3
C3-P3
P3-O1
FP2-F4
F4-C4
C4-P4
P4-O2
FZ-CZ
CZ-PZ
300 µV
1 s

10 Monate altes Kind mit perinataler diffuser hypoxischer Hirnschädigung und BNS-Anfällen. Das Kind hat während dieser EEG-Ableitung geschlafen.

Bei diesen Kindern trifft der Terminus »tracé paroxystique« die Situation besser und reflektiert die Neigung zu synchronisierter Entladung und dazwischenliegenden flachen EEG-Phasen im Schlaf. Für die Beurteilung eines Burst-Suppressions-Musters muß die Verstärker-Empfindlichkeit deutlich höher sein, als hier abgebildet, um dem Kriterium der Suppression (< 10 µV) zu entsprechen.

Hochamplitudige Bursts von ca. 1 Sekunde Dauer wechseln sich mit niedrigamplitudigen Phasen von ca. 2 Sekunden Dauer ab.

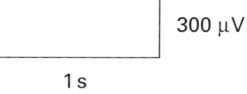

EEG-KLASSIFIKATION: Pathologisches EEG III (Schlaf)

1. Burst Suppression, generalisiert

EEG-BEURTEILUNG: Dieses EEG zeigt den Zustand nach einer schweren diffusen perinatalen hypoxischen Hirnschädigung. Der Befund entspricht einem »Tracé paroxystique«, wie es typischerweise im Schlaf von Kindern mit BNS-Anfällen auftritt.

Burst-Suppression, lateralisiert rechte Hemisphäre

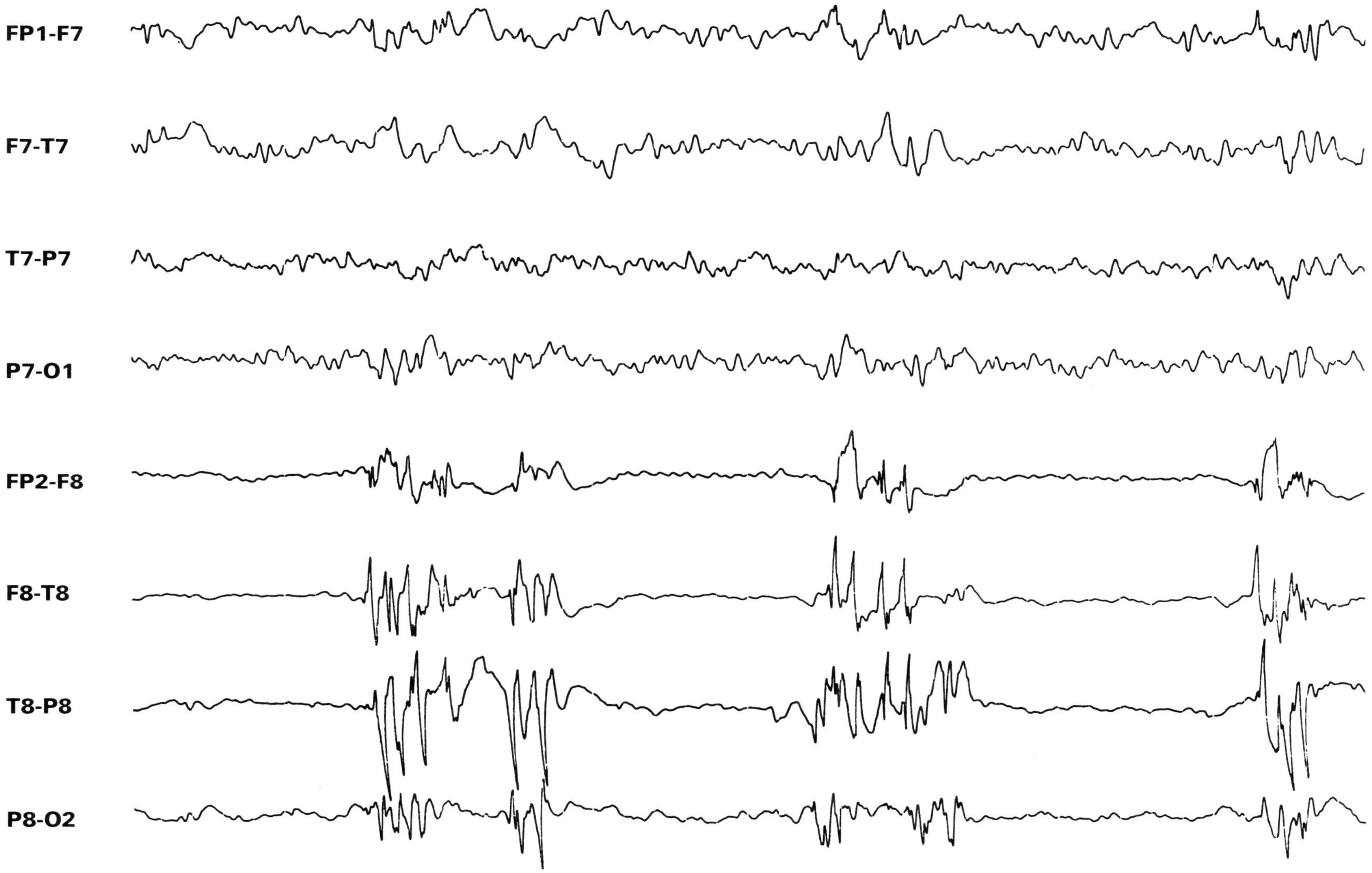

FP1-F7

F7-T7

T7-P7

P7-O1

FP2-F8

F8-T8

T8-P8

P8-O2

5-jähriger Junge mit medikamentös therapieresistenten Anfällen seit der Geburt.

Dieses EEG wurde nach einem fokalen Status
epileptikus mit Kloni der linken Körperseite aufgezeichnet und zeigt über der rechten Hemisphäre
polyphasische, polymorphe Entladungen, die von
Phasen flacher EEG-Aktivität gefolgt sind.
Beachte die wegen der hochamplitudigen Bursts
niedrige Empfindlichkeit der Aufzeichnung, die die
flachen Phasen betont.

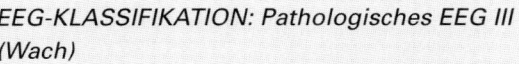

*EEG-KLASSIFIKATION: Pathologisches EEG III
(Wach)*

1. Burst Suppression, rechte Hemisphäre

EEG-BEURTEILUNG: Dieses nach einem fokalen
Status epileptikus mit Kloni der linken Körperseite
aufgezeichnete EEG spricht für eine schwere rechts-
hemisphärische epileptogene Läsion.

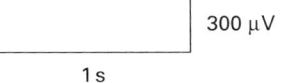

300 µV

1 s

Grundrhythmus-Suppression, generalisiert

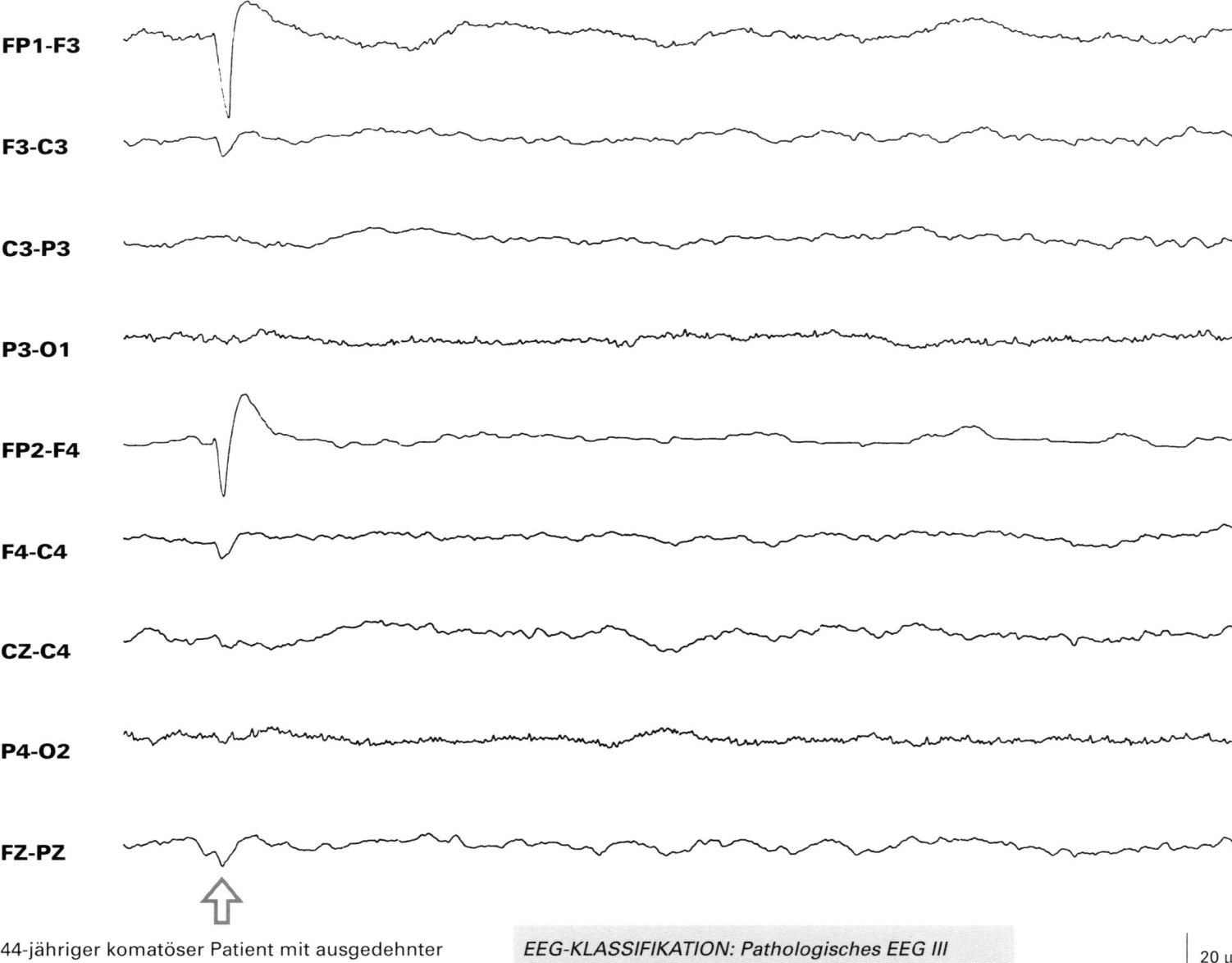

44-jähriger komatöser Patient mit ausgedehnter intrazerebraler Massenblutung.

Das EEG bietet bei hoher Empfindlichkeit der Ableitung eine Hirnaktivität, die 10 µV nicht übersteigt. Gemischte Frequenzen mit Überwiegen von Theta- und Deltawellen sind dargestellt. Augenblinkartefakt am linken Abbildungsrand.

EEG-KLASSIFIKATION: Pathologisches EEG III (Koma)

1. Grundrhythmus-Suppression, generalisiert.

EEG-BEURTEILUNG: Dieses EEG zeigt Hinweise für eine schwere diffuse Hirnfunktionsstörung, die bei dem komatösen Patienten im Zusammenhang mit der massiven Hirnblutung zu sehen ist.

20 µV

1 s

Abb. 78: **Grundrhythmus-Suppression, links temporal**

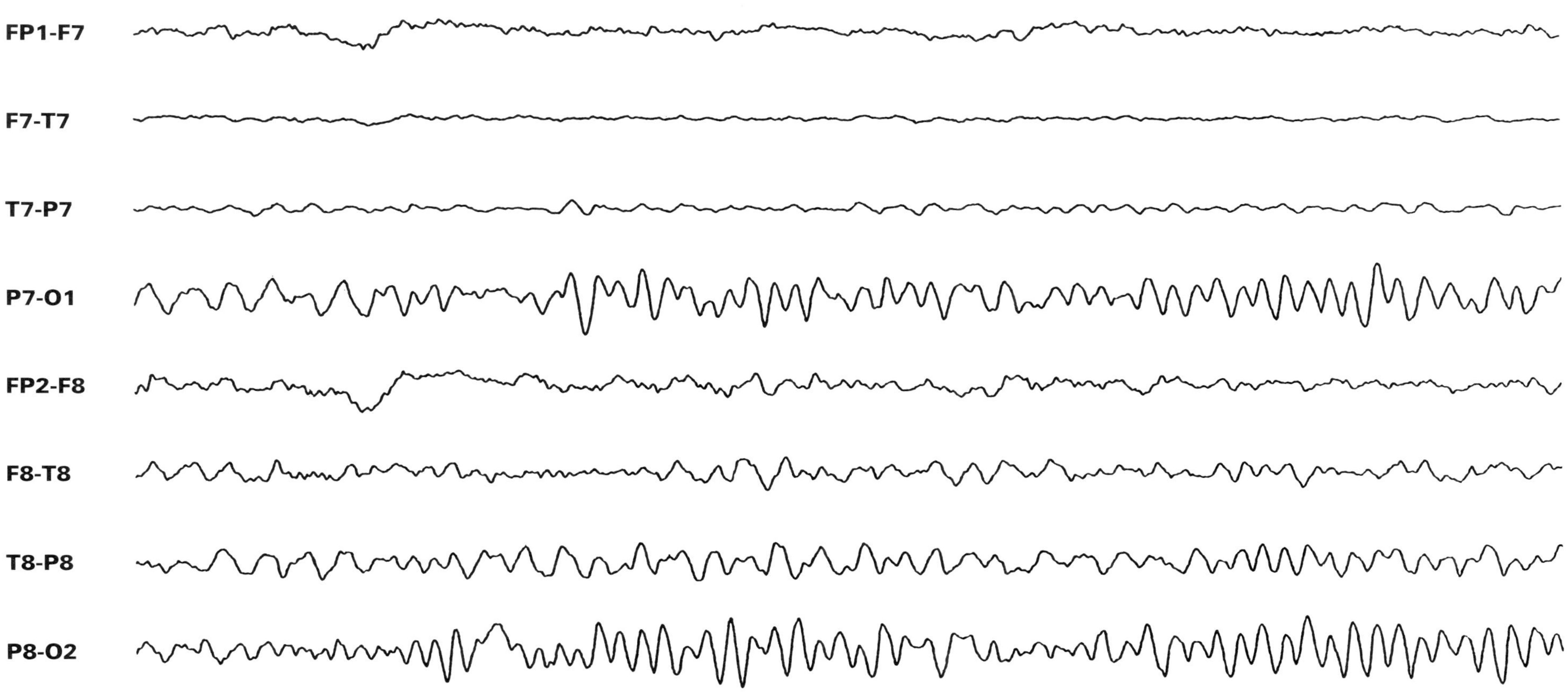

FP1-F7

F7-T7

T7-P7

P7-O1

FP2-F8

F8-T8

T8-P8

P8-O2

7-jähriger Junge mit einer großen links temporalen porenzephalen Zyste.

Über beidseits okzipital zeigt sich ein gut ausgeprägter Alpharhythmus. Links temporal zeigt sich eine deutliche Abflachung der rechtsseitig physiologisch dargestellten Frequenzen.

EEG-KLASSIFIKATION: Pathologisches EEG III (Wach)

1. Grundrhythmussuppression, links fronto-temporal

EEG-BEURTEILUNG: Dieses EEG reflektiert den Zustand bei einer großen links temporalen porenzephalen Zyste.

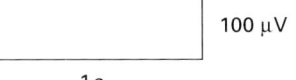

100 µV

1 s

D. Besondere Muster, die nur bei Patienten in Sopor oder Koma verwendet werden

EEG-Ableitungen von komatösen oder soporösen Patienten werden immer als pathologisches EEG III klassifiziert, unabhängig vom EEG-Muster. Bei komatösen oder soporösen Patienten kann eins der folgenden EEG-Muster klassifiziert werden:
– Alpha-Koma bzw. Alpha-Sopor,
– Spindel-Koma bzw. Spindel-Sopor,
– Beta-Koma bzw. Beta Sopor,
– Theta-Koma bzw. Theta-Sopor und
– Delta-Koma bzw. Delta-Sopor.

Zusätzlich zu einem dieser fünf pathologischen EEG-Muster, die so zusagen die »Grundaktivität« darstellen, kann jede der aufgeführten anderen EEG-Pathologien (Verlangsamungen, epilepsie-typische Muster oder besondere Muster) klassifiziert werden.

1. Alpha-Koma (AK) und Alpha-Sopor (AS)
Abb. 79

Definition:
Ein EEG bei komatösen/soporösen Patienten, in der Alpha-Aktivtät **dominiert.**

Bewertung:
EEG-Ableitungen bei komatösen/soporösen Patienten, die wie »Wachableitungen« aussehen, können verschiedenen Ursachen haben (Hockaday et al. 1965, Westmoreland et al. 1975, Bauer et al. 1982):

1. diskrete Läsionen des Hirnstamms am ponto-mesencephalen Übergang, die jedoch groß genug sind, um das Bewußtsein zu beeinträchtigen, ohne allerdings die Mechanismen zu stören, die das normale Wach-EEG-Muster generieren. In diesen Fällen kann die Reagibilität des Alpha-Grundrhythmus auf Lichtreize erhalten sein. Patienten mit Locked-In-Syndrom, die nicht komatös sind, können ein ähnliches EEG-Muster zeigen.

2. schwere anoxische Enzephalopathien. Diese Patienten bieten keine Reagibilität auf sensorische Stimuli.

3. Drogenintoxikationen.

Alpha-Koma (Alpha-Sopor) hat im Allgemeinen eine schlechte Prognose mit der Ausnahme der drogeninduzierten Fälle, die reversibel sein können (Kubicki et al. 1970, Bauer et al. 1987, Lerch und Kaplan 1984, Austin et al. 1988).

Grad der EEG-Pathologie:
Alpha-Koma/Sopor-EEG werden als pathologisches EEG III klassifiziert wegen ihrer Korrelation zu Koma (Sopor) und schweren Hirnfunktionsstörungen.

Beispiele:

(Abb. 79)
– Pathologisches EEG III (Koma)
1. Alpha-Koma

– Pathologisches EEG III (Sopor)
1. Beta-Sopor
2. Intermittierende Verlangsamung, generalisiert

– Pathologisches EEG III (Koma)
1. Alpha-Koma
2. Spikes, links temporal
3. Kontinuierliche Verlangsamung, links temporal

2. Spindel-Koma (SK) und Spindel-Sopor (SS)
Abb. 80

Definition:
EEG-Ableitung, das ein typisches Schlafmuster mit Schlafstadium II darstellt, bei klinisch komatösen/soporösen Patienten.

Spindel-Koma/Spindel-Sopor wird zumeist gesehen bei Patienten mit Läsionen im Hirnstamm, die ausreichen, um das Bewußtsein zu trüben, aber normale schlafgenerierende Mechanismen nicht beeinträchtigen. Die Läsionen liegen zumeist am höheren ponto-mesencephalen Übergang und haben, sofern keine progressive Läsion zugrunde liegt, zumeist eine relativ gute Prognose (Hansotia et al. 1981, Steudel et al. 1979, Rumpl et al. 1983).

Grad der EEG-Pathologie:
Spindel-Koma/Spindel-Sopor werden als pathologisches EEG III klassifiziert wegen der Korrela-

tion zu schweren Bewußtseinsstörungen und schweren Störungen der Hirnfunktion.

3. Beta-Koma (BK) und Beta-Sopor (BS)
Abb. 81

Definition:
EEG-Ableitungen mit Überwiegen von Beta-aktivität einer Amplitude von über 30 µV bei komatösen/soporösen Patienten.

Bewertung:
Beta-Koma/Beta-Sopor ist zumeist verursacht durch eine Medikamentenintoxikation und deshalb oft eine reversible EEG-Veränderung (Carroll und Mastaglia 1979).

Grad der EEG-Pathologie:
Dieses EEG-Muster wird als pathologisches EEG III klassifiziert wegen des Bewußtseinszustandes des Patienten und des Hinweises auf eine schwere Funktionsstörung.

4. Theta-Koma (TK) und Theta-Sopor (TS)
Abb. 82

Definition:
EEG-Ableitungen von komatösen/soporösen Patienten, bei denen Thetafrequenzen vorherrschen.

Bewertung:
Theta-Koma sieht man in EEG von komatösen/soporösen Patienten mit einer schweren diffusen Enzephalopathie. Die Prognose dieses Musters hängt im wesentlichen von der Genese der Enzephalopathie ab und ist potentiell reversibel (Synek und Synek 1987).

Grad der EEG-Pathologie:
Dieses EEG-Muster wird als pathologisches EEG III klassifiziert wegen des komatösen Bewußtseinszustandes des Patienten und des Hinweises auf eine schwere diffuse Hirnfunktionsstörung.

5. Delta-Koma (DK) und Delta-Sopor (DS)
Abb. 83

Definition:
EEG-Ableitungen von komatösen/soporösen Patienten, bei denen irreguläre, zumeist hochgespannte Deltaaktivität vorherrscht.

Bewertung:
Delta-Koma ist ein EEG-Muster, das man bei komatösen/soporösen Patienten mit einer schweren diffusen Hirnfunktionsstörung (Enzephalopathie) unterschiedlicher Genese sieht (Gibbs et al. 1937, Sharbrough 1987). Kortikale Deafferenzierung spielt vermutlich eine wesentliche Rolle in der Entstehung irregulärer Deltawellen (Gloor et al. 1968). Die Prognose hängt im wesentlichen von der Ursache der Enzephalopathie ab und ist potentiell reversibel (Chatrian 1990).

Grad der EEG-Pathologie:
Dieses EEG-Muster wird als pathologisches EEG III klassifiziert, wegen des komatösen/soporösen Bewußtseinszustandes des Patienten und des Hinweises auf eine schwere diffuse Hirnfunktionsstörung.

E. Elektrozerebrale Inaktivität (EZI)
Abb. 84

Definition:
Elektrozerebrale Inaktivität liegt vor bei EEG-Ableitungen, bei denen die Hirnaktivität 2 µV an Amplitude nicht überschreitet, wenn von der Schädeloberfläche referentiell abgeleitet wird mit Elektrodenabständen von mindestens 7 cm, wobei die Elektroden-Widerstände unter 10 kOhm, aber über 100 Ohm liegen müssen. Empfehlungen zur Todeszeitbestimmung sind von der Deutschen EEG-Gesellschaft aufgestellt worden (1970, neue Kriterien der Deutschen Gesellschaft für klinische Neurophysiologie werden demnächst erscheinen). Folgende Kriterien müssen erfüllt sein, um die EEG-Diagnose einer elektrozerebralen Inaktivität zu stellen:

1. Mindestens 8 Skalpelektroden (FP1, FP2, C3, C4, 01, 02, T7, T8) und Ohrreferenzelektroden (A1, A2). Der Einsatz von F3, F4 und CZ ist empfohlen. Eine Erdungselektrode sollte außerdem benutzt werden.

2. Die Funktionsfähigkeit des Ableitsystems sollte getestet werden (Berührungsartefakte der Elekroden auslösen).

3. Die Empfindlichkeit sollte über längere Strecken der Ableitung auf mindestens 2 µV/mm erhöht werden.

4. Ebenso sollte zumindest streckenweise die untere Grenzfrequenz auf 0.3 Hz reduziert werden. Hochfrequenzfilter sollten nicht unterhalb von 30 Hz gesetzt werden (–3 dB).

5. EKG, Respiration und Bewegungsartefakte sollten dokumentiert werden.

6. Mindestens 30 Minuten Ableitezeit.

7. Keine EEG-Reaktivität unter intensiven somatosensorischen, auditorischen und visuellen Stimuli.

Bewertung:
Bislang hat kein erwachsener Patient, der eine generalisierte elektrozerebrale Inaktivität zeigte überlebt, wenn:

1. die Kriterien für einen klinischen Hirntod für mindestens 6 Stunden erfüllt waren,

2. das Koma nicht durch eine Überdosierung von sedierenden Medikamenten bedingt war,

3. die Körpertemperatur über 35 °C lag und

4. wenn der Patient nicht kurz vorher eine hypotensive Kreislaufkrise erlitten hatte (Chatrian 1986).

Diese Empfehlungen mögen nicht zutreffen für Säuglinge und kleine Kinder.

Grad der EEG-Pathologie:
Pathologisches EEG III wegen der engen Beziehung zu schweren diffusen Hirnfunktionsstörungen und der hohen prognostischen Aussagekraft.

Abb. 79:   **Alpha-Koma**

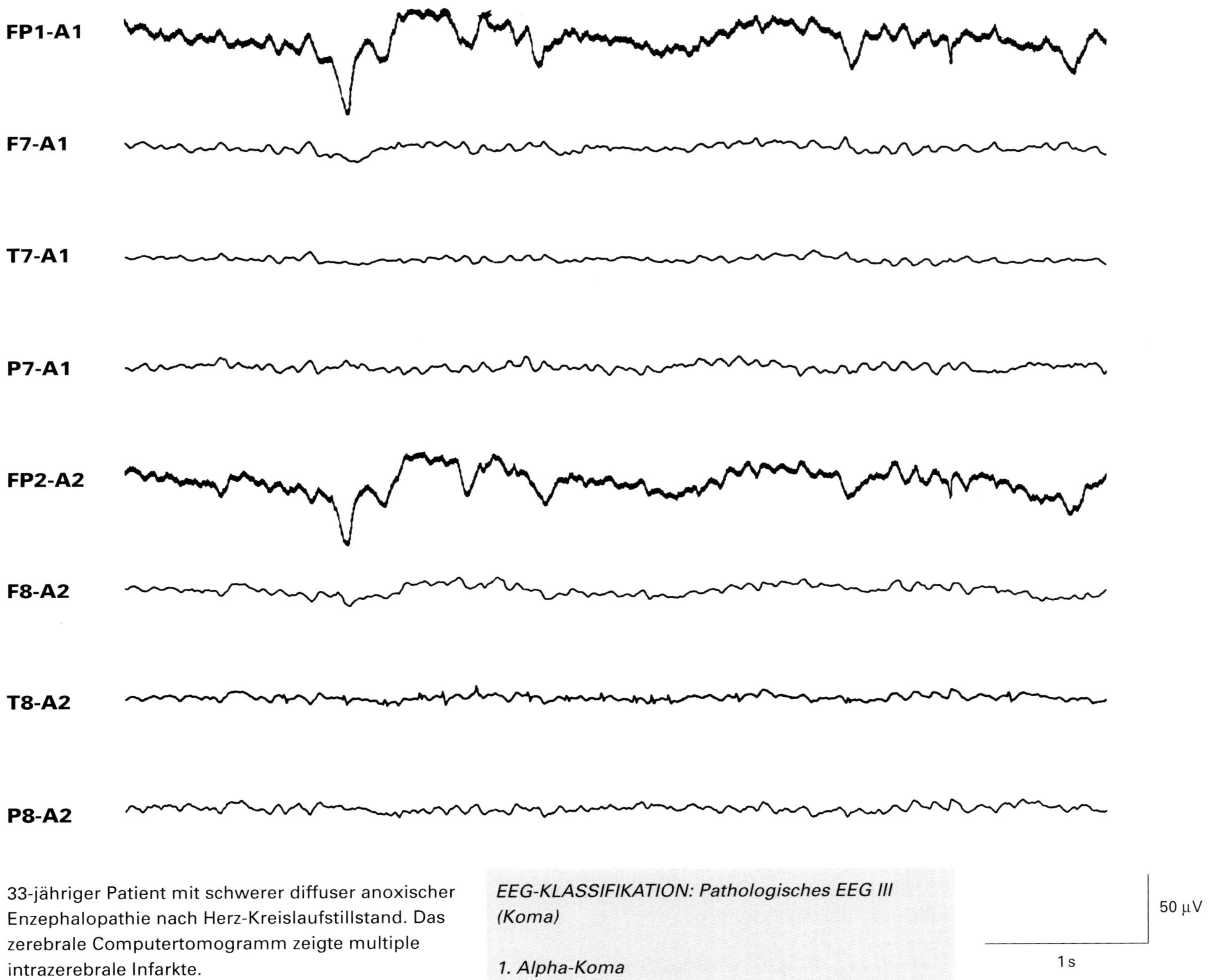

FP1-A1

F7-A1

T7-A1

P7-A1

FP2-A2

F8-A2

T8-A2

P8-A2

33-jähriger Patient mit schwerer diffuser anoxischer Enzephalopathie nach Herz-Kreislaufstillstand. Das zerebrale Computertomogramm zeigte multiple intrazerebrale Infarkte.

Ipsilaterale Ohrreferenzschaltung. EMG- und Augenbewegungsartefakte in den fronto-polaren Ableitungen. Ein durch äußere Reize unbeeinflußbarer Alpharhythmus mit einem weit nach frontal reichenden Feld stellt sich dar.

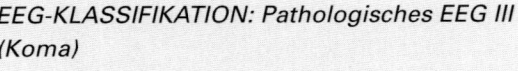

EEG-KLASSIFIKATION: Pathologisches EEG III (Koma)

1. Alpha-Koma

EEG-BEURTEILUNG: Dieses EEG zeigt ein sogenanntes Alpha-Koma-Muster bei Zustand nach diffuser zerebraler Hypoxie.

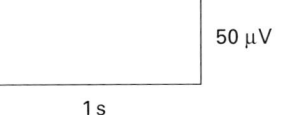

50 µV

1 s

Spindel-Koma

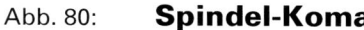

F7-F3

F3-FZ

FZ-F4

F4-F8

A1-T7

T7-C3

C3-CZ

CZ-C4

C4-T8

T8-A2

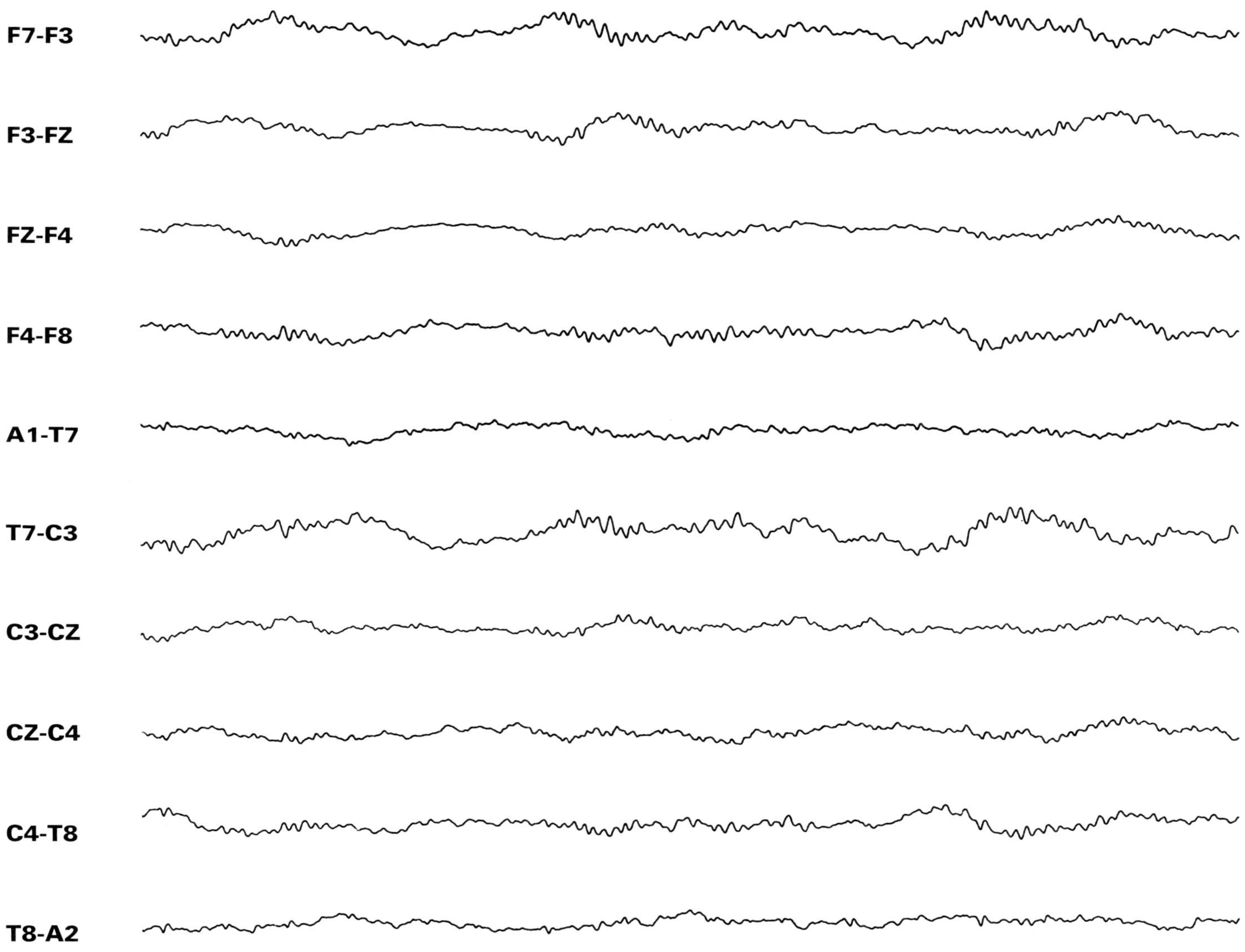

55-jähriger komatöser Patient mit einem linksseitigen pontinen Infarkt.

Bipolare Querreihe, die in den fronto-zentralen
Regionen deutliche Spindeln zeigt.

EEG-BEURTEILUNG: Dieses EEG eines komatösen
Patienten zeigt ein sogenanntes Spindel-Koma, was
im Zusammenhang mit der Klinik für eine Läsion im
ponto-mesenzephalen Übergang spricht.

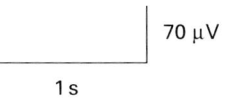

70 µV

1 s

*EEG-KLASSIFIKATION: Pathologisches EEG III
(Koma)*

1. Spindel-Koma

Abb. 81:   **Beta-Koma**

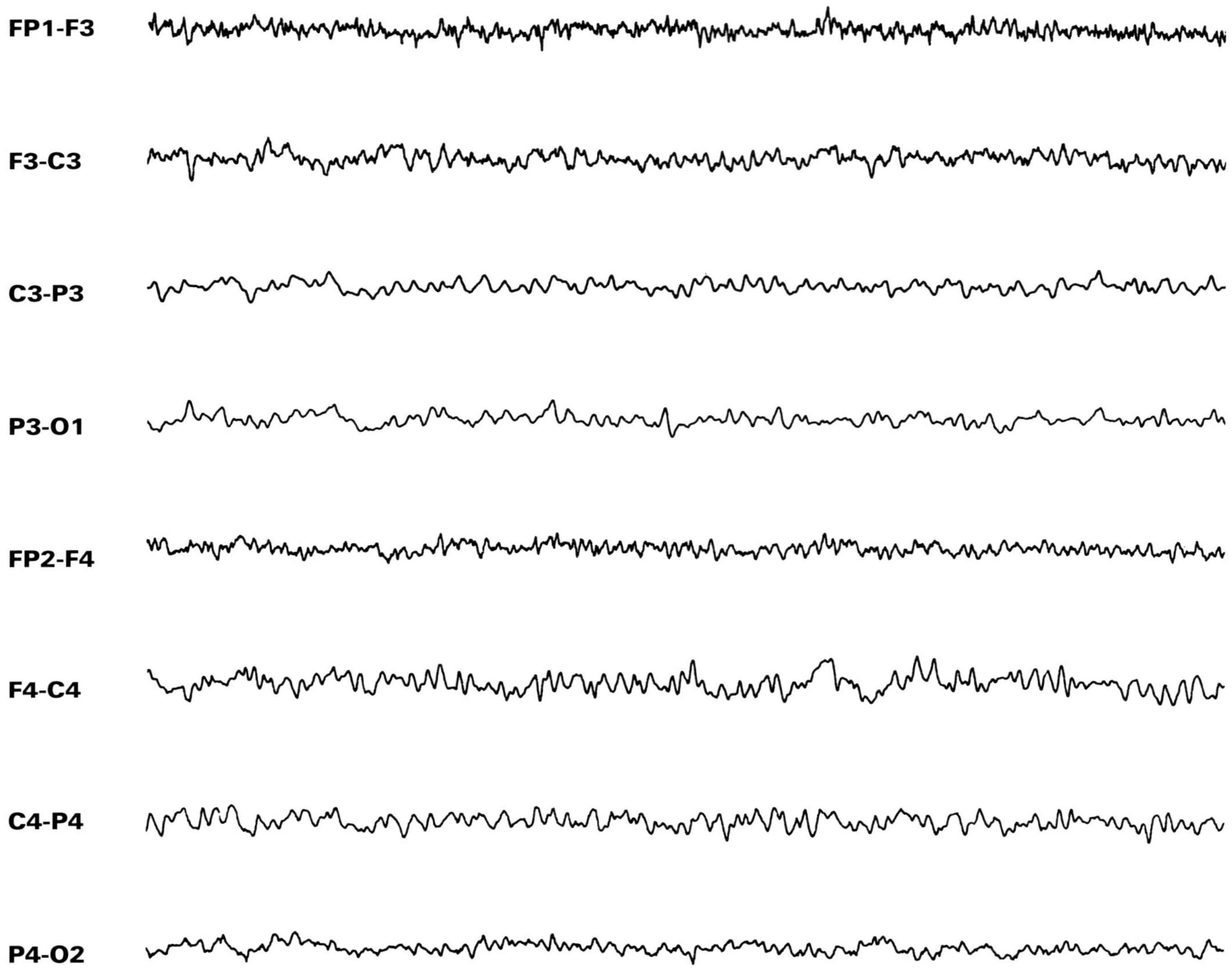

FP1-F3

F3-C3

C3-P3

P3-O1

FP2-F4

F4-C4

C4-P4

P4-O2

69-jähriger komatöser Patient nach Herz-Kreislauf-
stillstand und Reanimation.
Betafrequenzen beherrschen dieses EEG. In anderen Abschnitten zeigte das EEG zusätzlich eine in
Gruppen angeordnete hochamplitudige intermittierende generalisierte Verlangsamung.

EEG-KLASSIFIKATION: Pathologisches EEG III
(Koma)

1. Beta-Koma

EEG-BEURTEILUNG: Dieses EEG eines komatösen
Patienten nach Herz-Kreislauf-Stillstand und Reanimation zeigt ein Beta-Koma-Muster, wie es häufig
auch durch Medikation bedingt auftreten kann.

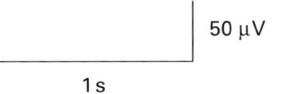

50 µV

1 s

Abb. 82: **Theta-Koma**

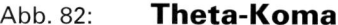

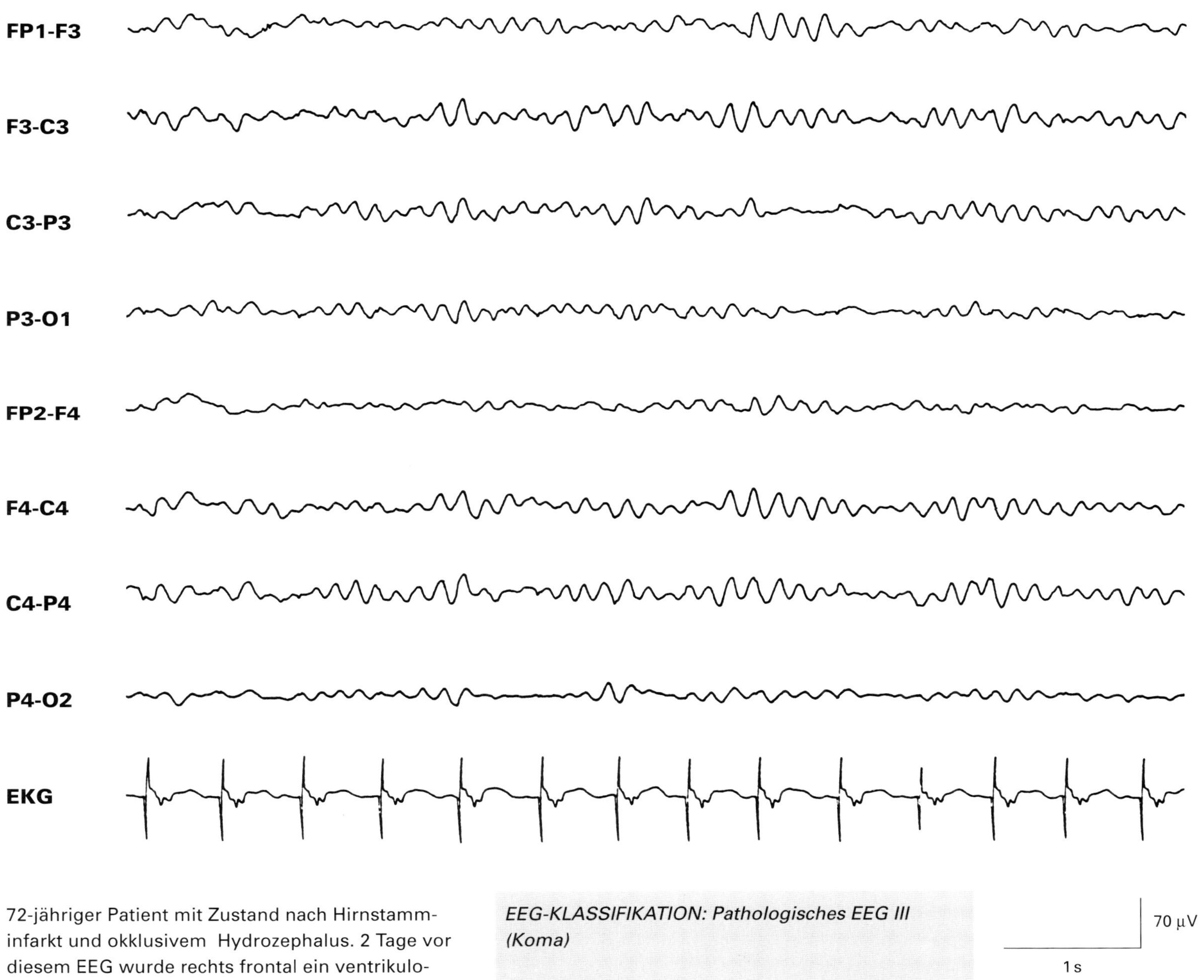

FP1-F3

F3-C3

C3-P3

P3-O1

FP2-F4

F4-C4

C4-P4

P4-O2

EKG

72-jähriger Patient mit Zustand nach Hirnstamminfarkt und okklusivem Hydrozephalus. 2 Tage vor
diesem EEG wurde rechts frontal ein ventrikulo-
peritonealer Shunt gelegt.

Alternierende bipolare Längsreihe. Dieses EEG
wurde abgeleitet unter forcierter akustischer und
taktiler Stimulation. Die Augen waren geschlossen.
Rhythmische Thetafrequenzen dominieren die
Ableitung. Keine Reaktion auf Schmerzreize.

EEG-KLASSIFIKATION: Pathologisches EEG III
(Koma)

1. Theta-Koma

EEG-BEURTEILUNG: Dieses EEG eines komatösen
Patienten zeigt ein sogenanntes Theta-Koma-
Muster und spricht für eine schwere diffuse Hirn-
funktionsstörung.

70 µV

1 s

Abb. 83:   **Delta-Koma**

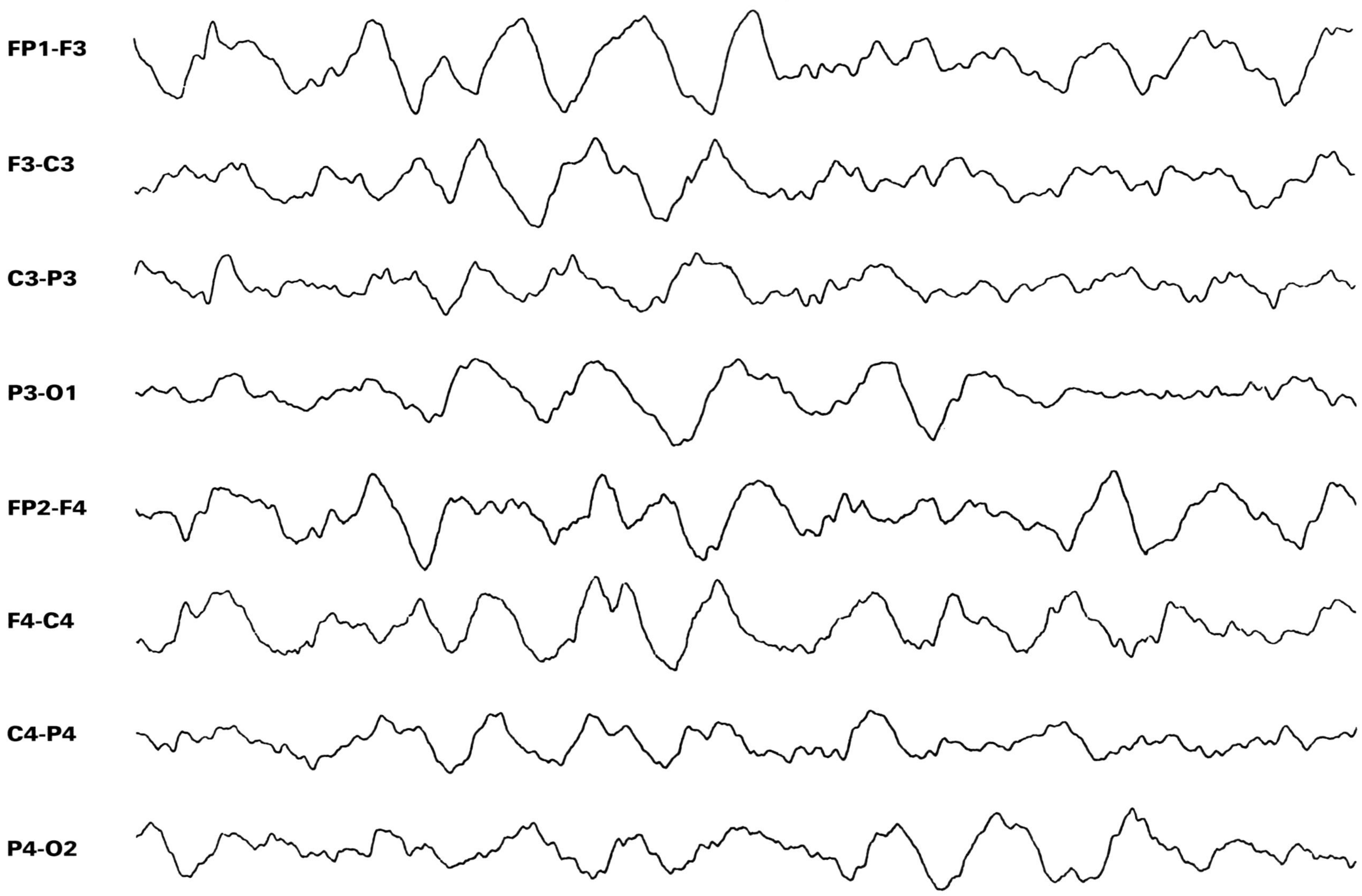

FP1-F3

F3-C3

C3-P3

P3-O1

FP2-F4

F4-C4

C4-P4

P4-O2

15-jähriger komatöser Patient mit Herpes-Enzephalitis.

Deltawellen hoher Amplitude bestimmen dieses
EEG. Keine Reaktion auf externe Stimuli.

EEG-BEURTEILUNG: Dieses EEG eines komatösen
Patienten spricht für eine diffuse schwere Hirnfunktionsstörung, die im Zusammenhang mit der klinischen Diagnose einer Herpes-Enzephalitis steht.

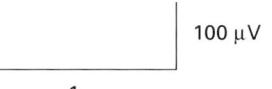

100 µV

1 s

EEG-KLASSIFIKATION: Pathologisches EEG III
(Koma)

1. Delta-Koma

Abb. 84:   **Elektrozerebrale Inaktivität**

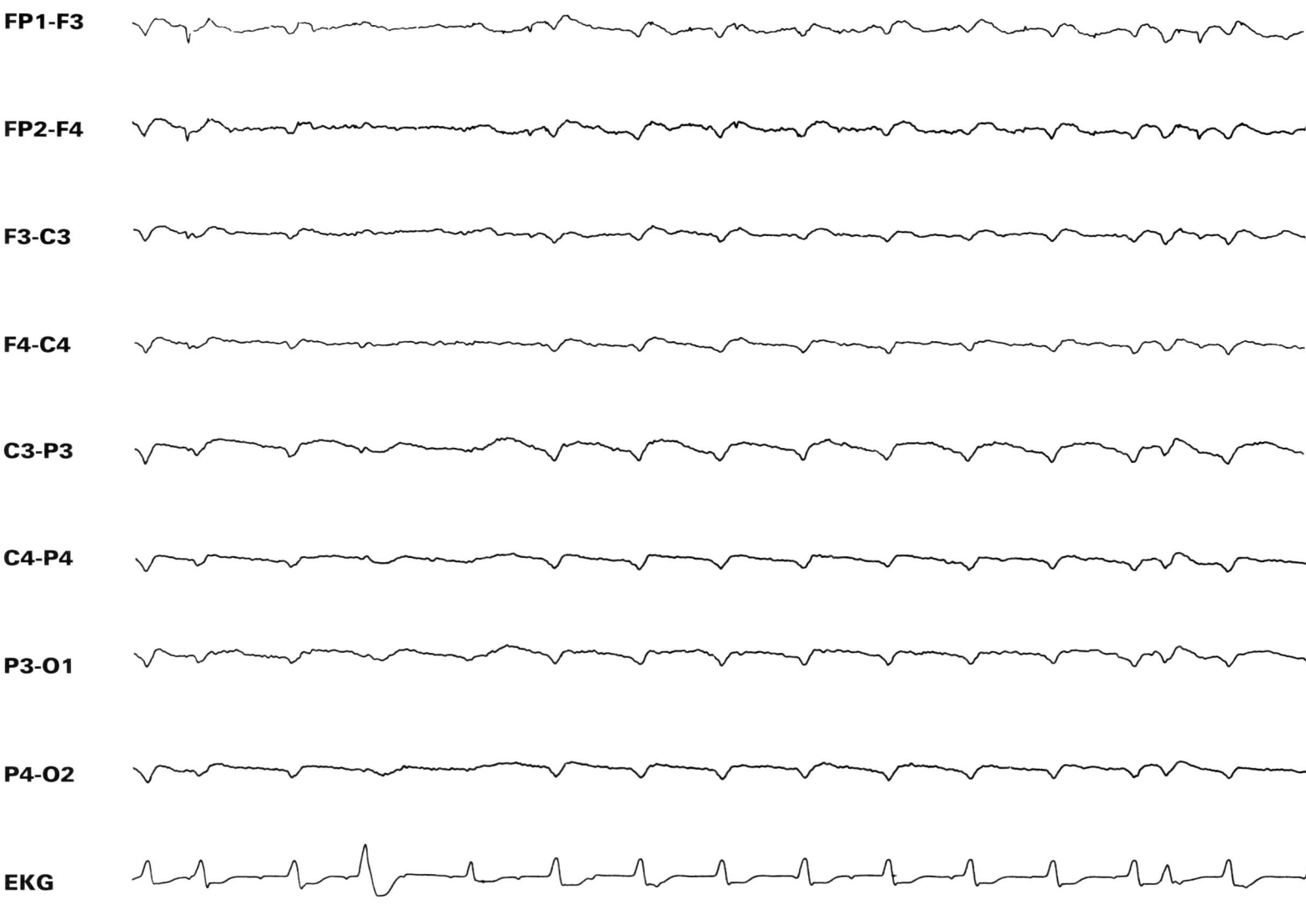

66-jährige komatöse Patientin mit Zustand nach Reanimation nach Herz-Kreislaufstillstand.

Beachte die Extrasystolen im EKG und die hohe Empfindlichkeit der EEG-Verstärkung. Das EKG stellt sich bei dieser starken Verstärkung in allen EEG-Abschnitten dar. Hirneigene Aktivität ist nicht erkennbar.

EEG-KLASSIFIKATION: Pathologisches EEG III (Koma)

1. Elektrozerebrale Inaktivität

EEG-BEURTEILUNG: Dieses EEG spricht für einen Hirntod.

15 µV

1 s

Addendum

Lokalisationsbestimmung von EEG-Veränderungen

Für die klinische EEG-Auswertung ist die Lokalisation von Potentialfeldern außerordentlich wichtig. Die exakte Bestimmung des Potentialfeldes kann z.B. bei epilepsietypischen Potentialen auf die epileptogene Zone hinweisen. Die Kortexregion, die das Maximum einer Verlangsamung generiert, deutet auf die Lokalisation einer strukturellen Läsion. Darüberhinaus hilft eine Potentialfeldbestimmung bei der Erkennung von Artefakten und ihrer Abgrenzung von hirnelektrischer Aktivität. Zumeist wird bei der Erläuterung der Lokalisationsbestimmung im EEG die Bedeutung der Phasenumkehr in bipolaren und der Amplitudenhöhe in referentiellen Ableitungen hervorgehoben (Knott 1969 und 1985, Binnie et al. 1974, Bätz 1980, Scheuler 1982 a und b, Tyner et al. 1983, Maulsby 1984, Niedermeyer 1987). Üblicherweise wird der Leser anhand einer räumlichen Potentialfeldverteilung an die zu erwartende Schreiberausschläge des EEG herangeführt. Im Alltag der EEG-Auswertung ist die Situation eher umgekehrt. Wir sehen im EEG bestimmte Schreiberausschläge und müssen die Polarität und Potentialfeldverteilung daraus ableiten. Im folgenden wird diese Vorgehensweise systematisch dargestellt.

Tafel 8

Lokalisationsregeln

Montage	Phasenumkehr	Folgerung
Bipolar	nein	das Maximum oder Minimum liegt an einem Ende der Elektrodenreihe
Bipolar	ja	das Maximum oder Minimum liegt an der Elektrode der Phasenumkehr
Referenz	nein	die Referenzelektrode ist Maximum oder Minimum
Referenz	ja	die Referenzelektrode ist weder Maximum, noch Minimum

Diese Lokalisationsregeln gelten für unipolare Potentialquellen und sind nicht auf Dipole oder multiple Generatoren anwendbar.

Tafel 9

Zusatzregeln

1. Wenn eine Phasenumkehr einen oder mehrere Kanäle ohne Ausschlag umfaßt ergibt sich die Anzahl der Elektroden, die das Maximum oder Minimum anzeigen, nach folgender Regel:

   Anzahl der Elektroden für Maximum oder Minimum
   = Anzahl der isoelektrischen Kanäle + 1

2. Wenn sich in einer bipolaren Ableitung eine mehrfache Phasenumkehr zeigt, bedeutet dies:

   Anzahl der »Phasenumkehren«
   = Anzahl der Umschläge der Polarität in der Ableitung

Diese Zusatzregeln gelten
1. für eine »weite« Phasenumkehr (Abb. 88a) und
2. mehrfache Phasenumkehren (Abb. 92a).

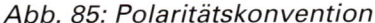

Abb. 85: Polaritätskonvention

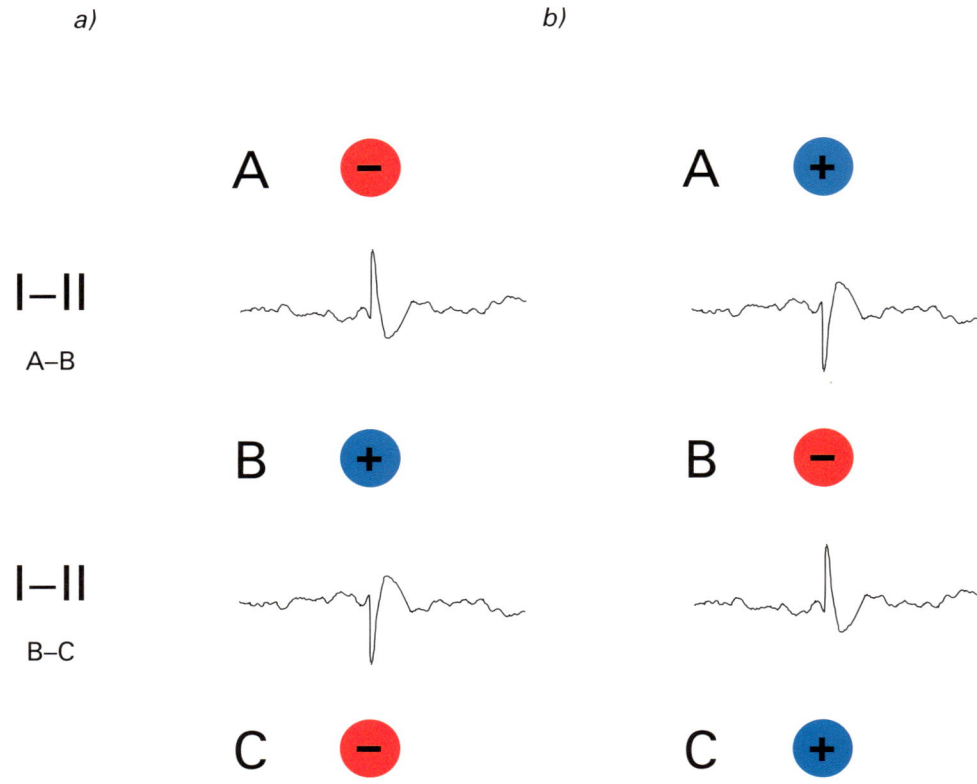

a)   b)

A ⊖   A ⊕

I−II

A−B

B ⊕   B ⊖

I−II

B−C

C ⊖   C ⊕

Im Kanal 1 sind die Elektroden A und B in Verstärkereingang I und II geschaltet, im Kanal 2 die Elektroden B und C. Dies entspricht einer sogenannten bipolaren Reihe (Abb. 1).

a) Im Kanal 1 ist ein Ausschlag nach oben dargestellt, d.h., daß an der Elektrode A eine Negativität bzw. and der Elektrode B eine Positivität überwiegt. Kanal 2 weist einen Ausschlag nach unten auf. Dies bedeutet, daß an der Elektrode B eine Positivität bzw. an der Elektrode C eine Negativität über-

wiegt. Zusammengefaßt liegt also an der Elektrode B ein positives Potentialfeld in Vergleich zu den Elektroden A und C oder umgekehrt die Elektroden A und C sind negativer als die Elektrode B. Grundsätzlich kommen beide Möglichkeiten in Frage.

b) Umgekehrte Verhältnisse wie in Abb. 85a. Im Kanal 1 ist ein Ausschlag nach unten und im Kanal 2 nach oben zu sehen. Dies bedeutet der Polaritätskonvention folgend, daß die Elektrode A positiver als B bzw. B negativer als A und C ist.

Schreiberausschläge und Polarität

In der Elektroenzephalographie werden Differenzverstärker benutzt, die jeweils zwei Verstärkereingänge (Eingang I und II) haben. Unter klinischen Bedingungen sind aufgrund der Volumenleitung von Potentialfeldern beide Verstärkereingänge jeweils bis zu einem gewissen Grad »aktiv«, unabhängig davon, ob es sich um eine bipolare oder Referenzableitung handelt. Unter bestimmten Konstellationen kann jedoch der eine Verstärkereingang für ein Potentialfeld so deutlich weniger »aktiv« sein, daß unter praktischen Gesichtspunkten eine »inaktive« Referenzelektrode angenommen werden kann. Der Ausschlag der EEG-Schreiber wird davon abhängen, welcher der Verstärkereingänge jeweils stärker »aktiv« ist. Für einen EEG-Kanal gibt es je nach Polarität des Potentialgenerators jeweils zwei Möglichkeiten. Ein Ausschlag nach oben ist entweder durch ein Überwiegen von Negativität am Verstärkereingang I oder durch Überwiegen von Positivität am Verstärkereingang II verursacht (Abb. 85). Umgekehrt wird ein Ausschlag nach unten entweder durch ein Überwiegen von Positivität am Verstärkereingang I oder Negativität am Verstärkereingang II hervorgerufen (Bätz 1980, Maulsby 1984, Niedermeyer 1987). Alle EEG-Geräte sind einer entsprechenden internationalen Konvention folgend so geschaltet. Unter der Annahme, daß ein Potentialfeld von nur einem Generator gespeist wird, kann man für jeden Schreiberausschlag zwischen den oben genannten Möglichkeiten wählen und eine Hypothese erstellen über 1. die Polarität und 2. der Wahrscheinlichkeit des Überwiegens an einem der beiden Verstärkereingänge. Wenn entweder die Polarität oder die »aktive« Elektrode (bzw. der Verstärkereingang) bekannt ist, kann aus der EEG-Ableitung auf der Grundlage dieser Regel, die jeweils andere Annahme gefolgert werden. Wenn z.B. ein Ausschlag nach oben von einer negativen Quelle generiert wird, kann man ableiten, daß eine negative Aktivität am Verstärkereingang I überwiegen muß. Umgekehrt würde bei einem Schreiberausschlag nach oben, der von einem positiven Generator herrührt, die Aktivität am Verstärkereingang II überwiegen. Man muß bei diesen Überlegungen immer berücksichtigen, daß die Richtung und das Ausmaß des Schreiberausschlages jeweils vom relativen Überwiegen einer Negativität oder Positivität an Eingang I oder II abhängen wird. Zum Beispiel könnte (weiterhin unter der Annahme, daß ein Potential von nur einer Quelle generiert wird) ein kleiner Schreiberausschlag nach oben sowohl von einem **kleinen** negativen Potential am Verstärkereingang I mit einem relativ »inaktiven« Verstärkereingang II, als auch von einem **großen** negativen Potential an Verstärkereingang I und II, mit einem leichten Überwiegen der Negativität am Eingang I her-rühren. Die Situation wird natürlich komplexer, wenn wir es mit zwei und mehr Potentialgenera-toren zu tun haben. Darauf wird weiter unten ein-gegangen werden. Im folgenden gehen wir bei unseren Ausführungen von der vereinfachenden Annahme aus, daß die Potentiale, die wir an der Schädeloberfläche ableiten, Ausdruck jeweils **eines unipolaren** Generators sind.

Visuelle Hinweise zur Polaritätsbestimmung

Für die klinische EEG-Auswertung ist es sehr wichtig, die relative Polarität eines Potentialgene-rators rasch herleiten zu können. Einige einfache Regeln gestatten vom Schreiberausschlag auf die Polarität einer jeweiligen Elektrode zu folgen. Diese Regeln gelten für bipolare und referentielle Montagen. In der Abb. 86a sieht man die Elek-trode, die im Verstärkereingang I angeschlossen ist über den Ausschlag nach oben und jene Elektrode, die am Verstärkereingang II angeschlossen ist, unter den Schreiberausschlag aufgetragen. Die Spitze des Ausschlags weist auf die relative Negativi-tät während die Basis der Spitze in die Richtung der relativen Positivität zeigt. In anderen Worten ausgedrückt, zeigt die Elektrode F3 die relative Negativität und Elektrode FP1 die relative Positi-vität (Abb. 86a). In Abb. 86b zeigt sich, daß F3 eine relative Negativität und C3 eine relative Positivität aufweist. Wir werden im weiteren Ver-lauf sehen, wie diese Regel bei der Bestimmung der Generatorpolarität weiterhilft.

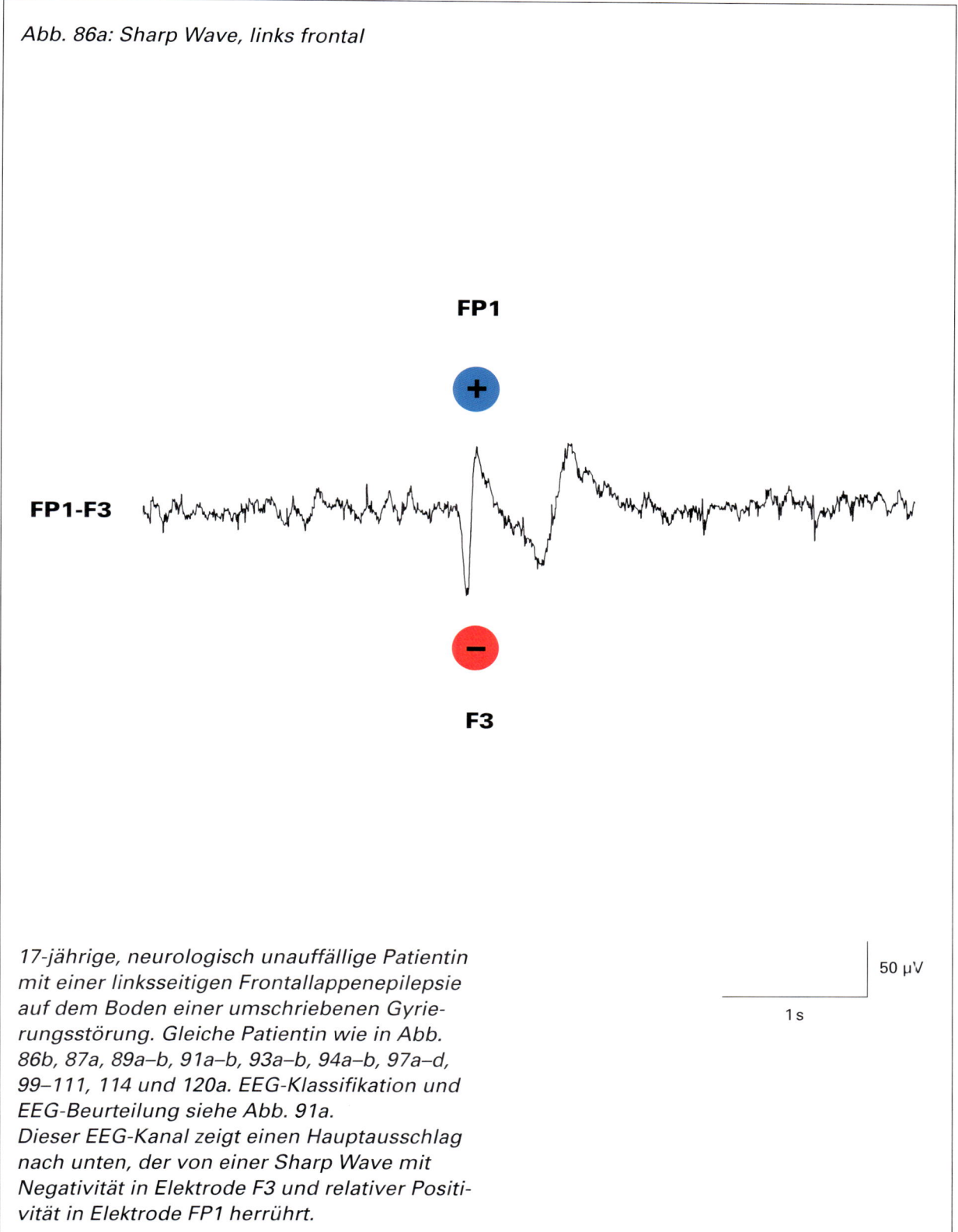

Abb. 86a: Sharp Wave, links frontal

17-jährige, neurologisch unauffällige Patientin mit einer linksseitigen Frontallappenepilepsie auf dem Boden einer umschriebenen Gyrie-rungsstörung. Gleiche Patientin wie in Abb. 86b, 87a, 89a–b, 91a–b, 93a–b, 94a–b, 97a–d, 99–111, 114 und 120a. EEG-Klassifikation und EEG-Beurteilung siehe Abb. 91a.
Dieser EEG-Kanal zeigt einen Hauptausschlag nach unten, der von einer Sharp Wave mit Negativität in Elektrode F3 und relativer Positi-vität in Elektrode FP1 herrührt.

139

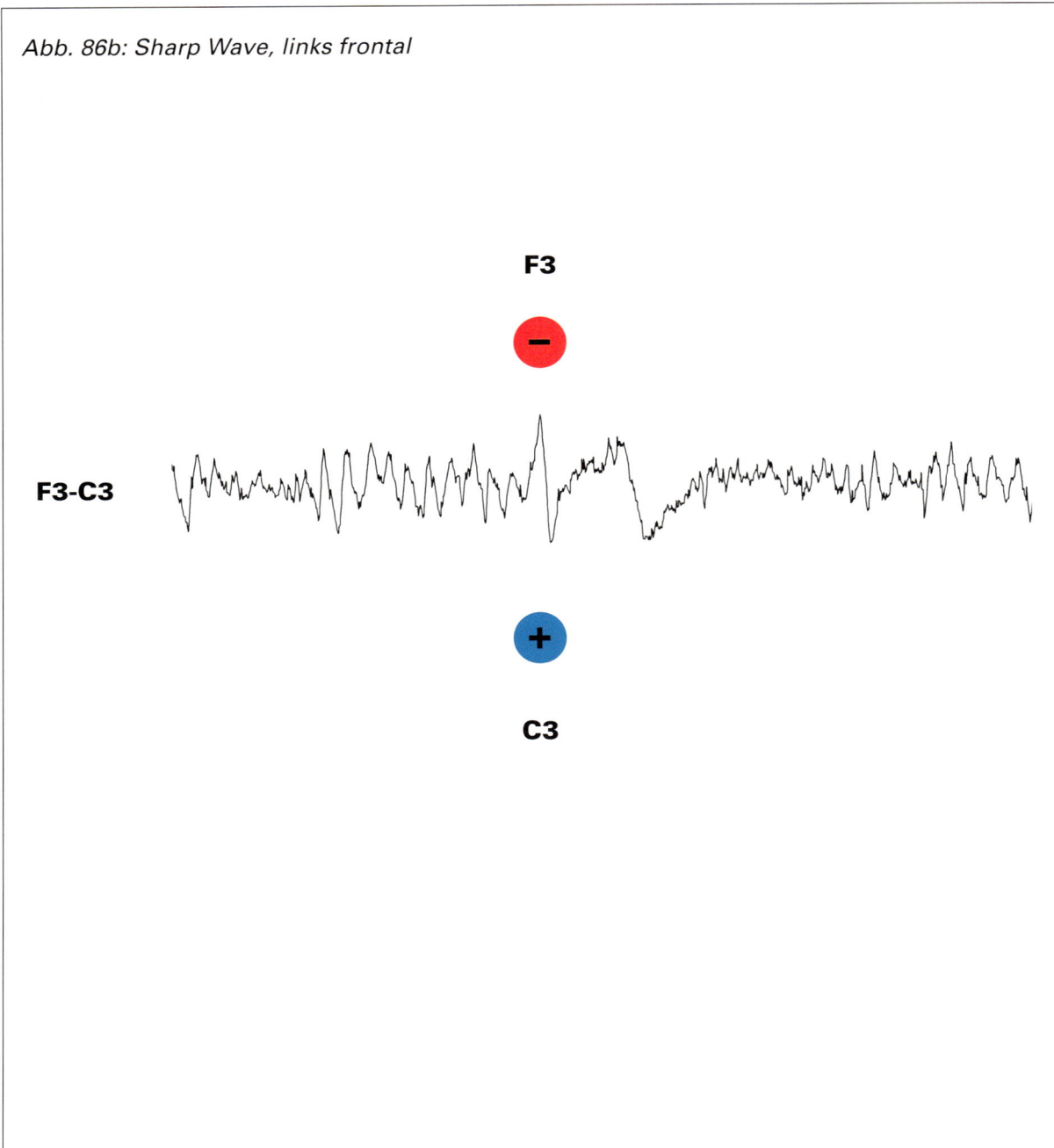

Abb. 86b: Sharp Wave, links frontal

F3

F3-C3

C3

Dieser EEG-Kanal zeigt einen Hauptausschlag nach oben, der von einer Sharp Wave mit Negativität in Elektrode F3 und relativer Positivität in Elektrode C3 bewirkt wird.

50 µV

1 s

Regeln der Lokalisationsbestimmung

Im folgenden gehen wir wieder von der Annahme aus, daß die zu bestimmenden Potentialfelder von einem einzigen unipolaren Generator herrühren. Als gesichert gilt, daß praktisch alle an der Schädeloberfläche ableitbaren EEG-Potentiale von im Kortex generierten Dipolen herrühren (Creutzfeldt und Houchin 1974, Pedley and Traub 1990, Speckmann et al. 1993). Vermutlich sind die meisten mit Oberflächenelektroden am Skalp ableitbaren Potentiale hauptsächlich von Dipolen generiert, die senkrecht zur Kortexoberfläche stehen, so daß wir im Grunde an der Schädeloberfläche nur die eine Seite des Dipols abgreifen. Nicht all zu selten kann man auch im Skalp-EEG Dipole darstellen, wie weiter unten ausgeführt werden wird, jedoch dominiert in der Regel einer der beiden Pole (Abb. 20a–d, 29b–c, 123, 124). In solchen Fällen geschieht es leicht, daß man bei der herkömmlichen EEG-Auswertung nur einen Pol erkennt (Jayakar 1991). Im Folgenden werden eine Reihe von Regeln aufgestellt, die die systematische Lokalisationsbestimmung von Potentialgeneratoren in EEG-Ableitungen erleichtern.

Bipolare Ableitung

In bipolaren Ableitungen haben benachbarte EEG-Kanäle jeweils eine gemeinsame Elektrode, wobei eine Reihe von Elektroden aufeinanderfolgend miteinander verschaltet wird. In Anbindung an Empfehlungen der Amerikanischen EEG-Gesellschaft werden in diesem Atlas die Schaltungen entweder in Längs- oder Querreihen von vorn nach hinten (anterior-posterior) bzw. von links nach rechts orientiert (Abb. 1a–c) (Amerikanische EEG-Gesellschaft 1984). Die Deutsche EEG-Gesellschaft empfiehlt, die rechte Hemisphäre über die linke zu schalten (Deutsche EEG-Gesellschaft 1986).

Jeder Kanal einer bipolaren Montage muß zuerst unabhängig von den anderen Kanälen analysiert werden. Auf der oben erwähnten Annahme, daß wir von einem einzigen Potential-Generator ausgehen, wird die Interpretation einer EEG-Ableitung jeweils davon abhängen, ob wir eine »**Phasenumkehr**« sehen oder nicht. In einer bipolaren Ableitung ist mit einer Phasenumkehr folgendes gemeint: In 2 benachbarten Kanälen sieht man Schreiberausschläge in ge-

Sharp Wave, links frontal

FP1-F3

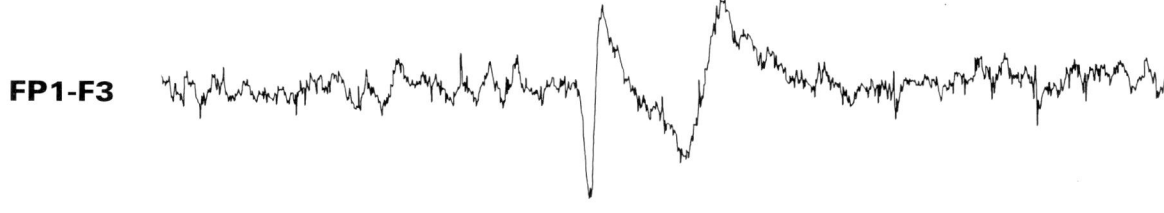

F3-C3

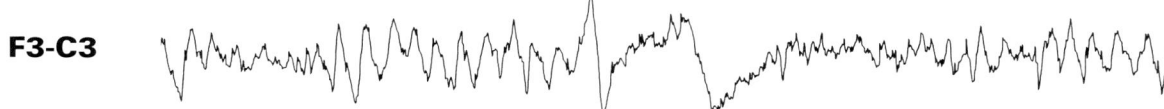

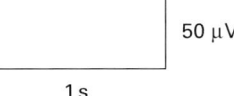

50 µV

1 s

Zusammenstellung der Abb. 86a und b. An der
Elektrode F3 zeigt sich eine sogenannte Phasen-
umkehr. Dies deutet darauf hin, daß F3 das Maxi-
mum der Negativität oder Minimum der Positivität
registriert.

gensätzliche Richtungen (Abb. 87a). Hierbei treffen wir je nach Polarität des Generators zwei Arten von Phasenumkehren an. Wenn die Schreiberausschläge aufeinander hinzeigen spricht man von einer »negativen« Phasenumkehr (Abb. 85 und 87a) und umgekehrt von einer »positiven« Phasenumkehr (Abb. 85 und 87b), wenn die Zeigerausschläge voneinander wegweisen. In den Abb. 85, 87a und b sieht man, daß bei einer sogenannten negativen Phasenumkehr (Abb. 87a) die spitzen Anteile der Welle aufeinander zuweisen, während bei der positiven Phasenumkehr (Abb. 85 und 87b) die »offenen« Wellenelemente aufeinanderzeigen. Dies ist sozusagen eine Weiterführung der »visuellen Hinweise« für die Analyse eines einzelnen Kanals. Was bedeutet eigentlich eine negative Phasenumkehr? Wie kann ein einziger Potentialgenerator eine negative Phasenumkehr in einer bipolaren Schaltung in zwei Kanälen bewirken? Dies kann man leicht erklären, wenn wir betrachten, wie es zu den Schreiberausschlägen kommt. Eine negative Phasenumkehr kann hervorgerufen werden durch eine Negativität an der Elektrode, die in beiden Kanälen der bipolaren Schaltung auftritt. Man sagt dann auch »die Phasenumkehr liegt an der Elektrode...« (F3 in Abb. 87a). Sie kann aber auch herrühren von Positivität an den beiden anderen Elektroden (FP1 und C3 in Abb. 87a). Mit anderen Worten ausgedrückt, bedeutet eine **»negative Phasenumkehr« entweder ein Maximum an Negativität oder Minimum an Positivität an der Elektrode, an der die Phasenumkehr auftritt** (s. S. 137 Tafel 8). Angenommen es liegt ein Minimum an Positivität an der Elektrode der Phasenumkehr vor, so bedeutet dies, daß eine größere Positivität an den anderen beiden Elektroden bestehen muß, die nicht in die Phasenumkehr einbezogen sind. Die Abb. 87a zeigt die Zusammenstellung der beiden Kanäle in Abb. 86a und b. Die Interpretation einer »positiven Phasenumkehr« in einer 2-kanaligen bipolaren Ableitung wäre genau umgekehrt (Abb. 87b). In anderen Worten, man kann wiederum auf ein **Maximum an Positivität oder Minimum an Negativität an der Elektrode rückschließen, an der die Phasenumkehr auftritt** (s. S. 137 Tafel 8). Wie läßt sich erklären, wenn in einer bipolaren Ableitung zwar eine Phasenumkehr auftritt, ein oder mehrere Kanäle dazwischen jedoch keinen Ausschlag zeigen (Abb. 88a)? Zur Erklärung dieser Konstellation müssen wir uns vergegenwärtigen, daß EEG-Geräte Differenz-

Abb. 87b: **Spike, rechts temporal**

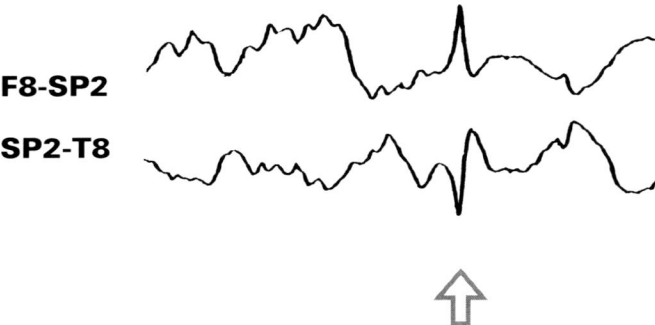

F8-SP2

SP2-T8

»Positive« Phasenumkehr an der Elektrode SP2. Der
Spike ist in der Elektrode SP2 positiver als in F8 und
T8. Ausschnitt aus der Abb. 92a (s. Abb. 92b–d).

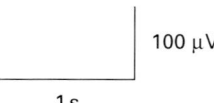

100 μV

1 s

verstärker benutzen. Ein Kanal ohne Ausschlag
bedeutet also, daß zwischen den beiden angeschlos-
senen Elektroden kein Potentialunterschied besteht.
Dies heißt auf unsere Frage angewendet, daß das
**Maximum der Negativität oder Minimum der Posi-
tivität an den beiden Elektroden zu gleichen Teilen
liegt, die zwischen den Elektroden angeschlossen
sind, die die Phasenumkehr zeigen.** Dies nennt man
auch eine »weite« Phasenumkehr (s. S. 137 Tafel 9).
Die Referenzableitung bestätigt diese Annahme,
indem die Elektroden F7 und T7 ähnlich hohe Ausschläge bieten (Abb. 88b). Zusätzliche eng gesetzte
Elektroden (10-10-System) zeigen in solchen Fällen
oft, daß das eigentliche Maximum zwischen den
beiden Elektroden liegt (Morris et al. 1986).

Was bedeutet es, wenn in einer bipolaren Ableitung
keine Phasenumkehr auftritt? Hierbei gibt es zwei
Möglichkeiten: entweder zeigen alle Schreiberausschläge nach oben (Abb. 89a) oder nach unten (Abb.
90). Wenden wir uns zuerst der ersten Möglichkeit
zu (Abb. 89a). Man kann die Elektrodennamen auch
zwischen die EEG-Kanäle setzen wie in Abb. 89b
dargestellt. Wenn wir die oben genannten Polaritäts-
regel auf diese Längsreihe anwenden, können wir
folgern, daß die oberste Elektrode am meisten negativ und die unterste am wenigsten negativ, oder anders ausgedrückt am meisten positiv ist. Unter der
Hypothese, daß die Ausschläge von einem unipolaren Generator generiert werden, können wir annehmen, daß die Ausschläge Folge einer Negativität am
vorderen Ende oder einer Positivität am hinteren
Ende der Elektrodenreihe sind. Die Maxima der
jeweiligen Polarität müssen also an einem Ende der
Längsreihe liegen (s. S. 137 Tafel 8). Welche Hypothese stimmt, wird von der Polarität des Generators
abhängen. Wenn wir zum Beispiel wissen, daß es sich
um einen negativen Potentialgenerator handelt,
können wir folgern, daß das Maximum an der vor-
dersten Elektrode liegen muß (F3 in Abb. 89b).
Umgekehrt wäre im Falle einer positiven Potentialquelle das Maximum an der hintersten Elektrode
(O1 in Abb. 89b). In Abb. 90 sind die Verhältnisse
umgekehrt: alle Ausschläge weisen nach unten, was
bedeutet, daß eine Positivität an FP2 und F4 oder
eine Negativität an der Elektrode O2 überwiegt. Es
handelt sich in diesem Fall um ein rechts okzipitales
benignes epilepsietypisches Potential des Kindesalters (Ausschnitt aus Abb. 32).

FP1-F7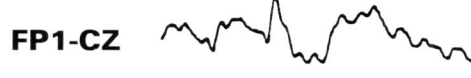

F7-T7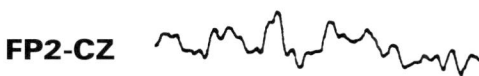

T7-P7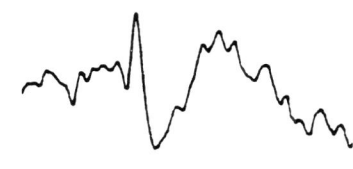

P7-O1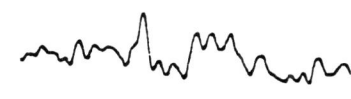

FP2-F8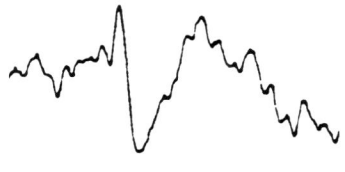

F8-T8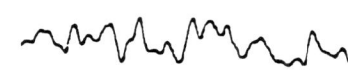

T8-P8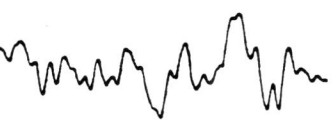

P8-O2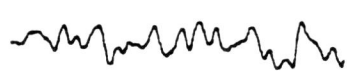

FP1-CZ

FP2-CZ

F7-CZ

F8-CZ

T7-CZ

T8-CZ

P7-CZ

P8-CZ

27-jährige Patientin mit Angstauren, psychomotorischen Anfällen und einer milden spastischen Hemiparese rechts auf dem Boden eines perinatalen links temporo-parietalen A. cerebri media Teilinfarktes.

a) Sogenannte »weite« Phasenumkehr in einer bipolaren Ableitung. Die Elektroden F7 und T7 sind relativ gleich stark negativ geladen, weshalb sich in diesem Kanal kein Ausschlag zeigt. In anderen Abschnitten dieses EEG zeigte eine von den Spikes unabhängige intermittierende links temporale Verlangsamung.

b) Ein Spike des gleichen Patienten, wie in Abb. 88a in einer alternierenden referentiellen Ableitung zu CZ. Die Ausschläge in F7 und T7 sind ähnlich hoch. Dies stützt die Annahme aus Abb. 88a, daß die Elektroden F7 und T7 isoelektrisch für den Spike sind.

EEG-KLASSIFIKATION: Pathologisches EEG III (Schläfrigkeit)

1. Spike, links temporal

EEG-BEURTEILUNG: Dieses EEG reflektiert eine links temporale Läsion und spricht im Zusammenhang mit der Klinik für eine fokale Epilepsie mit Anfällen aus der linken Temporalregion.

150 µV

1 s

Sharp Wave, links frontal

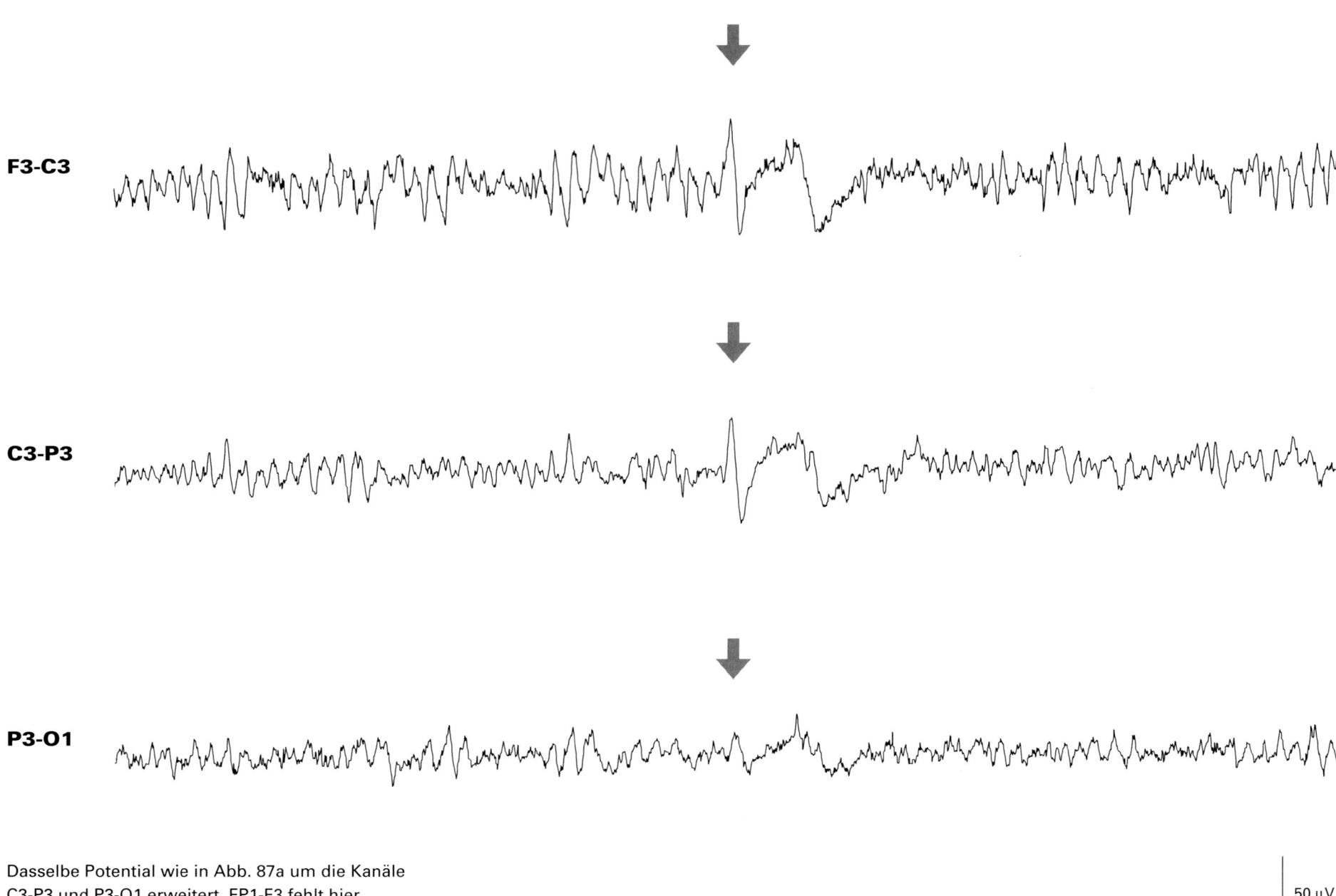

F3-C3

C3-P3

P3-O1

Dasselbe Potential wie in Abb. 87a um die Kanäle
C3-P3 und P3-O1 erweitert. FP1-F3 fehlt hier.
Bipolare Ableitung ohne Phasenumkehr. Alle Aus-
schläge zeigen nach oben.

50 μV

1 s

Sharp Wave, links frontal

F3

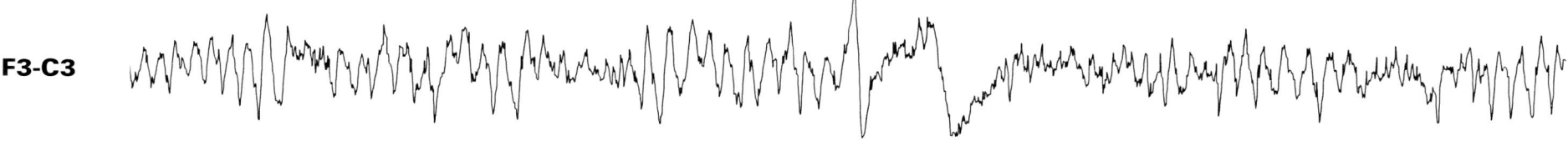

F3-C3

C3

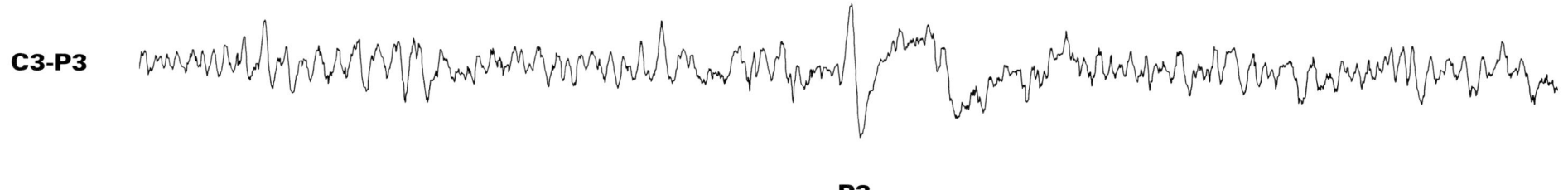

C3-P3

P3

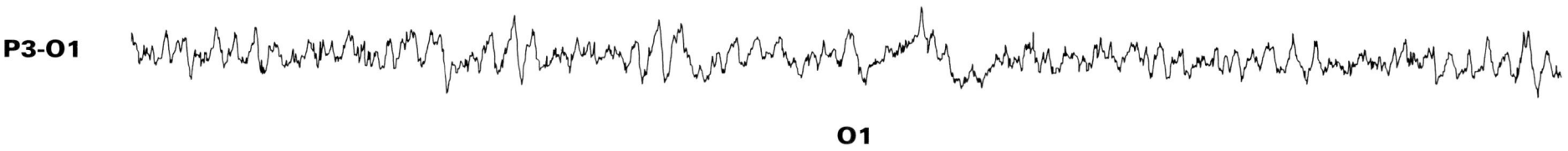

P3-O1

O1

Gleiches Potential wie in Abb. 89a. Die Elektrodenbezeichnungen sind zwischen die Kanäle eingetragen.

50 µV

1 s

Abb. 90: **Benigne epilepsietypische Potentiale des Kindesalters, rechts okzipital**

FP2-F4

F4-C4

C4-P4

P4-O2

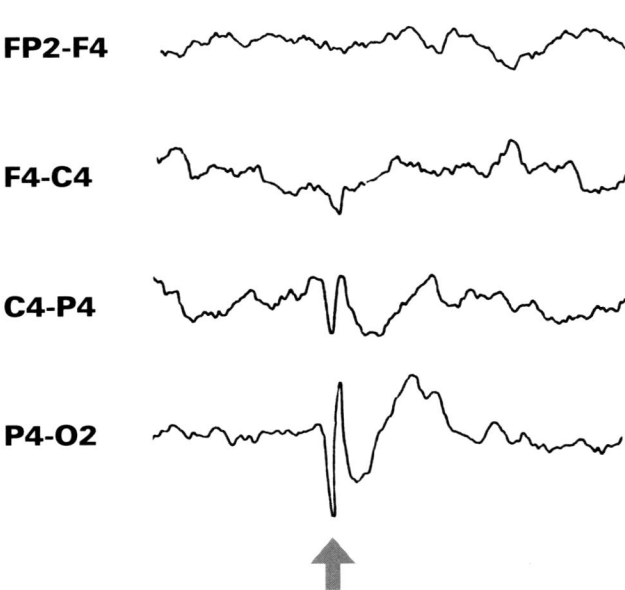

3 4/12 Jahre alter Junge mit verspäteter Sprach-entwicklung. Keine epileptischen Anfälle. Ausschnitt aus Abb. 32. In der rechten Okzipital-region treten benigne epilepsietypische Potentiale der Kindheit auf. Die Ausschläge weisen nach unten. Keine Phasenumkehr. Maximum der Negati-vität in O2.

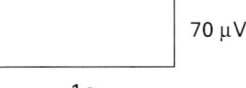

70 µV

1 s

EEG-BEURTEILUNG: Dieses EEG zeigt epilepsietypi-sche Potentiale des Kindesalters über der rechten Okzipitalregion. Dieser EEG-Befund wird auch bei gesunden Kindern angetroffen, die Korrelation zu klinischer Epilepsie ist gering. Nur etwa 8% der Kinder mit benignen epilepsietypischen Potentialen der Kindheit leiden an epileptischen Anfällen. Ein Zusammenhang zur verspäteten Sprachentwick-lung des Kindes kann nicht hergestellt werden.

Abb. 91a zeigt eine bipolare Längsreihe mit vier EEG-Kanälen. Die Phasenumkehr kann nach dem gleichen Prinzip analysiert werden, wie wir es für zwei EEG-Kanäle getan haben. Wiederum reflek-tiert die Elektrode, an der die Phasenumkehr auftritt, unter der Annahme eines unipolaren Generators, das Maximum, wenn es sich um eine Negativität handeln würde bzw. das Minimum, wenn eine Positivität vorläge. Wo aber wäre das Maximum wenn es sich um eine Positivität han-delt? Wenn es, wie wir wissen, nicht an der Elek-trode der Phasenumkehr liegt, muß es an beiden Enden der Elektrodenreihe liegen. Die Abb. 91a ist eigentlich eine Zusammenfassung der beiden kurzen Längsreihen aus Abb. 87a und 89a. Wenn wir wiederum die oben erläuterten Regeln an eines der beiden »Teilstücke« anwenden und die Polarität kennen, müssen wir annehmen, daß eine Positivität an beiden Enden der Reihe überwiegt (Abb. 91a). Damit hatten wir jedoch die zusam-mengesetzte Reihe an der Phasenumkehr in zwei Teile zerlegt (FP1-F3 und F3-C3, C3-P3, P3-O1) und angenommen, die Elektroden an den Enden der Reihen (FP1 und O1) zeigten jeweils eine Positivität, ohne daß wir sagen können, welche der beiden Enden nun das eigentliche Maximum zeigt.

Wir werden nun die Abb. 91a analysieren, indem wir graphisch eine Elektroden-Potential-feld-Relation darstellen. Die **Nullinie ist bei sol-chen Darstellungen immer willkürlich** bestimmt, da die Potentialspannungsunterschiede relativ sind. Wenn wir von einem unipolaren Generator ausgehen, müssen die Elektroden alle entweder positiv (unterhalb der Nullinie) oder negativ (oberhalb der Nullinie) liegen. Die Abb. 91b stellt eine solche Elektroden-Potentialfeld-Relation dar. Nehmen wir an, es handele sich um eine negative Phasenumkehr bei F3. Wir können dann der Elek-trode willkürlich eine Position innerhalb der Nega-tivität zuordnen (Beispiel A und B in Abb. 91b). Die Position der benachbarten zwei Elektroden (FP1 und C3) wird bestimmt, indem die Schreiber-ausschläge ausgemessen und in Relation zur Ei-chung errechnet wird, wieviel positiver sie sind als F3. So ermitteln wir die Potentialdifferenz zu FP1 und C3 und dann analog für P3 und O1, indem jeweils die Differenz von C3-P3 bzw. P3-O1 be-stimmt wird (Abb. 110). Es zeigt sich jedoch, daß in der Kurve C der Abb. 91b auf diese Weise

Abb. 91a: **Sharp Wave, links frontal**

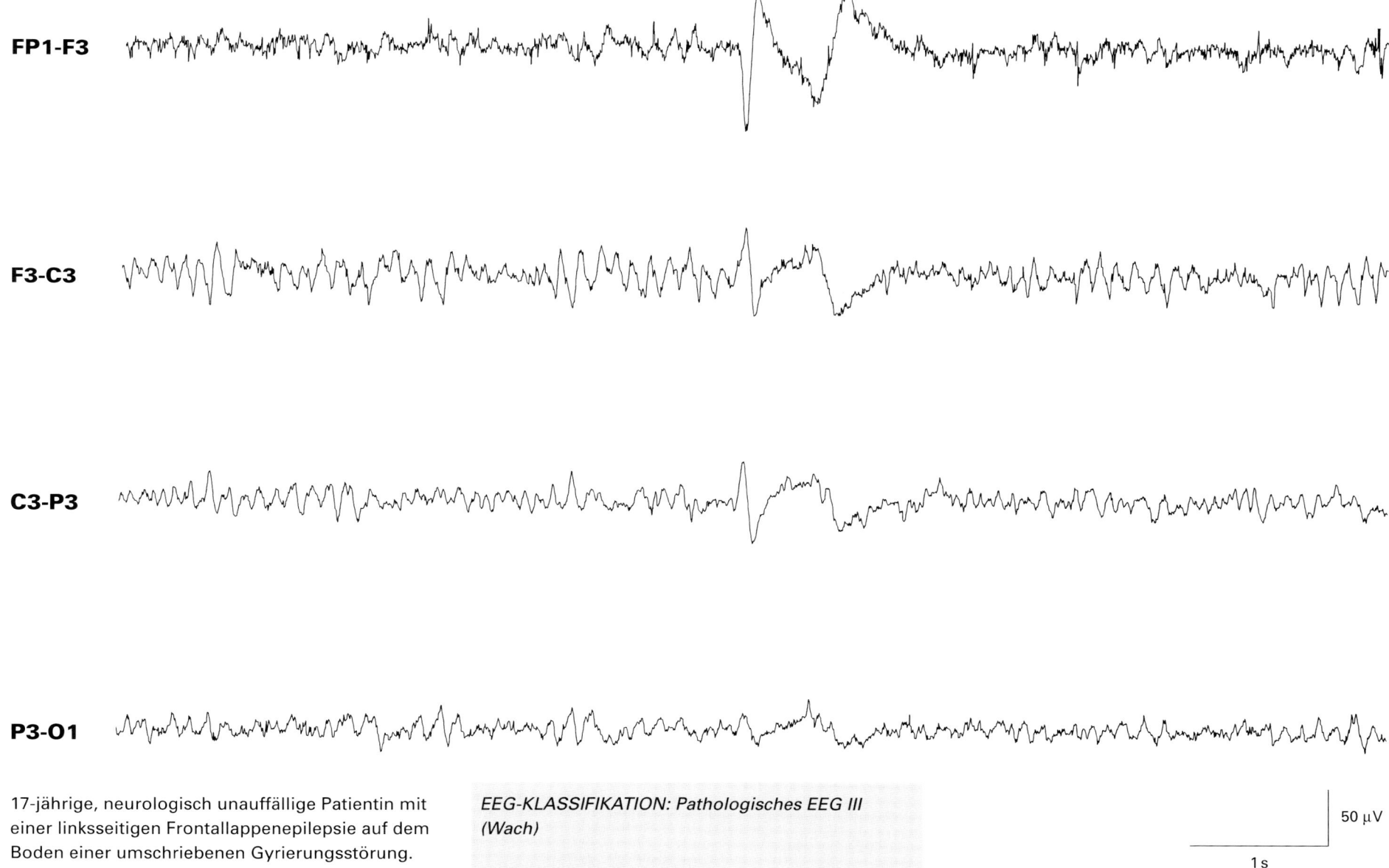

FP1-F3

F3-C3

C3-P3

P3-O1

17-jährige, neurologisch unauffällige Patientin mit einer linksseitigen Frontallappenepilepsie auf dem Boden einer umschriebenen Gyrierungsstörung. Gleiche Patientin wie in Abb. 86a–b, 87a, 89a–b, 91a–b, 93a–b, 94a–b, 97a–d, 99–111, 114 und 120a.

Bipolare Längsreihe, die eine Zusammenfassung aus den Abb. 86a und 89a darstellt. An der Elektrode F3 zeigt sich eine Sharp Wave mit negativer Phasenumkehr.

EEG-KLASSIFIKATION: Pathologisches EEG III (Wach)

1. Sharp Wave, links frontal

EEG-BEURTEILUNG: Dieses EEG weist mit epilepsietypischen Potentialen in der linken Frontalregion auf eine fokale Epilepsie dieser Hirnregion.

50 µV

1 s

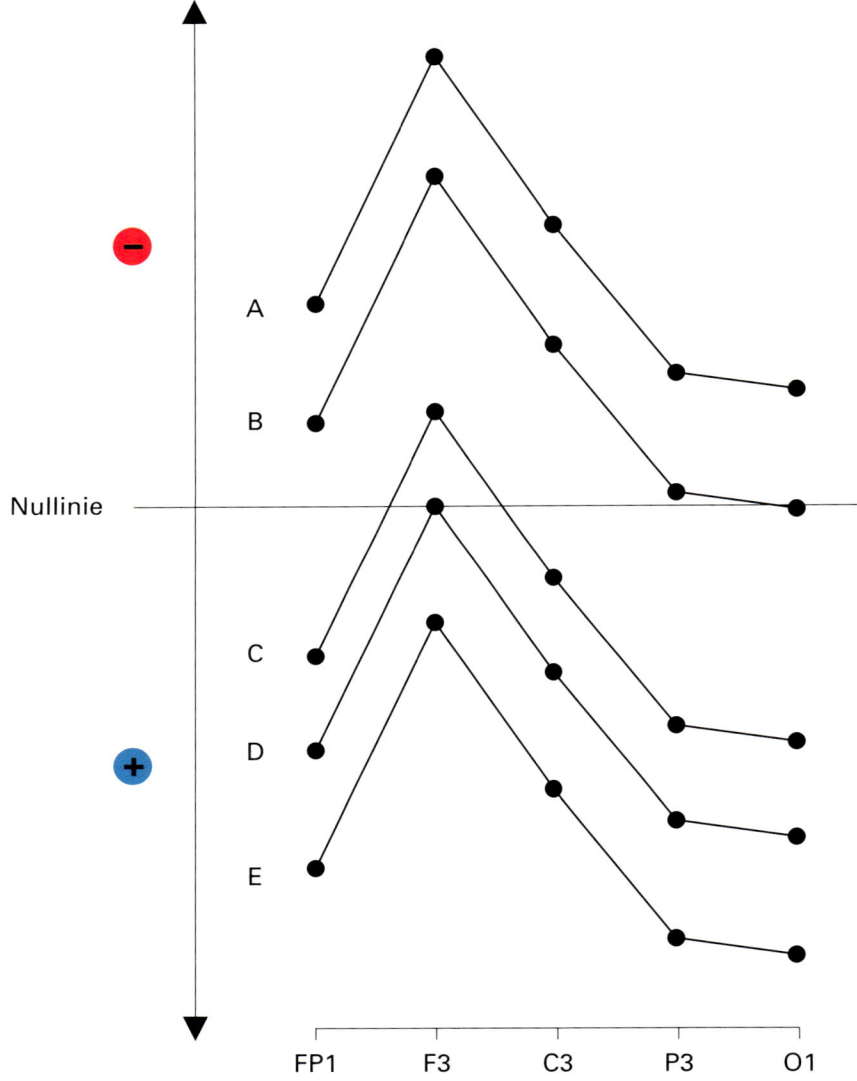

Abb. 91b: Elektroden-Potentialfeld-Relation für die Sharp Wave aus Abb. 91a.

Nullinie

A

B

C

D

E

FP1   F3   C3   P3   O1

Je nachdem, ob die Kurve über der »Nullinie« liegt oder darunter verändert sich die Polarität, d.h. in A wären alle Elektroden negativ, in E alle positiv. In C wäre nur F3 negativ und alle anderen Elektroden positiver (»Dipol«).

Elektroden im negativen und im positiven Bereich liegen, was im Gegensatz zu unserer Prämisse eines **unipolaren Generator** steht. Der Fehler rührt offensichtlich daher, daß wir im Beispiel C einen nicht ausreichend negativen Ausgangswert für F3 gewählt hatten. Wenn wir die Negativität von F3 erhöhen, wird die ganze Kurve nach oben verlagert (Kurve A und B in Abb. 91b). In der Kurve A wären alle Elektroden negativ. In Kurve B dagegen wären alle Elektroden negativ bis auf O1, die neutral wäre. Um der Annahme eines negativen unipolaren Generators in der Abbildung 91a zu entsprechen, wäre somit das Minimum an Verlagerung der Kurve in Richtung Negativität in der Kurve B ausgedrückt. Was wäre, wenn wir an der Elektrode der Phasenumkehr nicht von einem Maximum der Negativität, sondern einem Minimum an Positivität ausgingen? In anderen Worten, wenn wir annähmen, es handele sich um einen positiven Generator? Für diesen Fall müßten wir die Kurve so stark in Richtung Positivität senken, bis alle Elektroden einschließlich F3 positiv wären, wie es in den Kurven D und E (Abb. 91b) dargestellt ist. Jede Kurve unterhalb D würde diese Konstellation reflektieren und jeweils für O1 die größte Positivität zeigen. Die Position der Kurve, nicht jedoch die Form, wird sich also in Abhängigkeit der Generatorpolarität ändern. **Eine Phasenumkehr im EEG wird sich in der Elektroden-Potentialfeld-Relation immer als ein Umschlag in der Anordnung der Elektroden abbilden.** Eine negative Phasenumkehr zeigt bei dieser Darstellungsweise einen nach oben gerichteten (F3 in Abb. 91b) und umgekehrt eine positive Phasenumkehr einen nach unten gerichteten Umschlag (Abb. 92d).

Abb. 92a: **Spike, rechts temporal**
Kontinuierliche Verlangsamung, rechts temporal

FP1-F7

F7-SP1

SP1-T7

T7-P7

P7-O1

FP2-F8

F8-SP2

SP2-T8

T8-P8

P8-O2

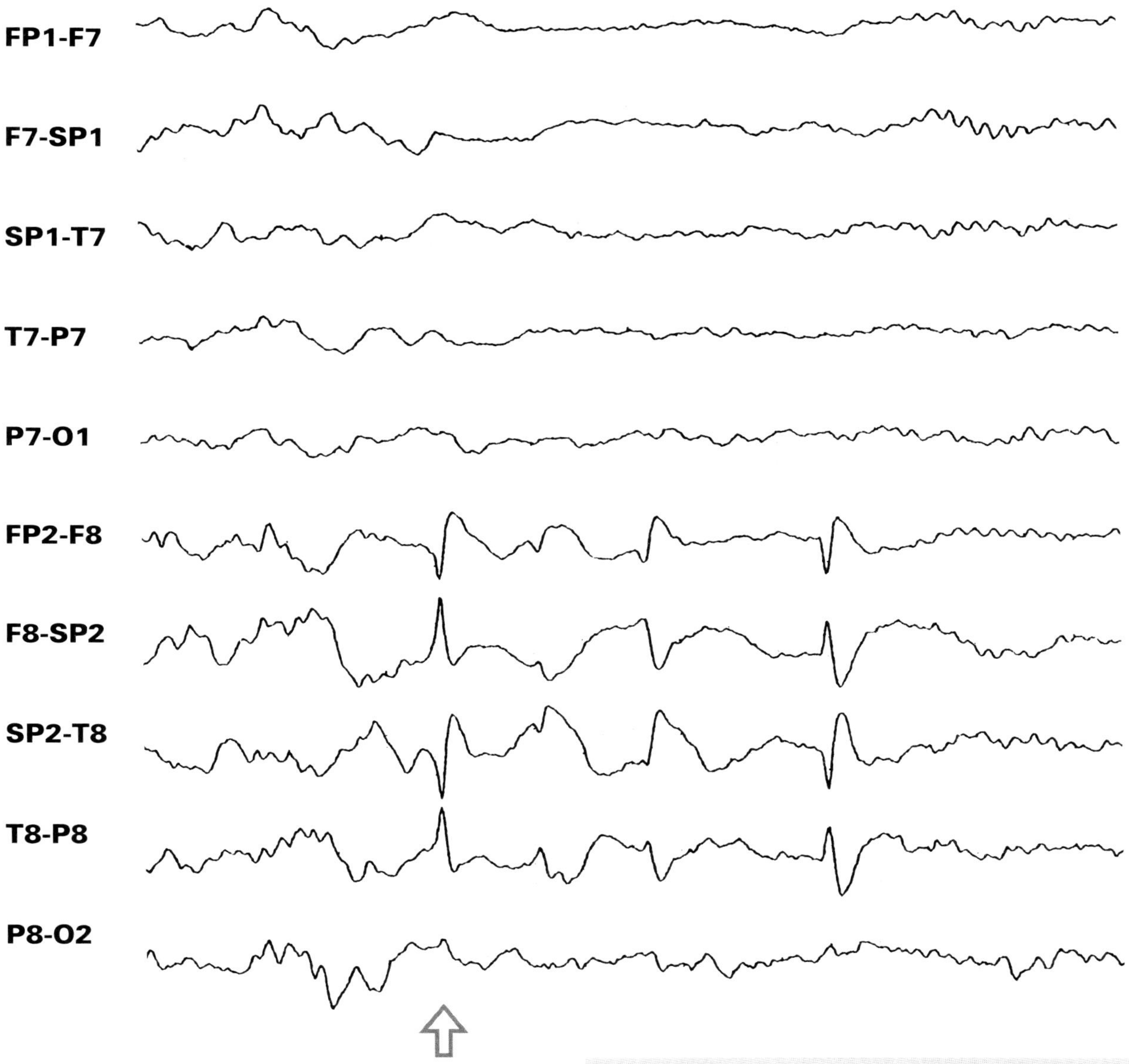

24-jährige, mental retardierte Patientin mit psychomotorischen Anfällen bei Z.n. Teilresektion eines
temporo-parietalen Oligodendroglioms.

Sogenannte »dreifache« Phasenumkehr in einer
bipolaren temporalen Längsreihe unter Einschluß
von Sphenoidalelektroden. Bei F8 und T8 zeigen
sich »negative« und bei SP2 eine »positive« Phasenumkehr (Pfeil). Schlafspindeln zu Beginn und Ende
der Abbildung. Kontinuierliche irreguläre Deltaaktivität rechts temporal.

EEG-KLASSIFIKATION: Pathologisches EEG III
(Schlaf)

1. Spike, rechts temporal
2. Kontinuierliche Verlangsamung, rechts temporal

EEG-BEURTEILUNG: Dieses EEG reflektiert den
Z.n. Teilresektion eines Oligodendroglioms rechts
temporo-parietal und zeigt epilepsietypische Potentiale in der rechten Temporalregion.

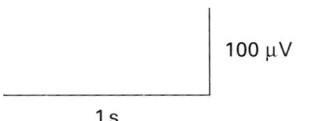

100 µV

1 s

Wenn in einer bipolaren Ableitung mehr als eine
Phasenumkehr auftritt, werden sich also auch in
der Elektroden-Potentialfeld-Relation entsprechend viele Umschläge der Anordnung der Elek-
trodenpositionen zeigen (s. S. 137 Tafel 9). Ein
solches Beispiel ist in Abb. 92a dargestellt. Die
bipolare temporale Längsreihe zeigt drei Phasenumkehren, die sich in der Elektroden-Potentialfeld-Relation (Abb. 92d) als 3 Umschläge nieder-
schlagen. Die Ausschläge in Abb. 92a werden am
besten erklärt mit Negativität in den Elektroden
F8 und T8. Die Abb. 92c zeigt, wie durch Einschluß einer Sphenoidalelektrode in eine temporale Längsreihe eine solche **dreifache Phasenumkehr** entstehen kann. Die Längsreihe zeigt eine
Negativität bei F8 und T8, sodaß im Verhältnis
hierzu die Sphenoidal-Elektrode SP2 positiver ist
und daher eine »positive« Phasenumkehr zeigt.
Die Referenzableitung (Abb. 92b) zeigt deutlich,
daß das Maximum der Negativität bei FT8 liegt.
Die Elektroden-Potentialfeld-Relation (Abb. 92d)
bietet eine graphische Veranschaulichung der
Situation und zeigt zwei »negative« (F8 und FT8)
und einen »positiven« (SP2) Umschlag.

Abb. 92b: **Spike, rechts temporal**
Kontinuierliche Verlangsamung, rechts temporal

Die Referenzableitung (PZ) des Potentials aus Abb. 92a zeigt deutlich das Maximum an Negativität an der Elektrode FT8, während in den Elektroden T8 62% und F8 55% der Potentialamplitude liegt.

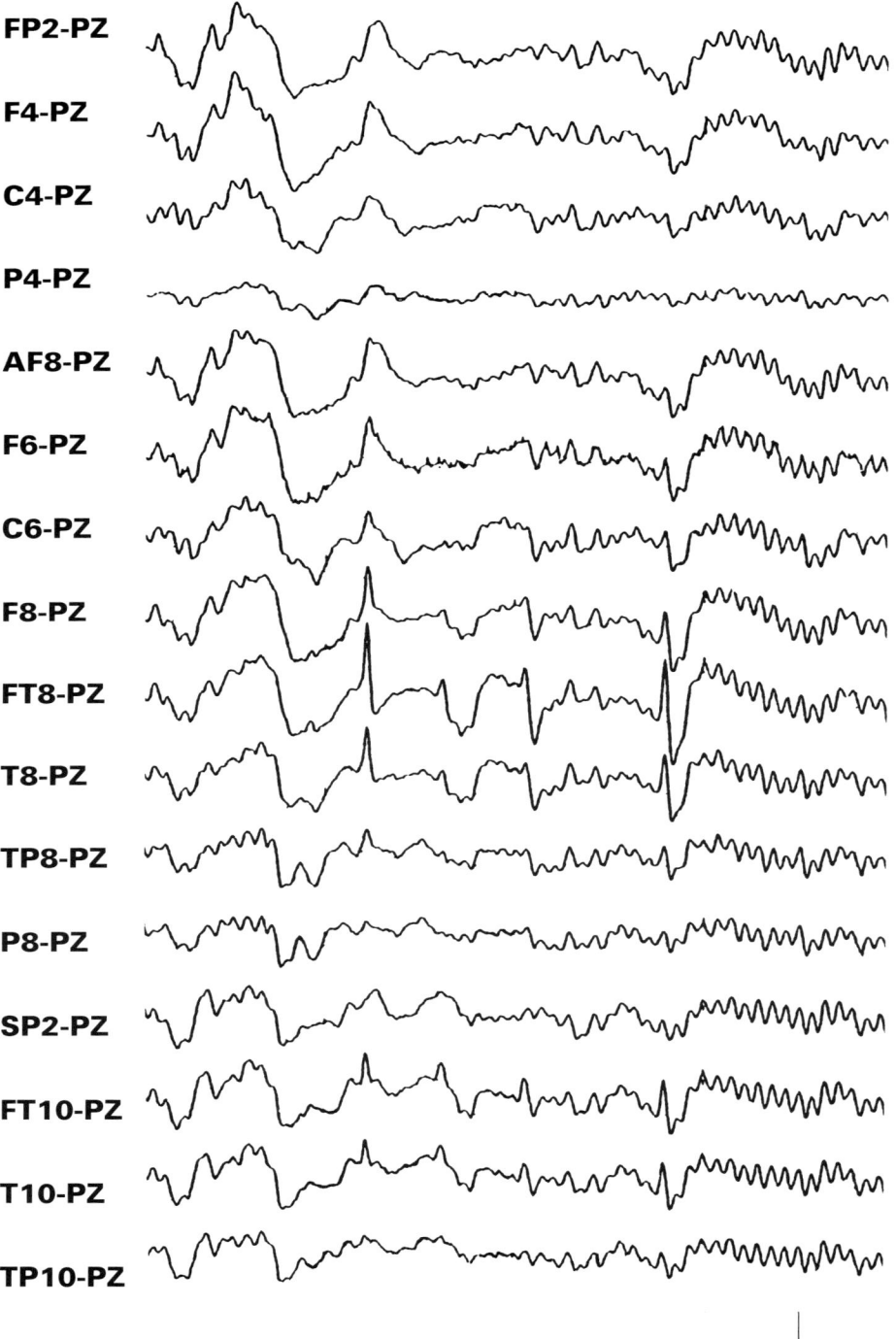

FP2-PZ

F4-PZ

C4-PZ

P4-PZ

AF8-PZ

F6-PZ

C6-PZ

F8-PZ

FT8-PZ

T8-PZ

TP8-PZ

P8-PZ

SP2-PZ

FT10-PZ

T10-PZ

TP10-PZ

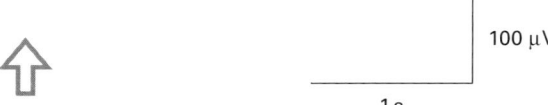

100 µV

1 s

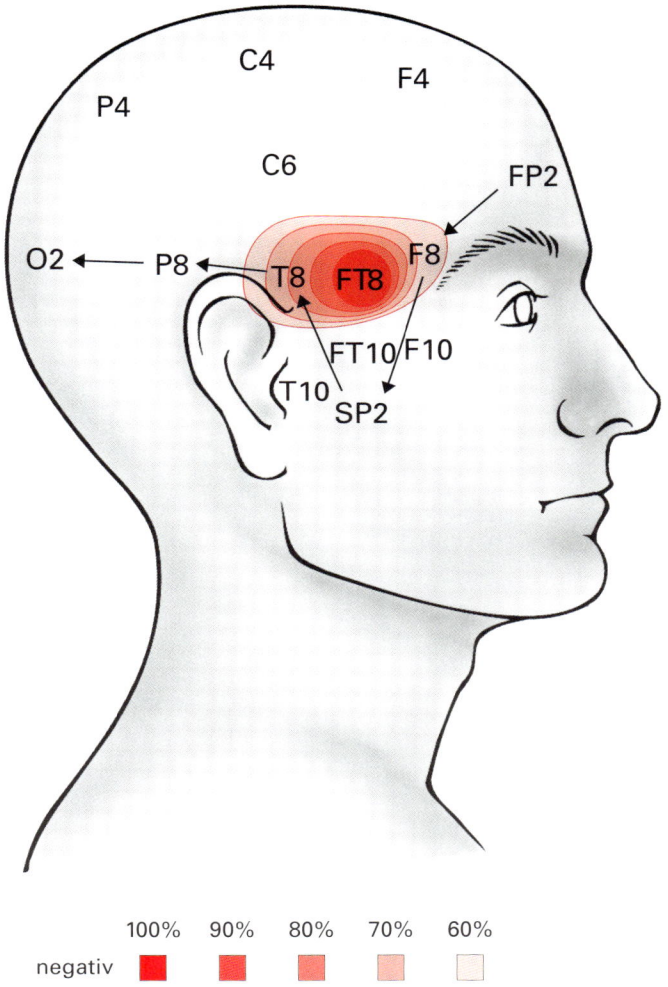

Abb. 92c: Spike, regional rechts temporal
Kontinuierliche Verlangsamung, regional rechts temporal

| | 100% | 90% | 80% | 70% | 60% |
negativ

Diese Graphik verdeutlicht, wie es zur dreifachen Phasenumkehr in der Abb. 92a kommt. Isopotentialfeldkarte für den Spike, der in Abb. 92a und b mit einem Pfeil markiert ist. Die Montage, die die Sphenoidalelektrode einschließt macht einen »Bogen« um das negative Feld bei FT8, so daß SP2 positiver als F8 und T8 wird, die ähnlich negativ sind.

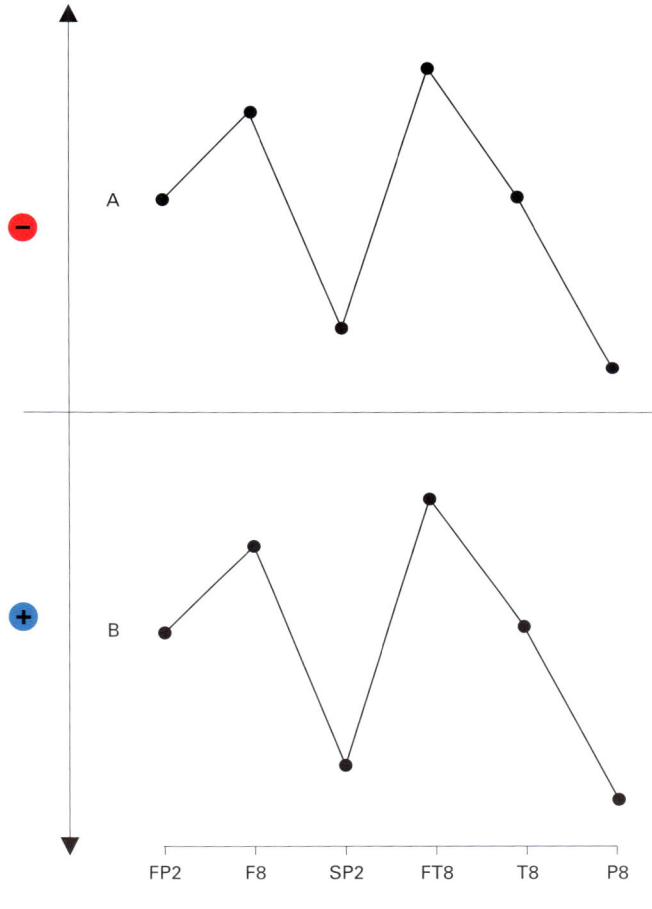

Abb. 92d: Spike, regional rechts temporal
Kontinuierliche Verlangsamung, regional rechts temporal

Elektroden-Potentialfeld-Relation für den Spike aus Abb. 92a. Die dreifache Phasenumkehr ist hier reflektiert mit 2 »negativen« Umschlägen bei F8 und FT8, sowie einem »positiven« Umschlag bei SP2.

151

Referentielle Ableitung

In referentiellen Montagen sind verschiedene Elektroden im Verstärkereingang I zu einer gemeinsamen Elektrode im Verstärkereingang II geschaltet (Abb. 2a und b). Die Auswertung einer referentiellen Ableitung bezieht alle zur gleichen Referenz geschalteten Elektroden ein.

Betrachten wir zuerst die Situation, wenn **alle Ausschläge einer referentiellen Ableitung in die gleiche Richtung weisen** (Abb. 93a). Somit läßt sich auf der Basis der Polaritätskonvention (Abb. 85) folgern, daß entweder alle Elektroden negativer (Ausschlag nach oben) oder positiver (Ausschlag nach unten) sind als die Referenzelektrode (Abb. 93a) (s. S. 137 Tafel 8). Jene Elektroden, die isoelektrisch zur Referenz sind, werden keinen Ausschlag zeigen. Wenn wir dieses Potential wieder in eine Elektroden-Potentialfeld-Relation übertragen, wird die Referenzelektrode also immer den niedrigsten Punkt in der Graphik bilden (Abb. 93b) und dabei je nach Polarität des Generators das Maximum oder Minimum darstellen. Die Elektroden T7 und O1 sind ziemlich auf gleicher Höhe zur Referenz TP9 (Abb. 93b), da in den Kanälen T7-TP9 und O1-TP9 keine aus dem Grundrhythmus herausragenden Ausschläge zu sehen sind (Abb. 93a). Aus Abb. 91b wissen wir bereits, daß wir unter der Annahme eines unipolaren Generators die Kurve jeweils vollständig oberhalb oder unterhalb der Nullinie ansiedeln müssen. Wenn die Kurve oberhalb der Nullinie liegt, würde die Referenzelektrode das Minimum an Negativität darstellen (A in Abb. 93b). Umgekehrt würde die Referenz das Maximum der Positivität reflektieren, wenn die Kurve gänzlich unter der Nullinie läge (B in Abb. 93b).

Natürlich kann es auch passieren, daß in einer referentiellen Ableitung einige Ausschläge nach oben und andere nach unten zeigen (Abb. 94a). Aus den bisherigen Regeln (s. S. 137 Tafel 8) läßt sich wiederum ableiten, daß einige Elektroden negativer und andere positiver als die Referenzelektrode sein müssen. Anders ausgedrückt ist die **Referenzelektrode, unabhängig von der Polarität des Potentials, weder Maximum noch Minimum** (Tafel 8). Wenn wir diese Situation wieder in eine Elektroden-Potentialfeld-Relation übertragen sieht man, daß die Kurve in Abb. 94b mit Abb. 93b bis auf die Referenzelektrode weitgehend identisch ist. Die Referenzelektrode liegt in Abb. 94b im Unterschied zu Abb. 93b weder am Maximum noch am Minimum, sondern weist einen dazwischen liegenden Potentialwert auf. In Abhängigkeit davon, ob die Kurve oberhalb oder unterhalb der Nullinie aufgetragen wird, wäre ein unipolarer Generator negativ (A in Abb. 94b) oder positiv (B in Abb. 94b). Beachten Sie, daß die referentiellen Montagen in Abb. 93a und 94a die Elektroden aus der bipolaren Abb. 91a einschließen. In beiden Fällen erhielten wir, wie zu erwarten, die gleiche Elektroden-Potentialfeld-Relationen, nur daß durch die Zusatzelektrode (FC1) sich das Maximum exakter, nämlich zwischen F3 und C3, abbilden läßt.

Sharp Wave, links frontal

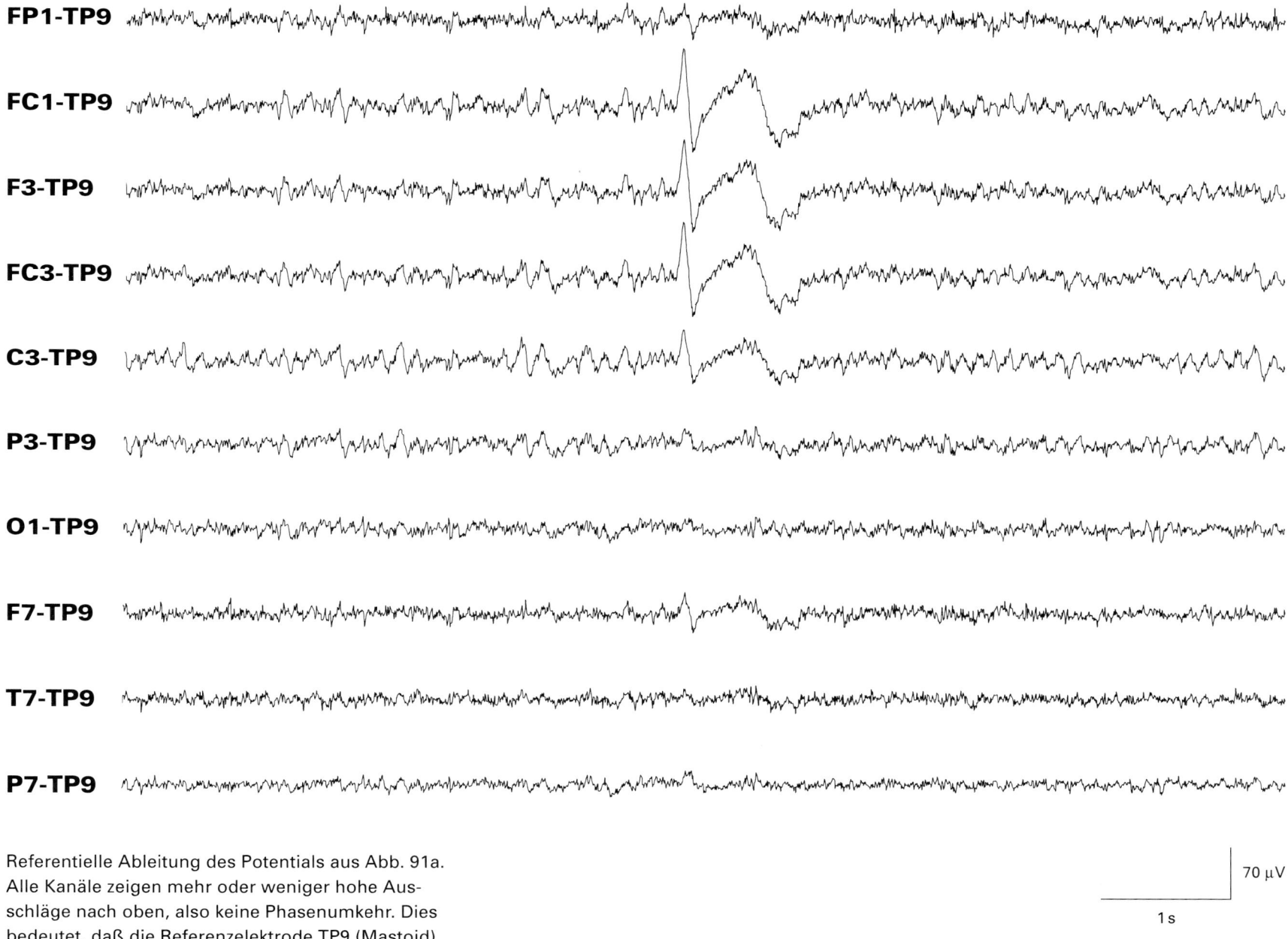

FP1-TP9

FC1-TP9

F3-TP9

FC3-TP9

C3-TP9

P3-TP9

O1-TP9

F7-TP9

T7-TP9

P7-TP9

Referentielle Ableitung des Potentials aus Abb. 91a.
Alle Kanäle zeigen mehr oder weniger hohe Ausschläge nach oben, also keine Phasenumkehr. Dies
bedeutet, daß die Referenzelektrode TP9 (Mastoid)
für die nach oben weisende Hauptkomponente der
Sharp Wave ein Minimum an Negativität oder
Maximum an Positivität darstellt.

70 μV

1 s

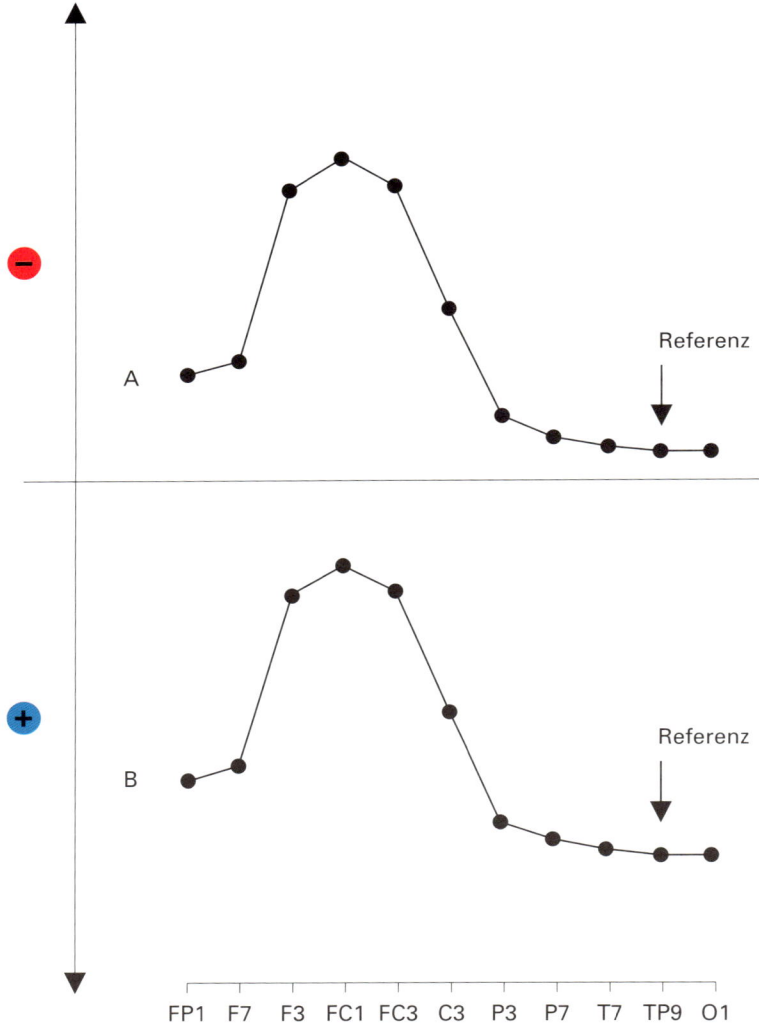

Abb. 93b: Elektroden-Potentialfeld-Relation für das Potential aus Abb. 93a.

Referenz

Referenz

FP1 F7 F3 FC1 FC3 C3 P3 P7 T7 TP9 O1

In der Kurve A ist ein negativer, in der Kurve B ein positiver Generator dargestellt. Die Referenzelektrode TP9 liegt so, daß alle Elektroden negativer oder isoelektrisch (O1) sind.

154

Sharp Wave, links frontal

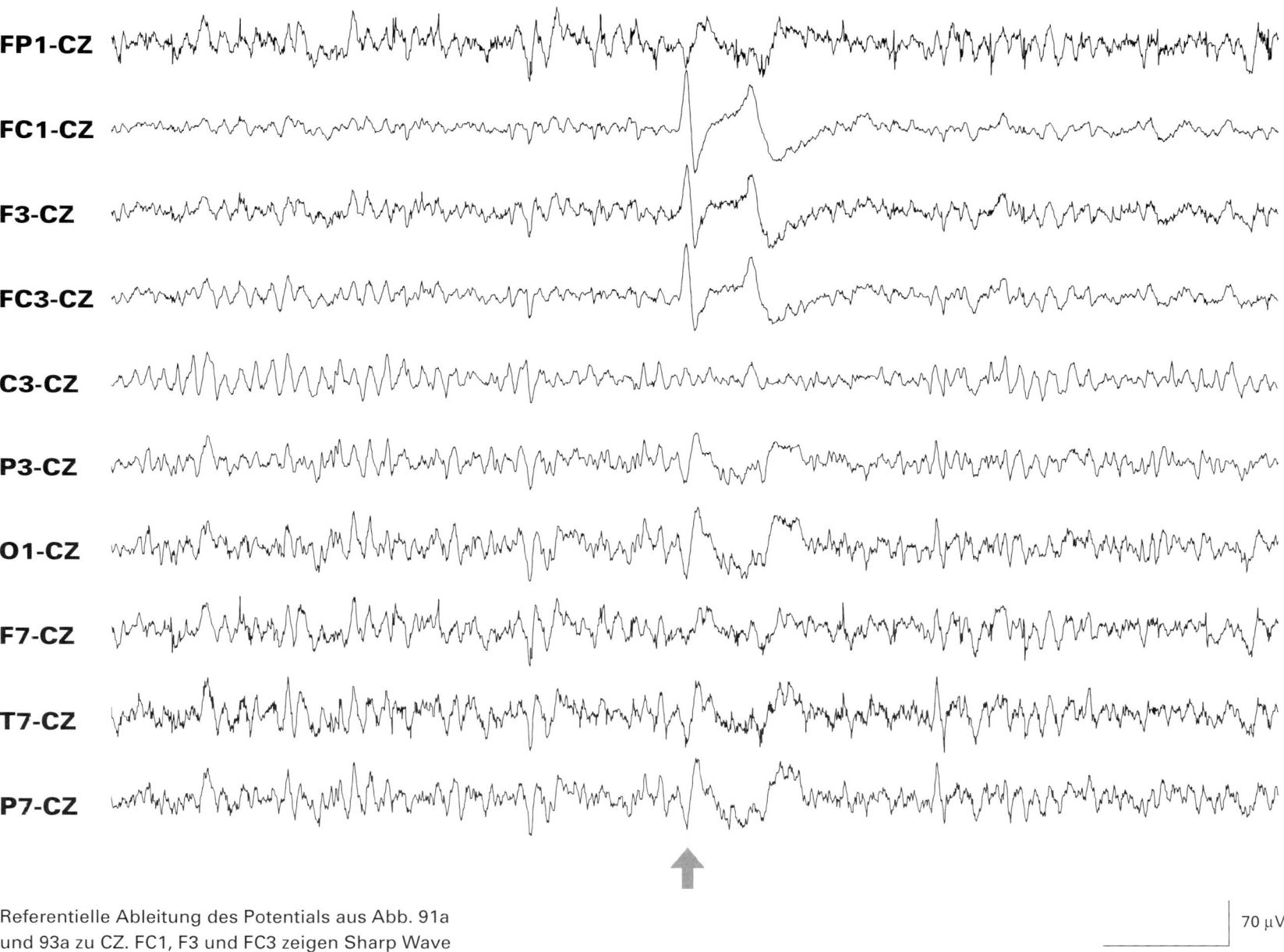

FP1-CZ

FC1-CZ

F3-CZ

FC3-CZ

C3-CZ

P3-CZ

O1-CZ

F7-CZ

T7-CZ

P7-CZ

Referentielle Ableitung des Potentials aus Abb. 91a
und 93a zu CZ. FC1, F3 und FC3 zeigen Sharp Wave
Ausschläge nach oben, sind somit negativer als die
Referenz CZ. FP1, P3, O1, T7 und P7 weisen nach
unten. Das bedeutet, daß diese Elektroden positiver
als die Referenz sind bzw. die Referenz negativer
ist. C3 und F7 sind relativ isoelektrisch zu CZ.

70 µV

1 s

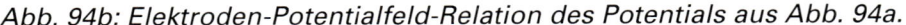

Abb. 94b: Elektroden-Potentialfeld-Relation des Potentials aus Abb. 94a.

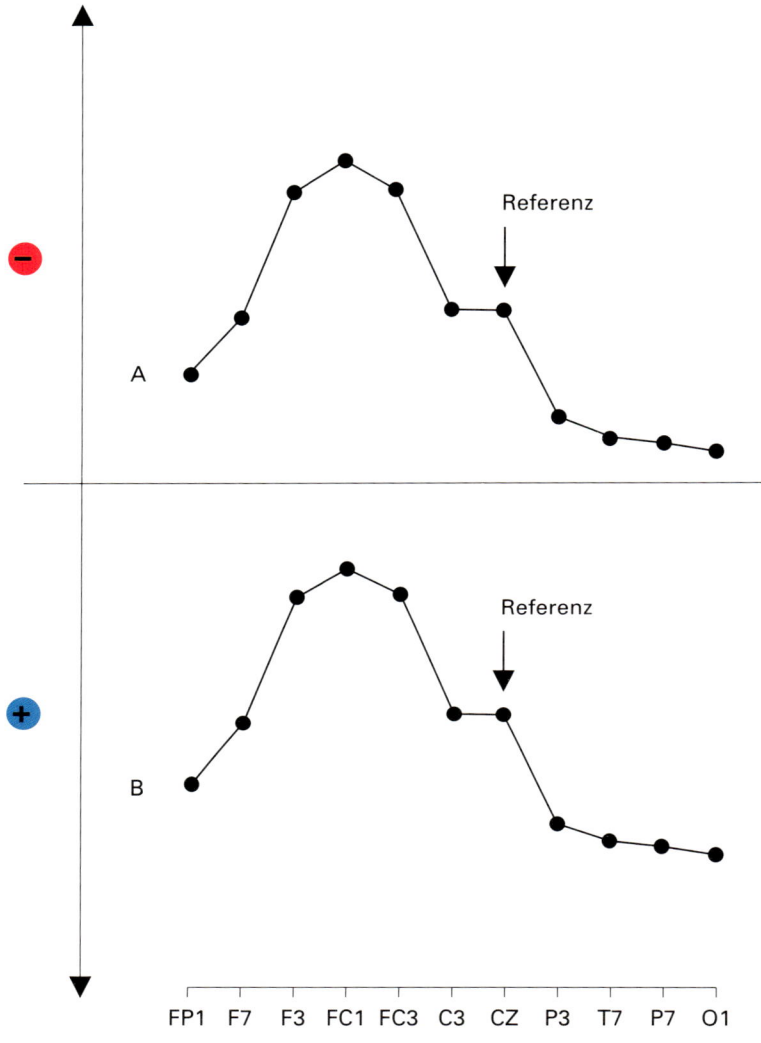

In der Kurve A ist ein negativer, in der Kurve B ein positiver Generator dargestellt. Die Referenzelektrode CZ liegt so, daß einige Elektroden isoelektrisch oder negativer und andere positiver sind.

Welche Anforderungen sind an eine ideale Referenzelektrode zu stellen? Das oben erläuterte Beispiel veranschaulicht, daß trotz verschiedener Referenzelektroden, die zugehörige Elektroden-Potentialfeld-Relation jeweils gleich aussieht. In anderen Worten, die Lokalisation der Referenzelektrode ist nicht sehr wichtig, solange wir in der Lage sind, eine folgerichtige Analyse der Potentiale durchzuführen. Es gibt jedoch andere, eher praktisch ausgerichtete Überlegungen, die die Wahl einer Referenzelektrode beeinflußen. In der klinischen Elektroenzephalographie müssen wir immer gegenwärtigen, daß neben der Hirnaktivität auch andere physiologische und nicht-physiologische Potentialfelder aufgezeichnet werden und die Ableitung mehr oder weniger stark stören können. Typische Beispiele sind EKG- und EMG-Potentiale, aber auch z.B. Widerstandsschwankungen bei unzureichend fixierten Elektroden. Diese sogenannten Artefakte neigen dazu, in jeweils typischen Elektroden aufzutreten. EMG-Artefakte sind z.B. häufig in den fronto-polaren (FP1, FP2), inferior frontalen (F7, F8) und temporalen Elektroden (T7, T8, P7, P8) anzutreffen, während EKG-Artefakte hauptsächlich in die Ohrelektroden (A1, A2) einstreuen. Je nach Lokalisation des zerebralen Generators, den es zu analysieren gilt, wird man jene Referenzelektroden möglichst meiden, die anfällig für Artefakte sind. Wenn z.B. eine externe hochamplitudige Artefakteinstreuung, wie z.B. EKG oder EMG mit einem zerebralen Potential zeitlich zusammenfällt (Abb. 95a) kann es sehr schwierig sein, das Potential exakt zu analysieren und eine Elektroden-Potential-Relation aufzustellen. Mit der Wahl einer anderen Referenzelektrode könnte ein solches Problem entweder ganz oder größtenteils ausgeräumt werden (Abb. 95b) und die entsprechende Elektroden-Potentialfeld-Relation würde nur unbedeutend oder gar nicht beeinflußt. Eine bipolare Schaltung des gleichen Abschnitts ist ebenfalls deutlich weniger artefaktgestört (Abb. 95c). Externe »Störungen« bei der Potentialfeldbestimmung müssen nicht immer nur durch Artefakte bedingt sein. Auch physiologische, zerebral generierte Potentiale können bei der Potenialfeldbestimmung »stören«. Ein typisches Beispiel hierfür sind hochamplitudige Vertex-Wellen, die in einer CZ-Referenzableitung die Analyse niedrigamplitudi-

ger pathologischer Aktivität erschweren können. In einem solchen Fall ist es sinnvoll eine andere, nicht in Vertexnähe liegende Referenzelektrode zu wählen.

Zusamenfassend spielt also theoretisch die Lokalisation der Referenzelektrode keine Rolle und eine Analyse wird immer die gleiche Elektroden-Potentialfeld-Relation ergeben. Unter praktischen Gesichtspunkten ist es jedoch ratsam, eine Referenz zu wählen, die möglichst frei von externen Potentialfeldeinstreuungen ist. Es ist auch nicht unbedingt erforderlich, daß eine Referenz von einem darzustellenden Potential nicht »kontaminiert« ist, also nicht im Potentialfeld liegt. Allerdings ist eine sogenannte »indifferente« Referenzelektrode einfacher für die visuelle Auswertung, denn alle Ausschläge werden in eine Richtung weisen und die höchste Amplitude gibt das Maximum des Potentialfeldes an. Außerdem wäre bei einer »indifferenten« Referenz die Polarität eines Potentials jeweils eindeutig: Ausschläge nach oben deuten auf einen negativen und Ausschläge nach unten auf einen positiven Generator. Es ist allerdings bedeutsam nochmals darauf hinzuweisen, daß eine **exakte Analyse eines Potentials unabhängig von der Position einer Referenz** nur möglich ist, solange die Referenz nicht von externen Signalen gestört ist.

Eine dem Potentialfeld räumlich näher gelegene Elektrode kann als Referenz unter Umständen geeigneter sein, als eine örtlich entferntere, wenn sie nur je nach räumlicher Anordnung des Potentialfeldes elektrisch inaktiver ist (Abb. 96a–c). Man sollte eine möglichst inaktive (indifferente) Referenzelektrode nur dann wählen, wenn sie auch unempfänglich für Artefakteinstreuungen ist. Zum Beispiel bietet es sich manchmal an, eine Referenzschaltung eher zu den posterior temporalen Elektroden (P7, P8) zu wählen, als zum Ohr (A1, A2), das leichter EKG-Einstreuungen aufweist (Abb. 121a–c).

Benigne epilepsietypische Potentiale des Kindesalters, median bis rechts parieto-zentral

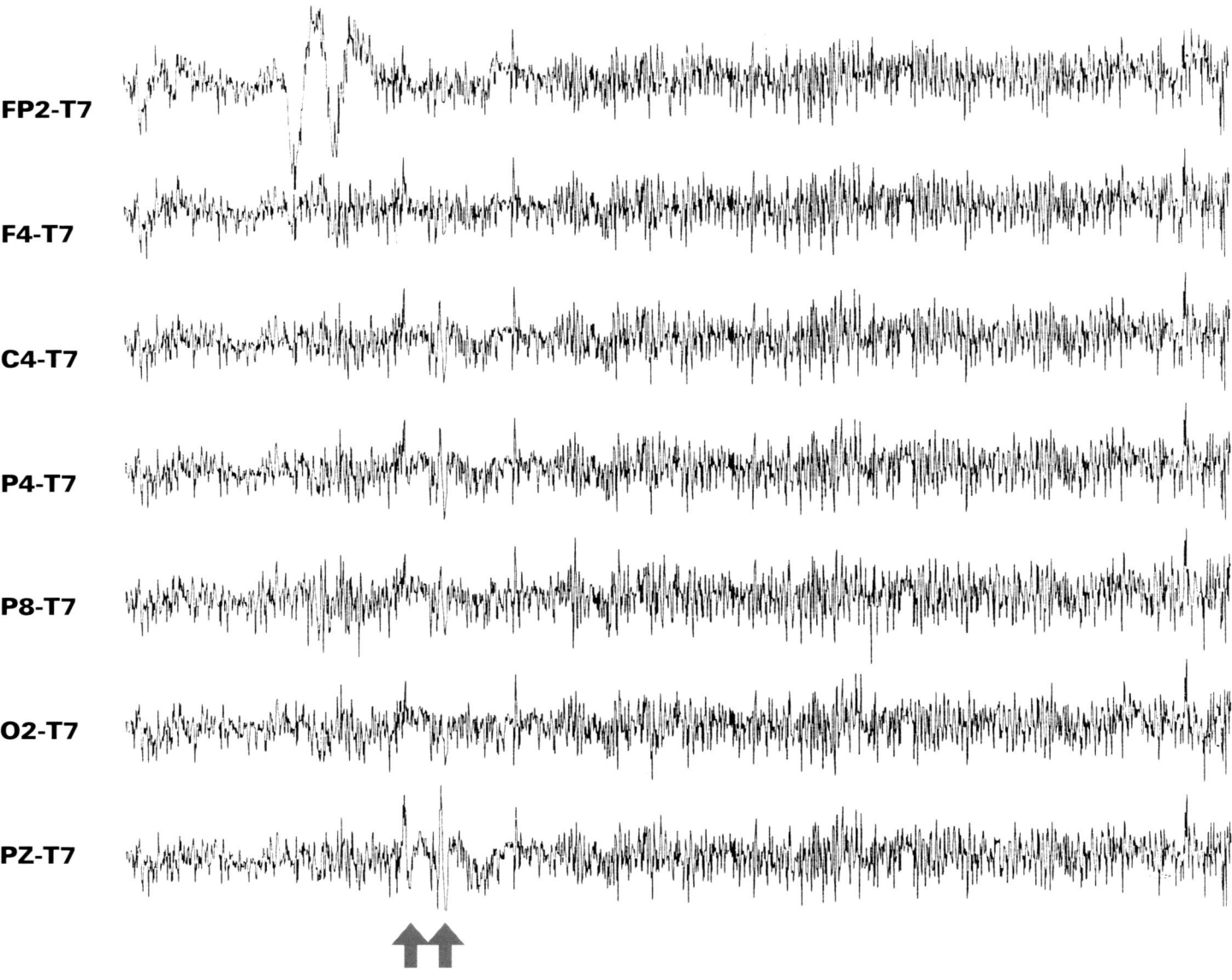

8-jähriges Mädchen mit epileptischen Anfällen seit dem 4. Lebensjahr. Tagsüber traten häufige medikamentös resistente myoklonische Anfälle auf, die zu Stürzen und Frakturen führten. Generalisierte tonisch-klonische Anfälle wurden aus dem nächtlichen Schlaf heraus beobachtet. Die bildgebende Diagnostik (PET und MRT) blieb bis auf eine hypometabole Zone rechts parietal unauffällig.

a) Referentielle Ableitung zur kontralateralen Elektrode T7, die EMG-Einstreuungen verursacht. Die

rechts parieto-zentralen benignen epilepsietypischen Potentiale des Kindesalters sind kaum vom EMG zu unterscheiden (Pfeile).

EEG-Klassifikation: Pathologisches EEG III (Wach)

1. Benigne epilepsietypische Potentiale des Kindesalters, median bis rechts parieto-zentral

EEG-Beurteilung:
Dieses EEG zeigt mit median bis rechts parieto-

70 µV

1 s

zentral gelegenen benignen epilepsietypischen Potentialen des Kindesalters einen Befund, wie ihn auch gesunde Kinder zeigen können und der nur selten mit einer fokalen Epilepsie einhergeht. Die klinische Symptomatik der Patientin steht vermutlich nicht im Zusammenhang mit diesem EEG-Befund.

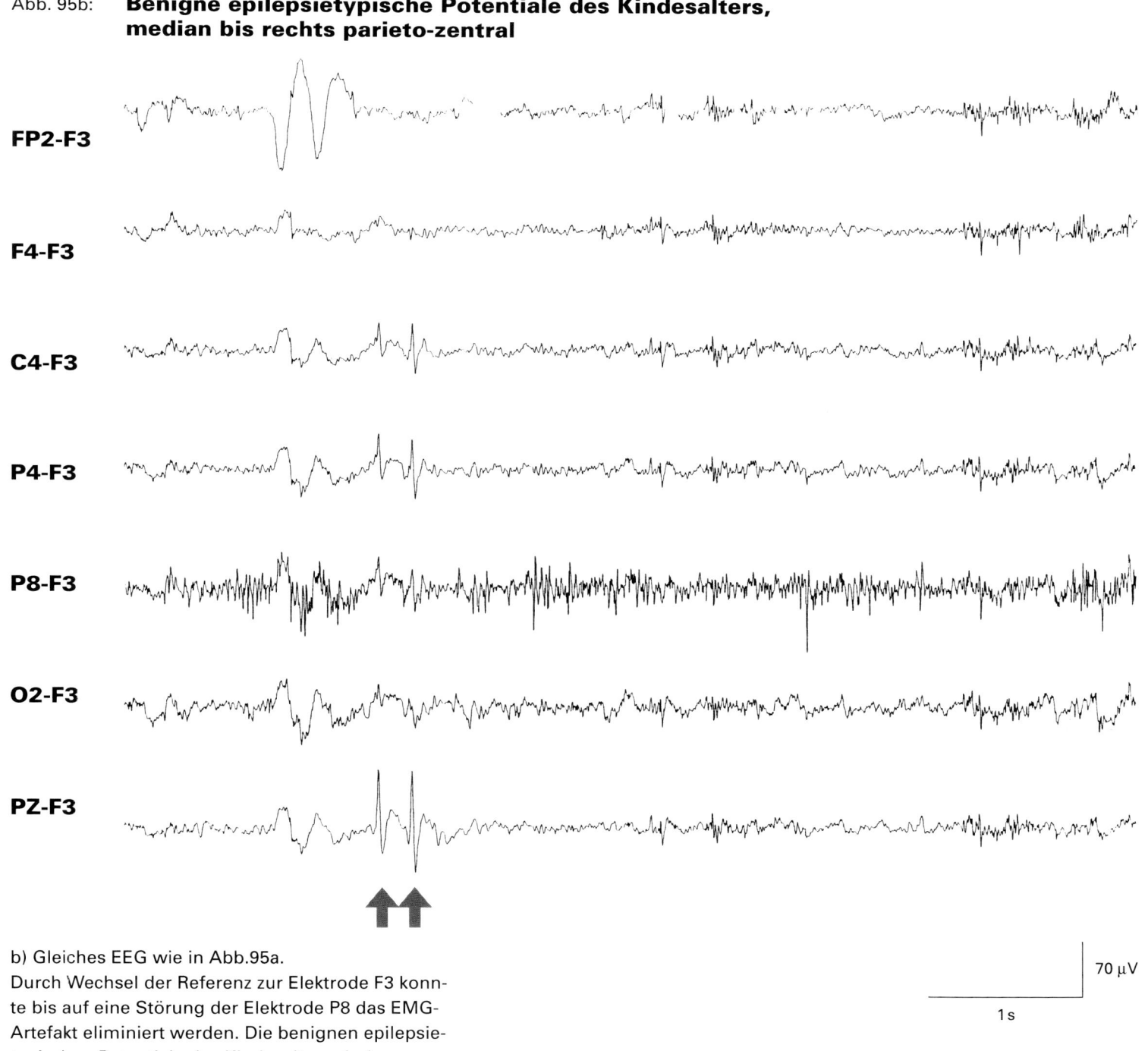

Abb. 95b: **Benigne epilepsietypische Potentiale des Kindesalters, median bis rechts parieto-zentral**

FP2-F3

F4-F3

C4-F3

P4-F3

P8-F3

O2-F3

PZ-F3

b) Gleiches EEG wie in Abb.95a.
Durch Wechsel der Referenz zur Elektrode F3 konnte bis auf eine Störung der Elektrode P8 das EMG-Artefakt eliminiert werden. Die benignen epilepsietypischen Potentiale des Kindesalters sind nun deutlich zu erkennen (Pfeile).

70 µV

1 s

Benigne epilepsietypische Potentiale des Kindesalters, median bis rechts parieto-zentral

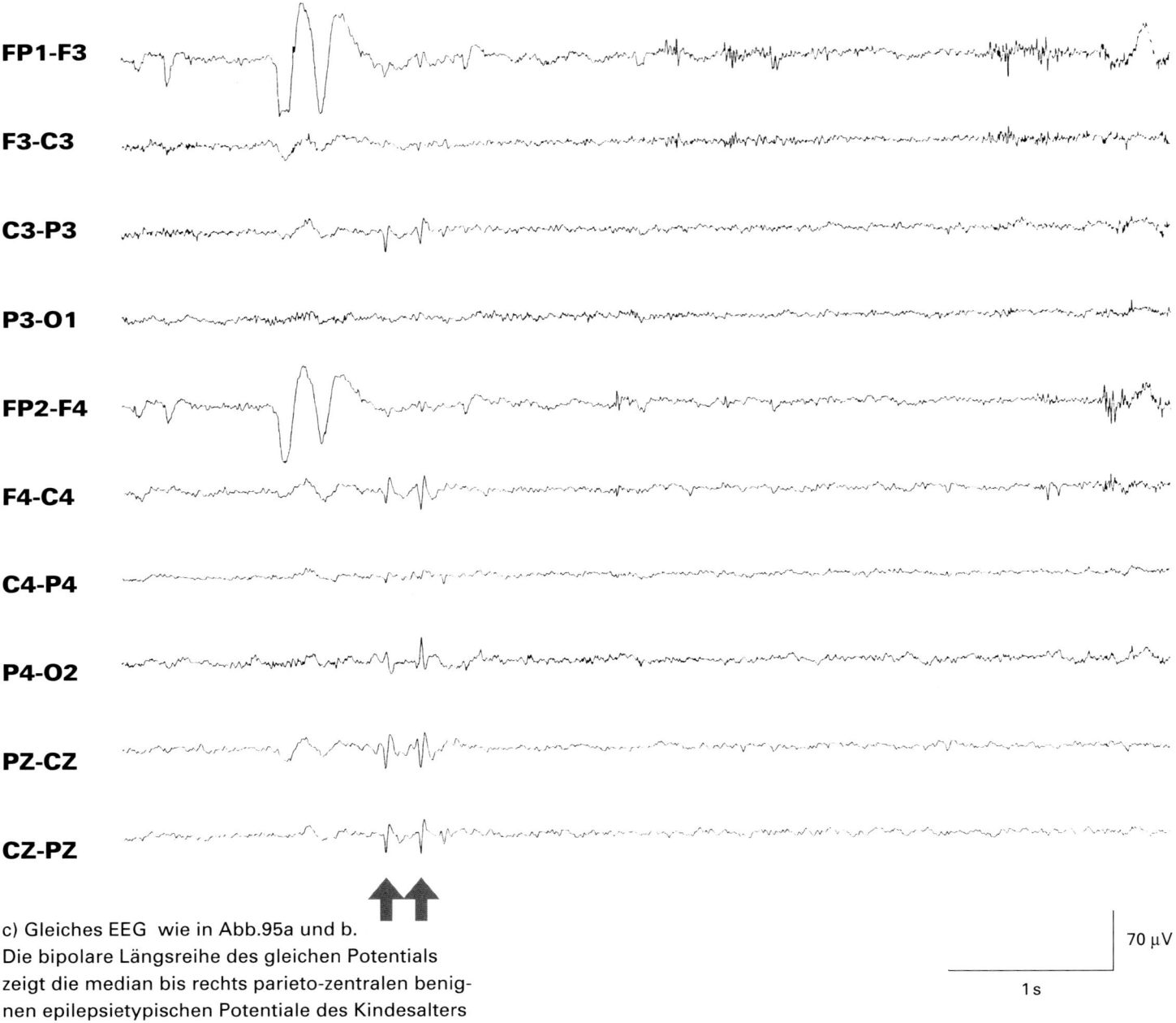

c) Gleiches EEG wie in Abb.95a und b.
Die bipolare Längsreihe des gleichen Potentials
zeigt die median bis rechts parieto-zentralen benignen epilepsietypischen Potentiale des Kindesalters
ungestört.

70 µV

1 s

**Anfallsmuster, rechts temporo-okzipital
Akustische Aura → psychomotorischer Anfall**

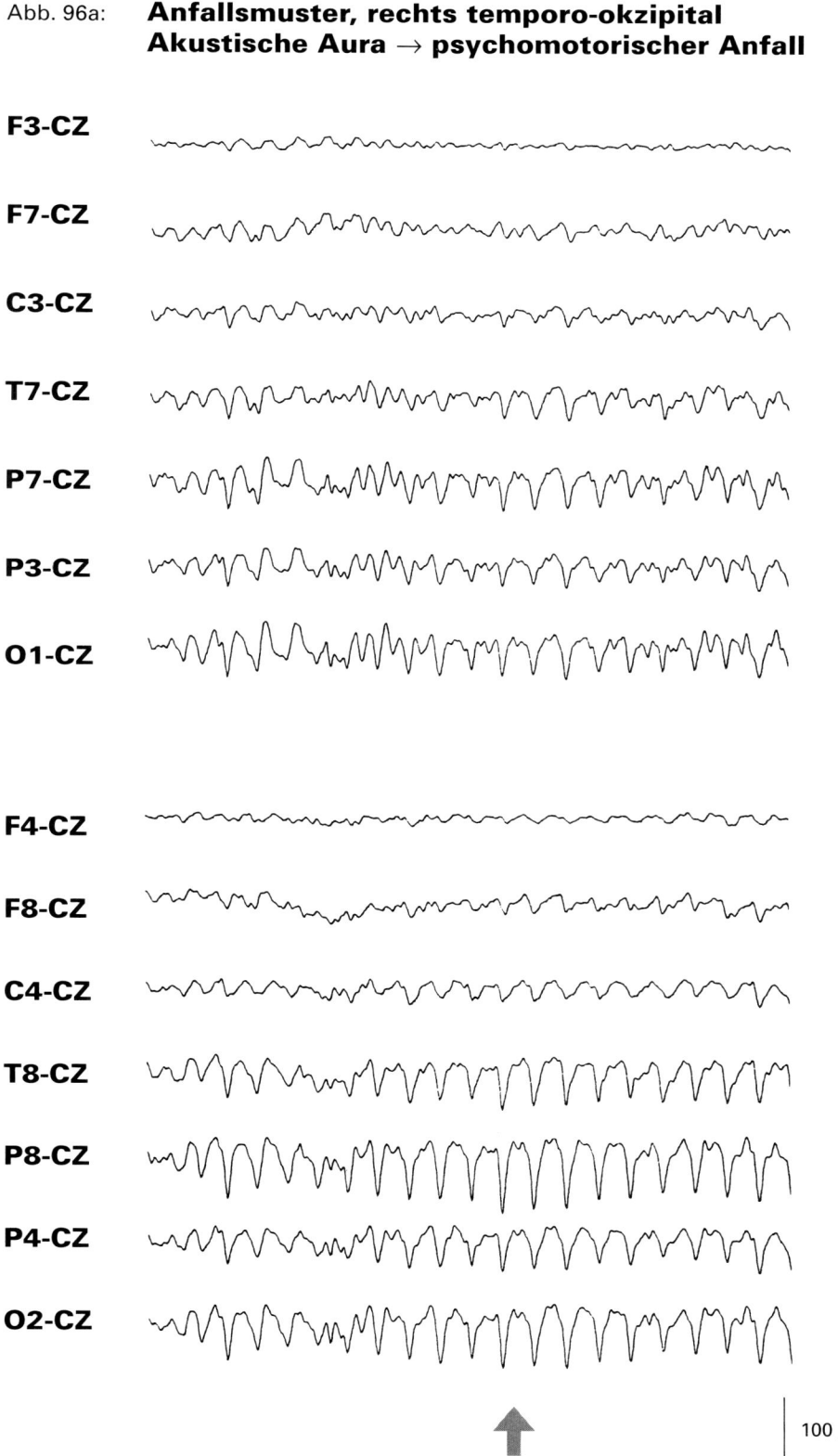

31-jährige Patientin mit akustischen Auren und psychomotorischen Anfällen, die manchmal in tonische bzw. tonisch-klonische Anfälle übergingen. Dieses EEG wurde 14 s nach klinischem Beginn der Aura aufgezeichnet.

a) CZ Referenz. Keine Phasenumkehr für die rhythmische Thetaaktivität. Dies zeigt an, daß die Referenzelektrode Maximum oder Minimum ist. Die nach unten weisende spitze Komponente hat ein positives Maximum bei P8.

EEG-KLASSIFIKATION: Pathologisches EEG III (Wach)

*1a. EEG-Anfallsmuster, rechts temporo-okzipital
b. Akustische Aura → psychomotorischer Anfall*

EEG-BEURTEILUNG: In diesem EEG wurde eine akustische Aura aufgezeichnet, die sich in einen psychomotorischen Anfall entwickelte. Das iktale EEG zeigt Hinweise für einen Anfallsursprung in der rechten temporo-okzipitalen Region.

100 µV

1 s

Anfallsmuster, rechts temporo-okzipital
Akustische Aura → psychomotorischer Anfall

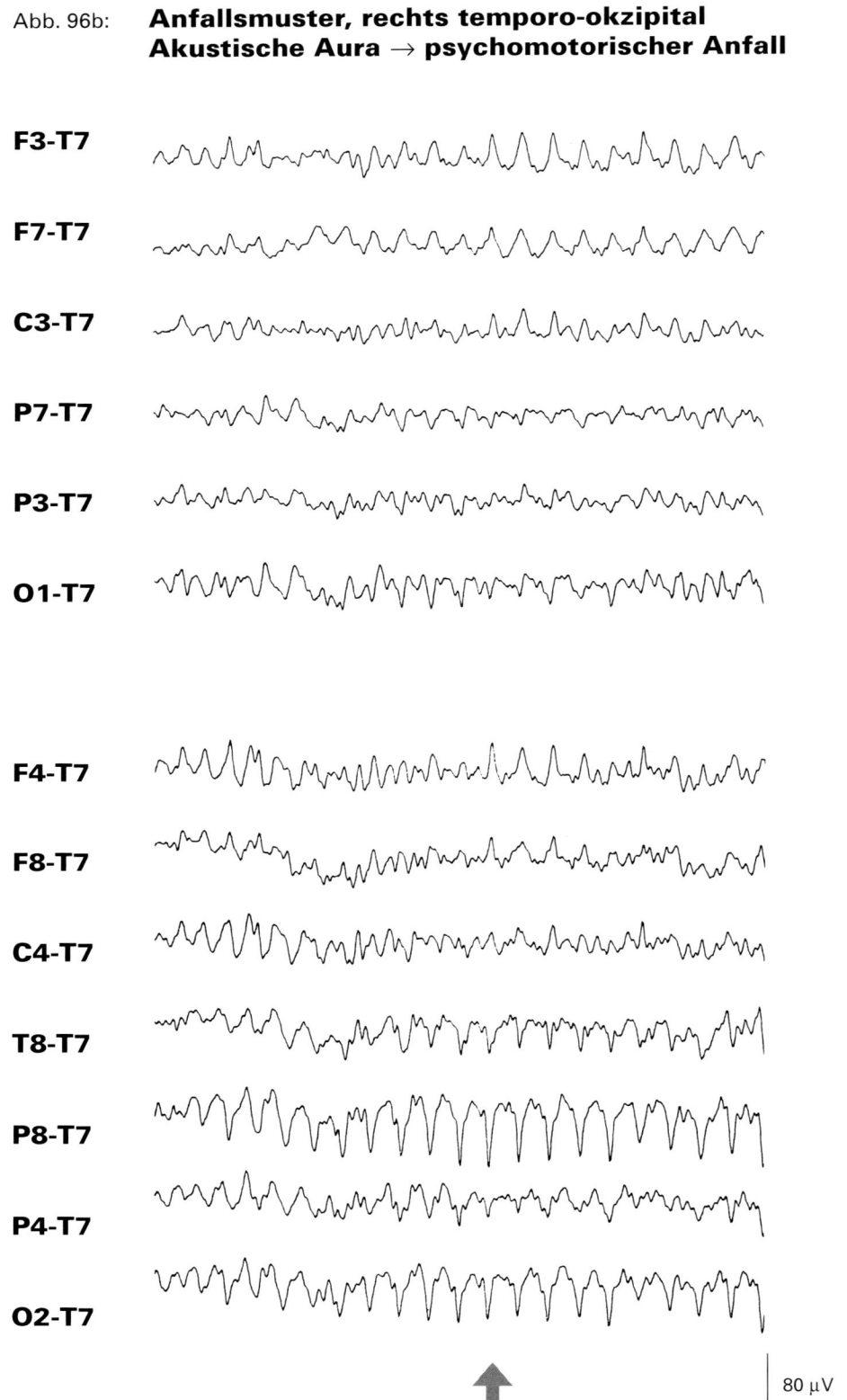

F3-T7

F7-T7

C3-T7

P7-T7

P3-T7

O1-T7

F4-T7

F8-T7

C4-T7

T8-T7

P8-T7

P4-T7

O2-T7

80 µV

1 s

b) Gleiches EEG wie in Abb. 96a. Referentielle Ableitung zu einer räumlich entfernter gelegenen Referenz (T7), die jedoch elektrisch involviert ist. Dies drückt sich in einer Phasenumkehr aus: die Spitzenkomponenten der Thetawellen weisen in den Elektroden P8 und O2 nach unten und in den Elektroden F3 und F7 nach oben. Die Elektrode P8 reflektiert hiernach das Maximum einer Positivität, die der spitzen, nach unten gerichteten Welle entspricht. Die T7 Referenz ist somit vom Potential »kontaminiert«.

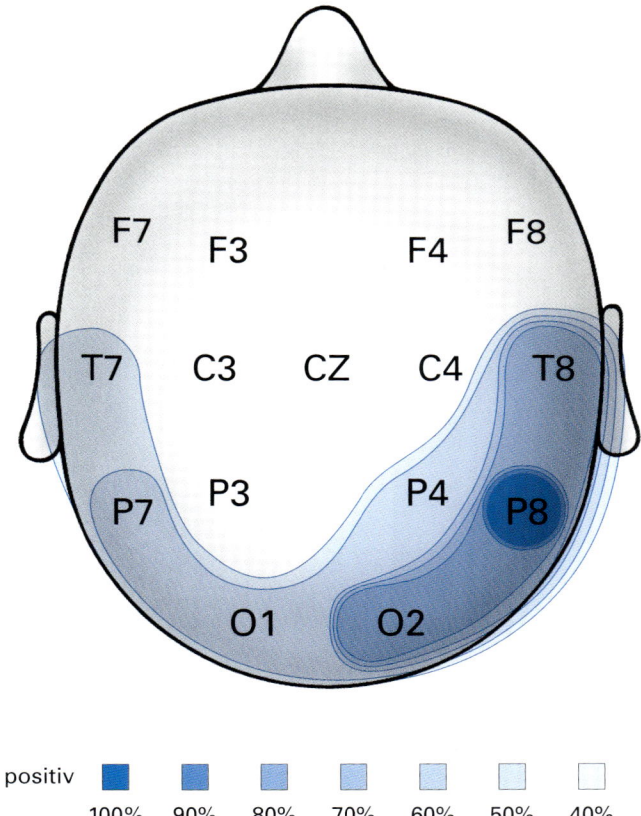

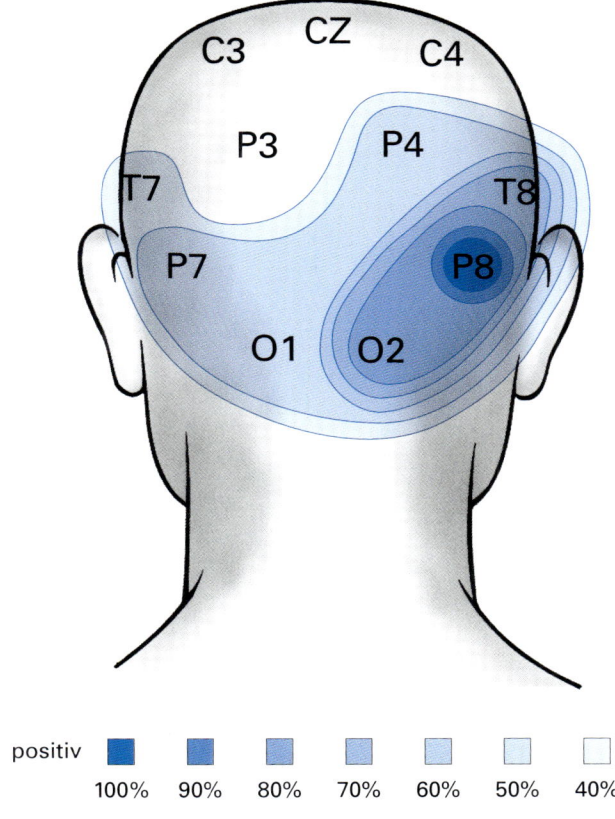

positiv

100% 90% 80% 70% 60% 50% 40%

positiv

100% 90% 80% 70% 60% 50% 40%

c) Die Isopotentialfeldkarte für das Potential aus Abb. 96 a und b (Pfeil) zeigt, daß das Potentialfeld bei der Elektrode P8 ein positives Maximum hat und das Feld sich über den Hinterkopf nach links posterior temporal ausdehnt. Die Potentialfeldkarte wurde für die spitze nach unten weisende Komponente der Abb. 96a erstellt. Die Ringe zeigen in 10%-Schritten den Potentialfeldabfall.

d) Die gleiche Isopotentialfeldkarte wie Abb. 96c bei Darstellung des Kopfes von dorsal.

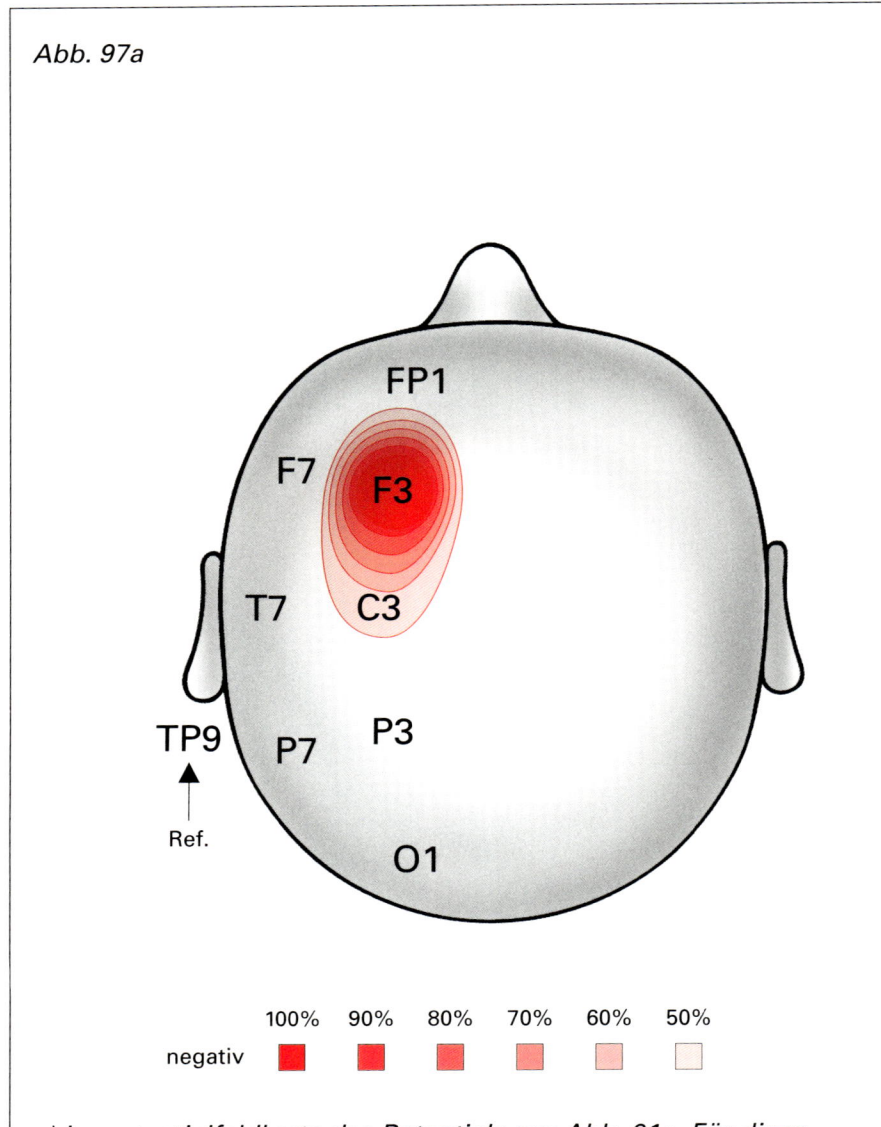

100% 90% 80% 70% 60% 50%

negativ

a) Isopotentialfeldkarte des Potentials aus Abb. 91a. Für diese Graphik wurden nur die Elektroden des 10-20-Systems berücksichtigt. Die Elektrode F3 zeigt das Maximum des Potentials, d.h. 100% der Potentialamplitude. Die nächsten Ringe zeigen den Potentialfeldabfall in 10%-Schritten (s. Abb. 97c).

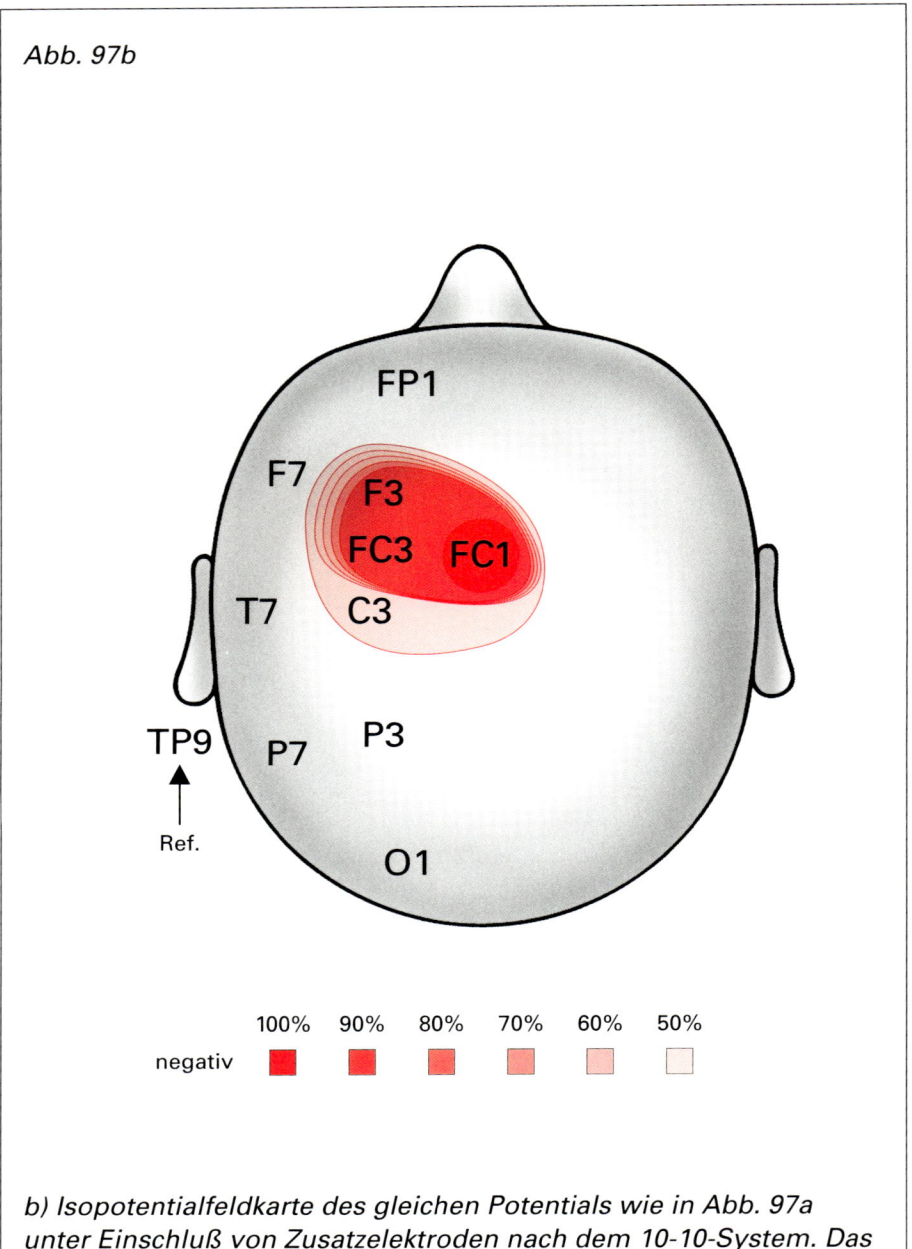

100% 90% 80% 70% 60% 50%

negativ

b) Isopotentialfeldkarte des gleichen Potentials wie in Abb. 97a unter Einschluß von Zusatzelektroden nach dem 10-10-System. Das Maximum liegt bei der Elektrode FC1 (100%).

Potentialfeldkarte

Die graphische Darstellung einer Potentialfeldverteilung erfolgt sinnvollerweise mittels Isolinien, wie sie auch bei Landkarten gebräuchlich sind (Abb. 97a und b). Am einfachsten erfolgt dies über eine Elektroden-Potentialfeld-Relation (Abb. 97c). Wenn man wieder von einem unipolaren Generator ausgeht, müssen alle Elektroden oberhalb der Nullinie liegen, um eine negative, und unterhalb der Nullinie, um eine positive Potentialquelle abzubilden (Abb. 93b). Wenn man jene Elektrode mit der höchsten Negativität (FC1 in Abb. 97c) oder der höchsten Positivität (O1 in Abb. 97c) als 100% der Potentialfeldspannung annimmt, lassen sich hiervon ausgehend z.B. 10%-Schritte errechnen (Abb. 97c). Diese Isopotentialfeldlinien können auch auf Kopfschemata übertragen werden und umschließen jeweils jene Elektroden, die 100, mindestens 90 bzw. 80% des Potentialfeldes usw. darstellen (Abb. 97a und b). Abb. 97a wurde mit den Elektroden des 10-20-Systems erstellt. Das Maximum der Sharp Wave liegt bei F3. Für die Abb. 97b

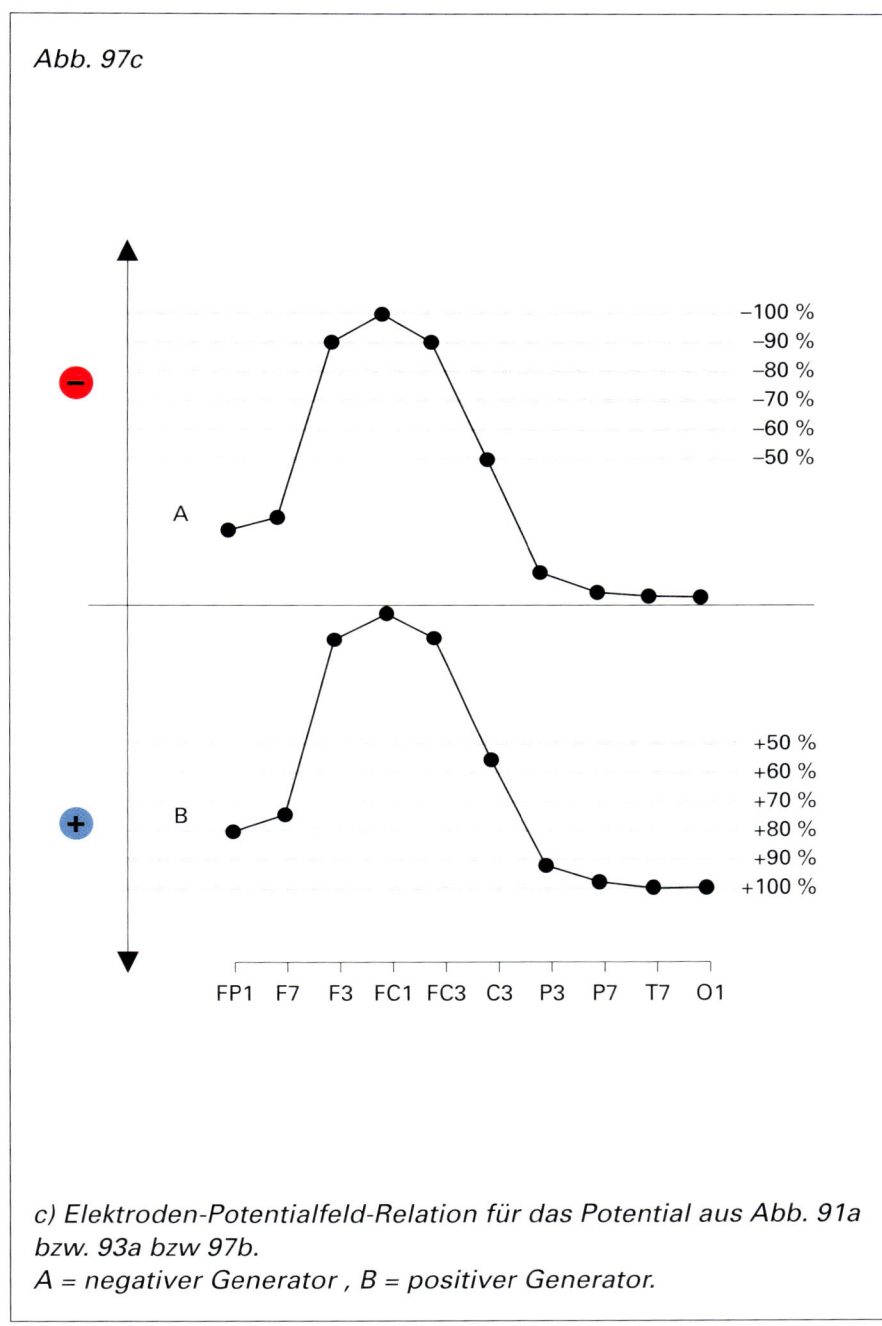

−100 %
−90 %
−80 %
−70 %
−60 %
−50 %

A

+50 %
+60 %
+70 %
+80 %
+90 %
+100 %

B

FP1 F7 F3 FC1 FC3 C3 P3 P7 T7 O1

c) Elektroden-Potentialfeld-Relation für das Potential aus Abb. 91a bzw. 93a bzw 97b.
A = negativer Generator , B = positiver Generator.

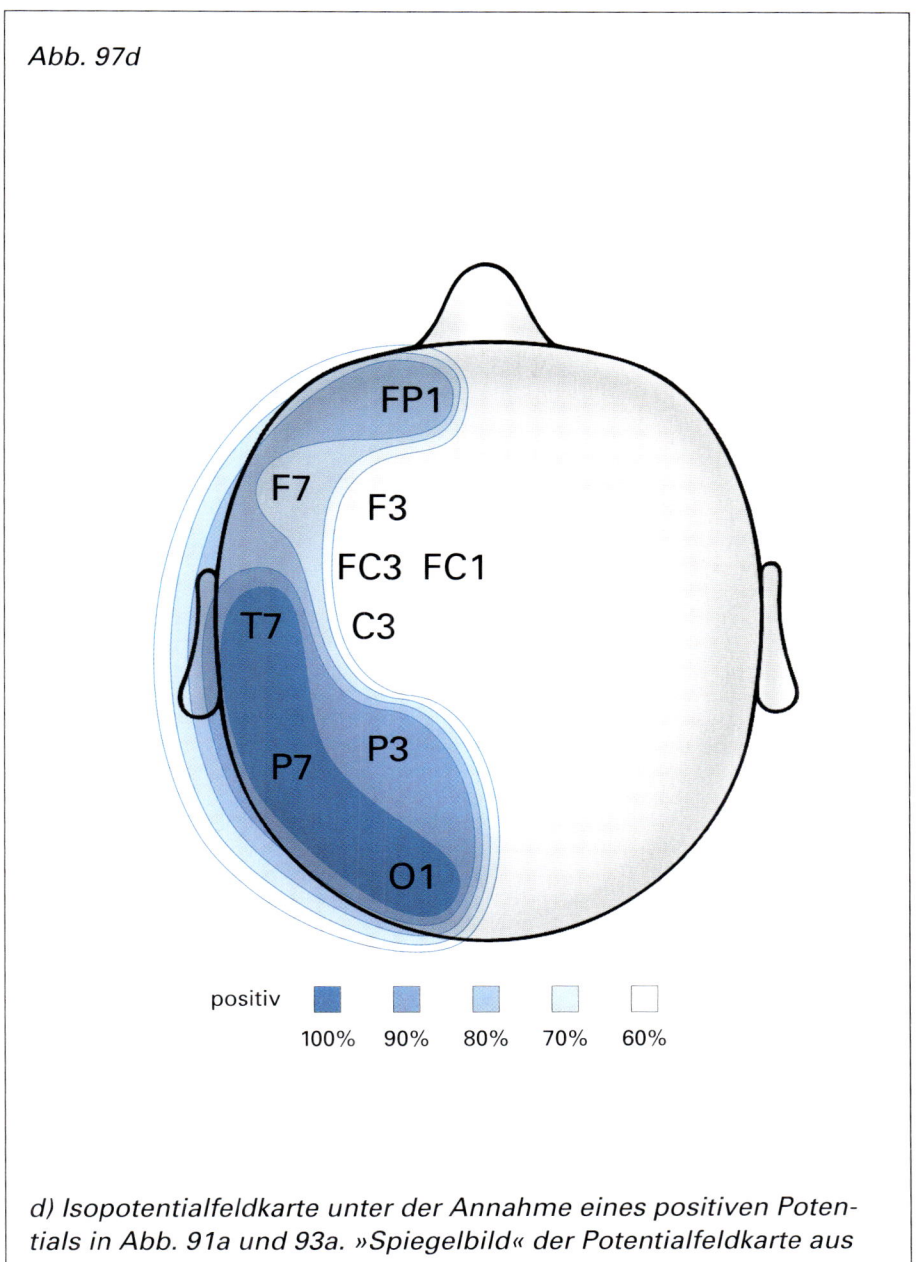

positiv 100% 90% 80% 70% 60%

d) Isopotentialfeldkarte unter der Annahme eines positiven Potentials in Abb. 91a und 93a. »Spiegelbild« der Potentialfeldkarte aus Abb. 97b für ein negatives Potential.

wurden Zusatzelektroden nach dem 10-10-System eingefügt, die zeigen, daß das Maximum der Sharp Wave in der Elektrode FC1 aufgezeichnet wird. Je nachdem, ob man eine Negativität (Abb. 97a und b) oder Positivität (Abb. 97d) zugrundelegt, wird man auf diese Weise zwei verschiedene Potentialfeldkarten erhalten. Die unterschiedlichen Potentialfeldkarten sind allerdings ein »Kunstprodukt«

der graphischen Darstellungsweise. In Wirklichkeit sind die Potentialfeldkarten inverse Bilder der jeweils anderen Polarität und entsprechen im Grunde der gleichen Elektroden-Potentialfeld-Relationen, wie in Abb. 97c, nur daß sie jeweils oberhalb (A) oder unterhalb der Nullinie (B) zu liegen kommen. Was in Abb. 97d als Maximum der Positivität dargestellt ist, entspricht dem Mini-

mum der Negativität in Abb. 97a und b. Die Verlagerung der Nullinie bewirkt also den Unterschied in Abb. 97c bzw. entsprechend die spiegelbildliche Umkehr der Abb. 97a und b bzw. d.

Bipolare versus referentielle Ableitung

Wie bereits oben erläutert, wird die Analyse einer Potentialfeldverteilung die gleiche Elektroden-Potentialfeld-Relation und die gleiche Potentialfeldkarte ergeben unabhängig davon, ob wir von einer bipolaren oder referentiellen Ableitung ausgehen, solange die gleichen Elektroden eingeschlossen sind. Es gibt jedoch praktische Gesichtspunkte, in bestimmten Situationen die eine oder andere Ableiteform zu bevorzugen. Zum Beispiel kann die oben erwähnte externe Artefakteinstreuung die Referenzwahl beeinflussen, wie z.B. in Abb. 95a–c aufgezeigt. Im allgemeinen liegt der **Vorteil bipolarer Ableitungen in der guten Darstellung relativ niedrigamplitudiger Potentiale mit einem kleinen Potentialfeld,** insbesondere, wenn sie in eine relativ hochamplitudige, weit ausgebreitete Grundaktivität eingebettet sind. Bipolare Ableitungen können solche kleinen Potentialfelder hervorheben, da sich die weitflächige Aktivität durch die relativ nah zusammenliegenden Elektroden aufhebt und nicht abgebildet wird. Referentielle Ableitungen stellen umgekehrt weite Potentialfelder mit einem flachen Potentialgradienten gut dar, insbesondere, wenn weite Elektrodenabstände gewählt werden (Abb. 98).

»Mustererkennung« von EEG-Potentialen spielt im klinischen Alltag eine große Rolle und es ist wichtig **standardisierte Montagen** zu benutzen, um die rasche Interpretation von EEG-Veränderungen zu erleichtern. Die Deutsche EEG-Gesellschaft hat diesbezügliche Empfehlungen gegeben (1986).

Spezielle Lokalisationsregeln

Oben erläuterten wir, daß bei einer bipolaren Ableitung die Analyse erst einmal von einem EEG-Kanal ausgeht und dann die Elektrodenreihe schrittweise analysiert wird. Im klinischen Alltag haben wir es oft mit mehreren bipolaren Elektrodenreihen zu tun. In Abb. 99 sehen wir in einer 16-Kanal-Ableitung vier bipolare Längsreihen, die jeweils am Anfang und Ende miteinander verbunden sind. Die dritte Reihe von oben hatten wir bereits ausführlich besprochen (Abb. 91a). Wir können die Analyse jedoch auf die anderen Längsreihen ausdehnen und entsprechende Elektroden-Potentialfeld-Relationen (Abb. 100) bzw. Isopotentialfeldkarten (Abb. 101) erstellen. Ist es möglich die Ergebnisse der beiden linksseitigen Längsreihen zu vereinigen, um ein genaueres Bild von der eigentlichen Potentialverteilung zu erhalten? Theoretisch ist dies möglich, sofern eine gemeinsame Elektrode in beiden bipolare Reihen vertreten ist. In Abb. 99 sind die Elektroden FP1 und O1 in beide linken Längsreihen eingebunden. Wir können von einer dieser Elektroden ausgehen und eine gemeinsame Elektroden-Potentialfeld-Relation (Abb. 102) bzw. eine gemeinsame Potentialfeldkarte (Abb. 103) erstellen. In dieser Graphik muß der Potentialwert für O1 **gleich** sein, unabhängig davon, ob wir von von der temporalen oder parasagittalen Längsreihe ausgehen. Theoretisch sollte uns jede Elektrodenreihe, die FP1 und O1 einschließt zum gleichen Ergebnis führen. Anders ausgedrückt, **die Summen der Ausschläge nach oben und unten werden in zwei bipolaren Elektrodenreihen, die an den Enden mit gleichen Elektroden verbunden sind, gleich sein** (Abb. 110). In dem Beispiel in Abb. 102 sehen wir allerdings kleine Unterschiede, die auf Meßungenauigkeiten bei visueller Auswertung beruhen.

Abb. 98: **Referentielle und bipolare Potentialdarstellung**

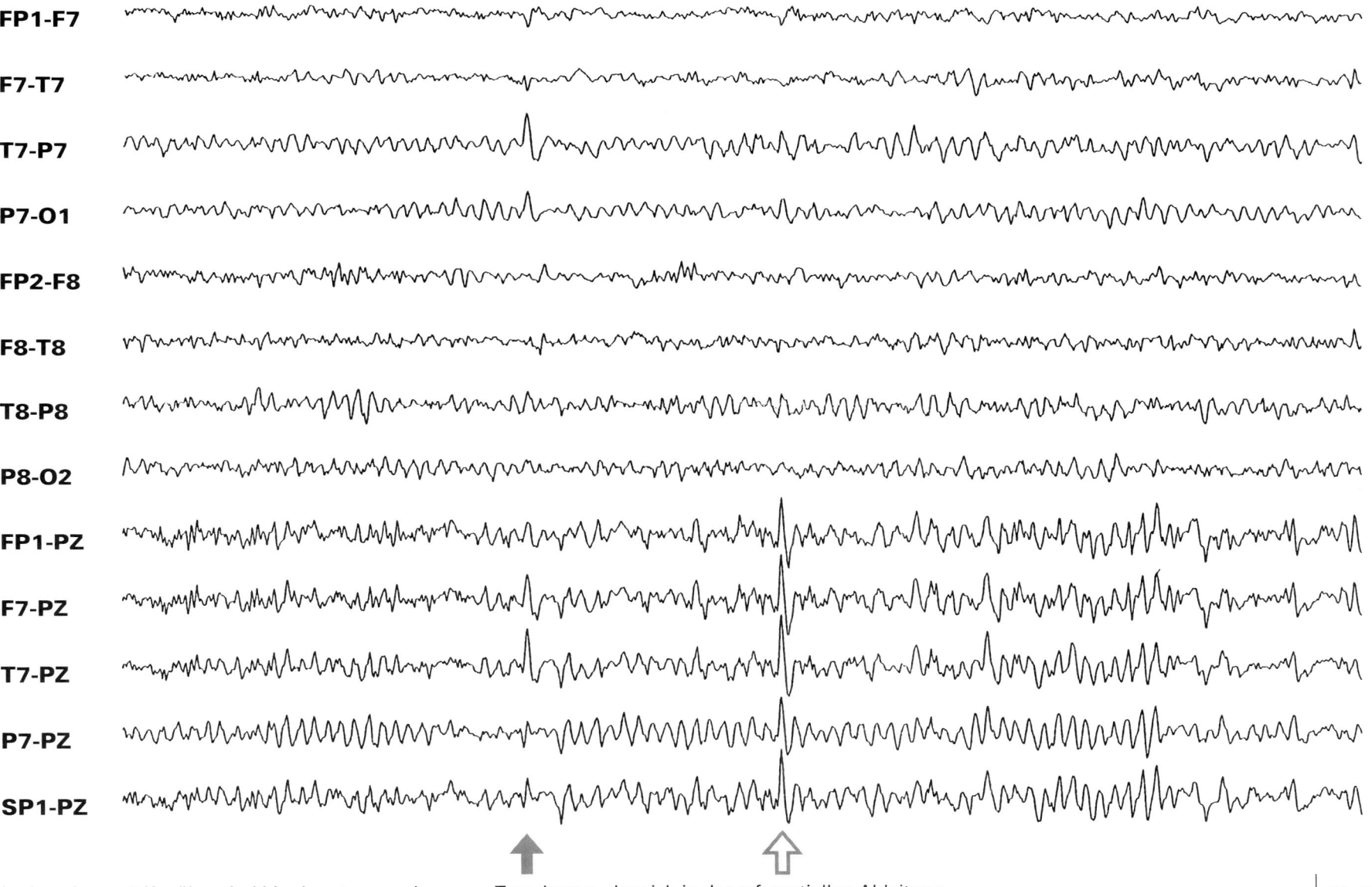

In den oberen 8 Kanälen sind bipolare temporale Längsreihen dargestellt. Darunter sind zeitgleich 5 linksseitige Elektroden referentiell zu PZ abgeleitet. Der erste Pfeil (voll) markiert eine scharfe Negativität, die sich in der bipolaren Ableitung gut aus dem Grundrhythmus abhebt. In der referentiellen Ableitung ist dieses Potential schlechter vom höheramplitudigen Grundrhythmus unterscheidbar. Der zweite Pfeil (offen) weist auf einen scharfen Transienten, der sich in der referentiellen Ableitung gut dargestellt, in der bipolaren Längsreihe jedoch kaum erkennbar ist, da der Potentialgradient sehr flach ist.

70 µV

1 s

Abb. 99:   **Sharp Wave, links frontal**

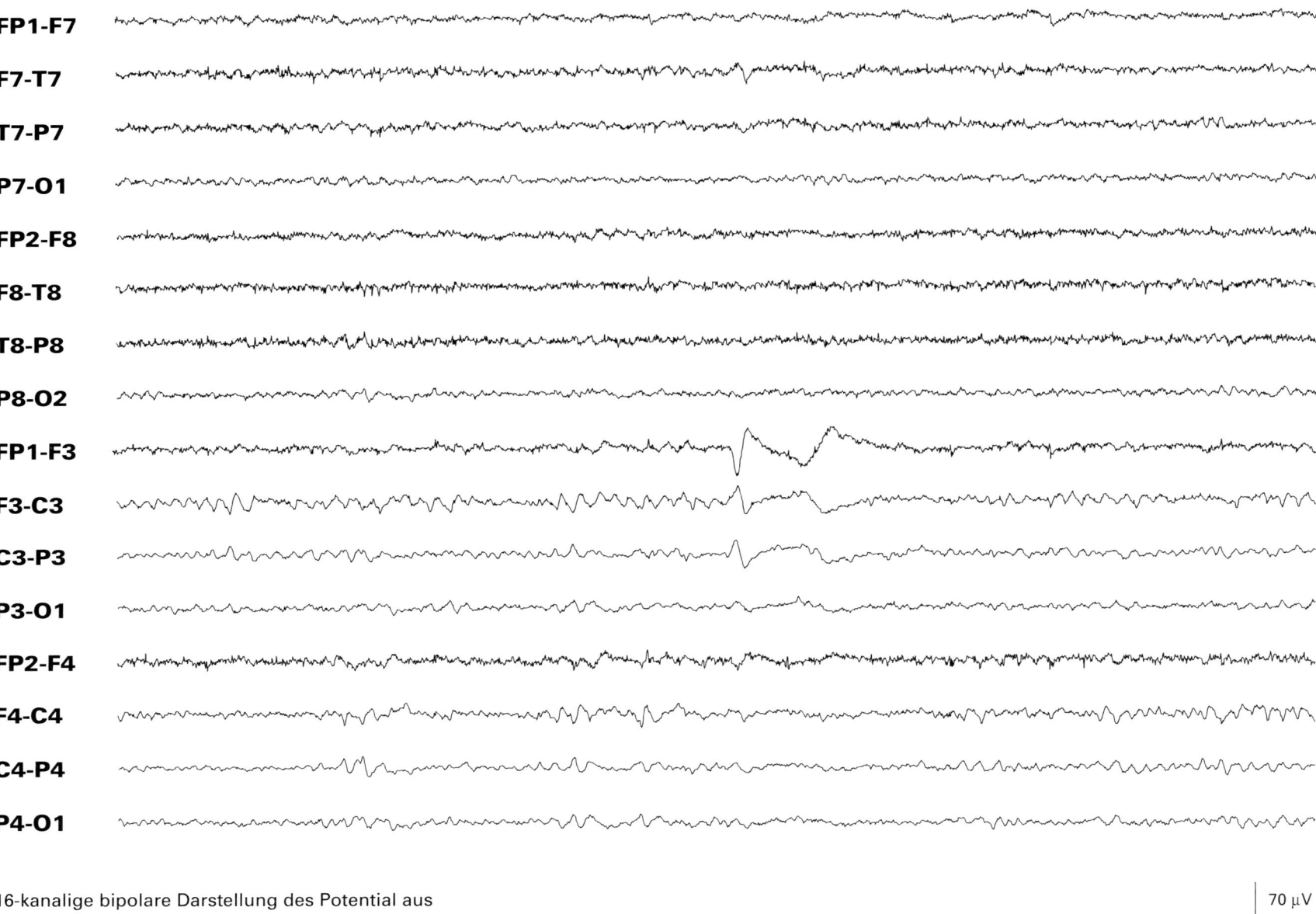

FP1-F7

F7-T7

T7-P7

P7-O1

FP2-F8

F8-T8

T8-P8

P8-O2

FP1-F3

F3-C3

C3-P3

P3-O1

FP2-F4

F4-C4

C4-P4

P4-O1

16-kanalige bipolare Darstellung des Potential aus
Abb. 86 (links parasagittale Längsreihe). Gleiche
Patientin wie in Abb. 86a–b, 87a, 89a–b, 91a–b,
93a–b, 94a–b, 97a–d, 99–111, 114 und 120a.

70 μV

1 s

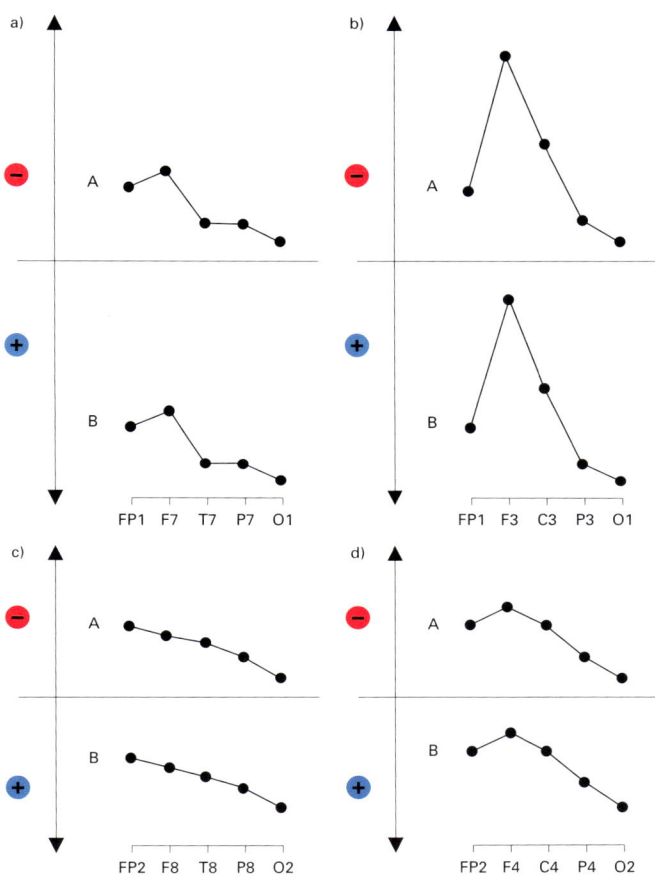

Abb. 100: Elektroden-Potentialfeld-Relation
für die 4 Längsreihen der Abb. 99.

A = Annahme negativer Generatoren,
B = Annahme positiver Generatoren.
Es wurden Ausschläge der Sharp Wave von der Grundlinie aus
gemessen und die Elektroden-Potentialfeld-Relation übertragen. Es
wird für diese Graphik angenommen, daß FP1 und FP2 bzw. O1 und
O2, also jene Elektroden, die die temporalen und parasagittalen
Längsreihen miteinander verbinden, relativ isoelektrisch sind.

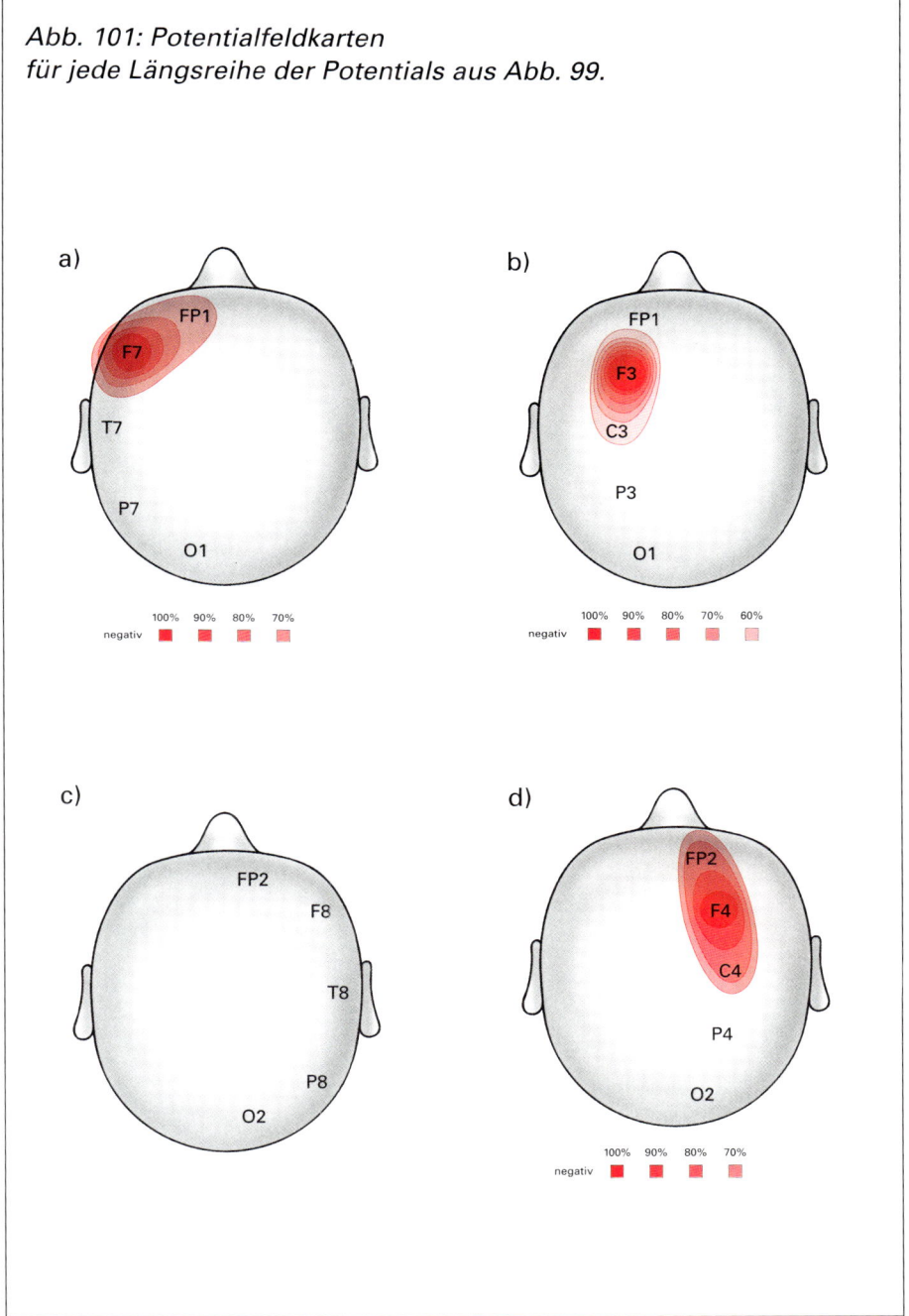

Abb. 101: Potentialfeldkarten
für jede Längsreihe der Potentials aus Abb. 99.

Die gleiche Analyse ist auch anwendbar bei den beiden anderen Elektrodenreihen in Abb. 99. Diese rechtsseitigen Längsreihen haben allerdings keine gemeinsame Elektrode zu den beiden linken Elektrodenreihen, wie oben für eine exakte Analyse gefordert. Ist es möglich, diese beiden Potentialfelder dennoch mit einander zu verbinden?

Theoretisch ist es nicht möglich, praktisch läßt sich jedoch eine Annäherung erreichen. Eine brauchbare Methode bietet sich mit der Annahme, daß Elektroden, die weit von einer Potentialquelle und nahe beieinander liegen relativ gleiche Aktivität aufweisen. Diese Forderung träfe in Abb. 99 auf die Elektroden O1 und O2 zu. Auf diese Weise

könnten wir eine Elektroden-Potentialfeld-Relation (Abb. 100) und Potentialfeldkarten für beide Längsreihen erstellen unter der Annahme, daß O1 und O2 gleiche Potentialwerte haben (Abb. 101). Die Elektroden-Potentialfeld-Relationen der linksseitigen, über FP1 und O1 miteinander verbundenen Längsreihen können miteinander »ver-

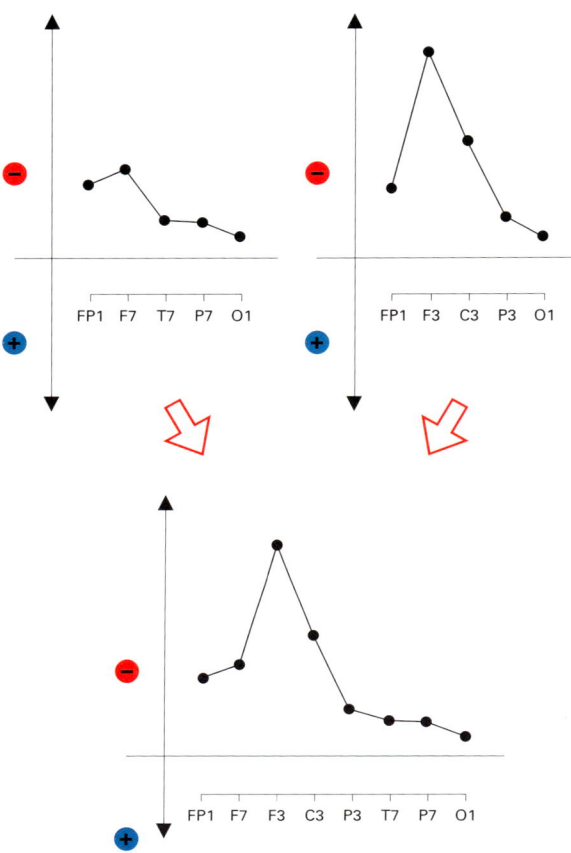

Linksseitigen temporale und parasagittale Längsreihen für das Potential aus Abb. 99 unter der Annahme eines negativen Generators. FP1 soll in den Längsreihen jeweils gleich aktiv sein. Unter dieser Annahme hätte O1 in den beiden Reihen eine etwas unterschiedliche Potentialspannung. Dies erklärt sich durch Meßungenauigkeiten.

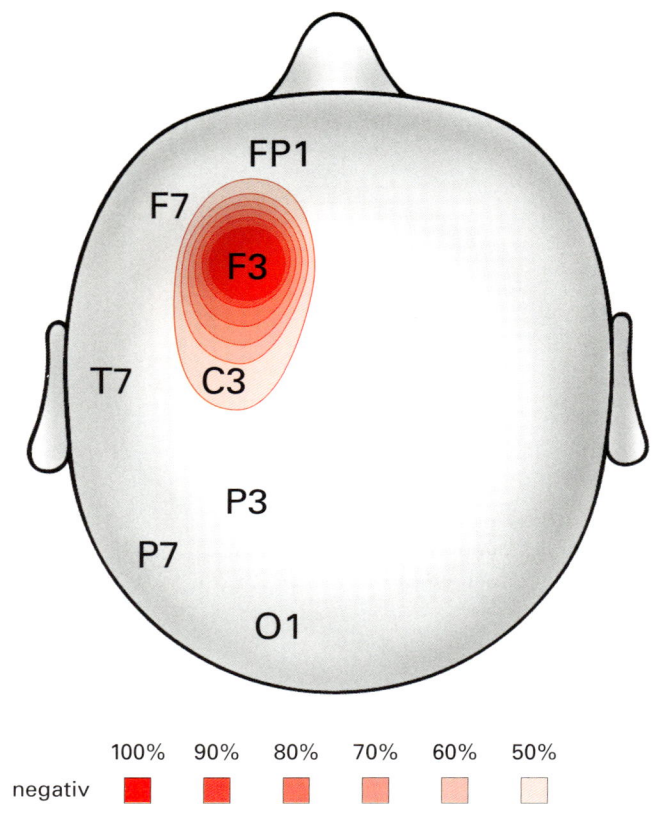

Berücksichtigung beider linksseitiger Längsreihen und der Annahme eines negativen Generators.

bunden« werden, d.h., daß eine Elektroden-Potentialfeld-Relation daraus entwickelt wird (Abb. 102). Das Potentialfeld hierfür ist in Abb. 103 dargestellt und zeigt das Maximum der Negativität bei F3, wenn Elektroden des 10-20-Systems berücksichtigt werden. Die linken und rechten Längsreihen können ebenfalls in eine Elektroden-

Potentialfeld-Relation eingeschlossen werden, wenn angenommen wird, daß Fp1 und Fp2 bzw. O1 und O2 relativ isoelektrisch sind (Abb. 104). Die Isopotentialfeldkarten für ein negatives (Abb. 105a) bzw. positives Potential (Abb. 105b) ergeben gewissermaßen »Spiegelbilder«, wobei durch die Graphik deutlich wird, daß ein negatives Potential

von der Konfiguration des Potentialfeldes viel wahrscheinlicher ist.

Eine referentielle Ableitung sollte, wie oben erläutert wurde, im Gegensatz zur bipolaren Ableitung unter gleichzeitiger Beurteilung aller Kanäle analysiert werden. Kann man zwei Montagen zu unterschiedlichen Referenzelektroden zu einer Elektroden-Potentialfeld-Relation heranziehen? Dies wird möglich, wenn wir in einem Kanal je zwei Elektroden aus jeder Montage zusammenschalten (Abb. 106–108). Dies ist in Abb. 106 mit dem Kanal FP1-TP10 erfolgt. Über diese »Brücke« ist es uns möglich eine Relation zwischen den linken und rechten Elektroden der Mastoid-Referenzableitung zu bestimmen. Eine andere Möglichkeit böte sich in der Hypothese, daß die beiden Elektroden mit dem geringsten Potentialwert beider Referenzschaltungen ähnliche Potentialwerte hätten, also »indifferent« wären. Abb. 99–105 und 106–108 basieren auf den selben Daten. Warum sind die Kurven aber etwas verschieden? Theoretisch sollten sie sich gleichen, außer, daß die Position auf der Y-Achse schwanken könnte, da sie willkürlich gewählt wurde. Eine genaue Analyse der Abb. 99–105 und 106–108 zeigt jedoch relativ deutliche Unterschiede. Diese Differenzen beruhen auf verschiedenen Unzulänglichkeiten unserer Hypothesen. Erst einmal gehen wieder visuelle Meßungenauigkeiten ein. Darüberhinaus ist offensichtlich die Hypothese über gleiche Potentialwerte bei den Verbindungselektroden zwischen den verschiedenen Elektrodenreihen nur eine Annäherung. Trotzdem ist die Genauigkeit der Potentialfeldkarten für praktische Belange ausreichend (vergleiche Abb. 105a und 108b).

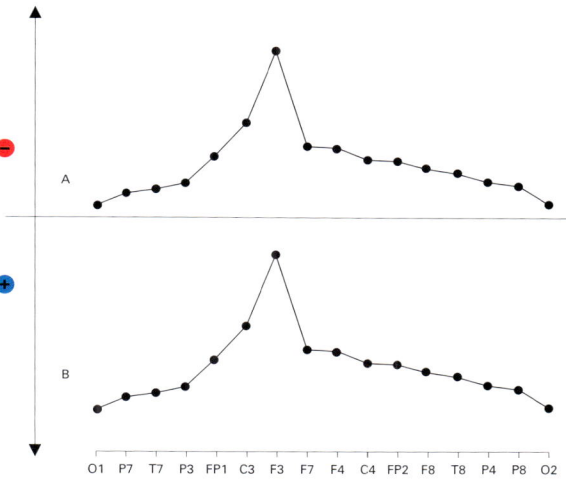

Abb. 104: Kombinierte Elektroden-Potentialfeld-Relation der rechten und linken Längsreihen für das Potential aus Abb. 99.

Folgende Annahmen: FP1 und FP2 bzw. O1 und O2 sind jeweils gleich geladen in beiden Längsreihen einer Hemisphäre.

Abb. 105: Potentialfeldkarten für das Potential aus Abb. 99 unter Einschluß aller Elektroden aus Abb. 99.

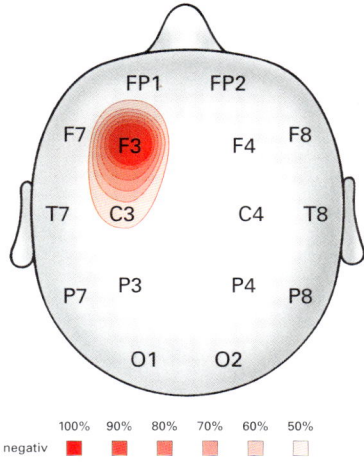

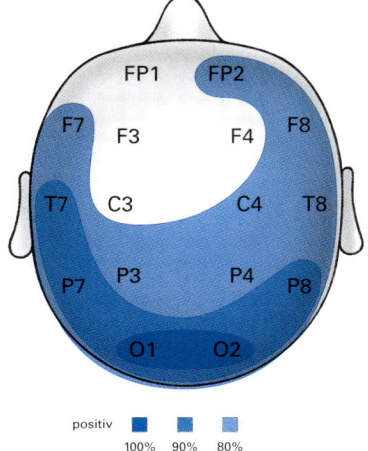

a) unter der Annahme eines negativen Generators,

b) unter der Annahme eines positiven Generators.

Sharp Wave, links frontal

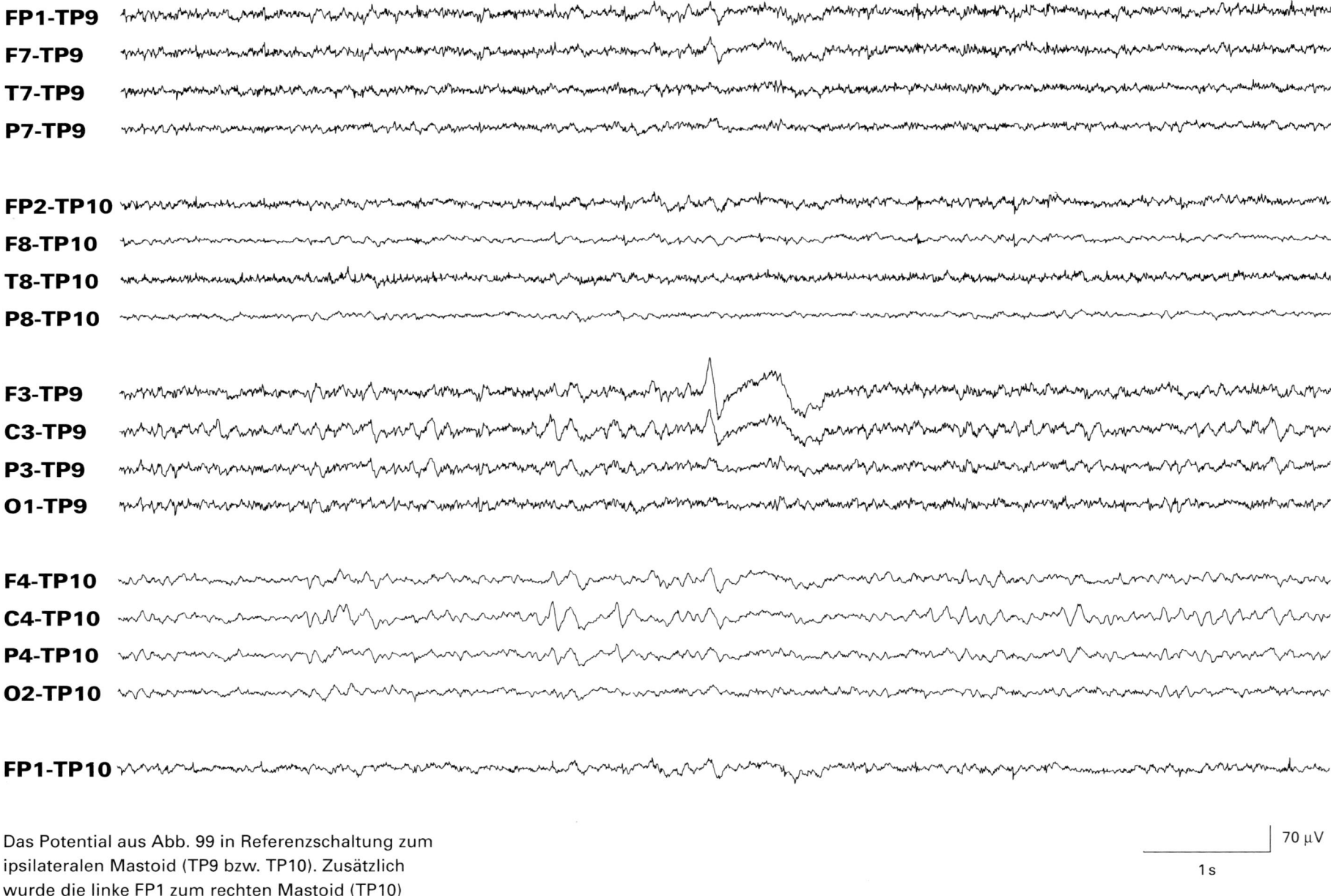

FP1-TP9

F7-TP9

T7-TP9

P7-TP9

FP2-TP10

F8-TP10

T8-TP10

P8-TP10

F3-TP9

C3-TP9

P3-TP9

O1-TP9

F4-TP10

C4-TP10

P4-TP10

O2-TP10

FP1-TP10

Das Potential aus Abb. 99 in Referenzschaltung zum
ipsilateralen Mastoid (TP9 bzw. TP10). Zusätzlich
wurde die linke FP1 zum rechten Mastoid (TP10)
geschaltet, um einen Bezugspunkt für beide Hemisphären zu haben.

70 µV

1 s

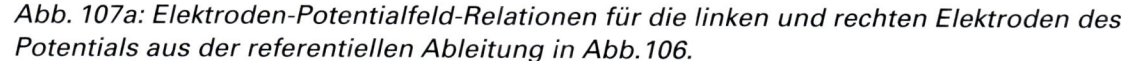

Abb. 107a: Elektroden-Potentialfeld-Relationen für die linken und rechten Elektroden des Potentials aus der referentiellen Ableitung in Abb.106.

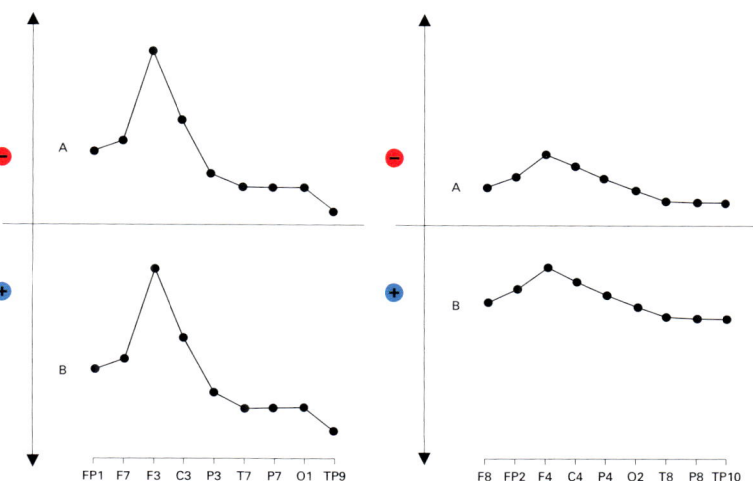

Die Ausschläge der Sharp Wave nach oben wurden jeweils in das Koordinatensystem eingetragen. A = negativer Generator, B = positiver Generator.

Abb. 107b: Isopotentialfeldkarten für die linken und rechten Elektroden des Potentials aus Abb.106 unter der Annahme eines negativen Generators.

Abb. 108a: Kombinierte Elektroden-Potentialfeld-Relation der rechten und linken Elektroden für das Potential aus Abb. 105a–107b.

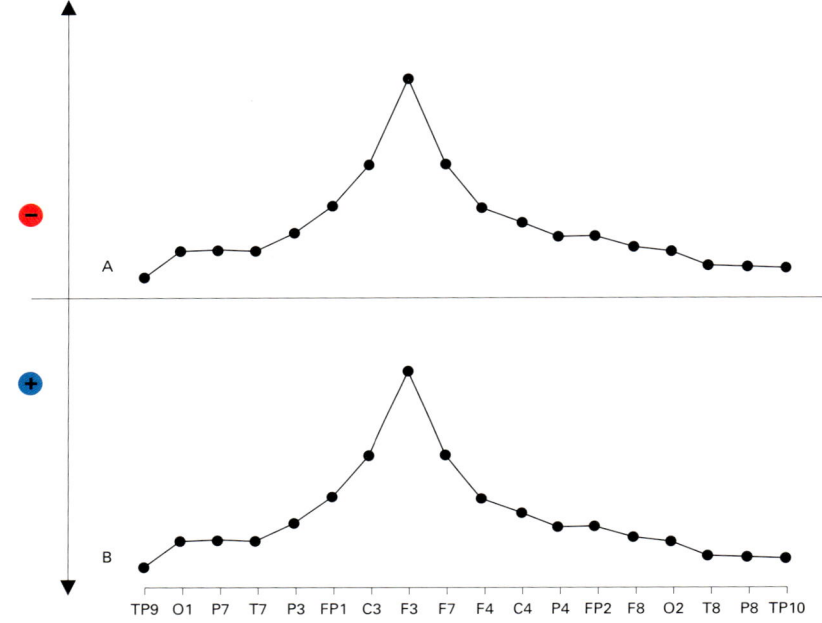

Der Potentialunterschied zwischen TP9 und TP10 ist ausgemessen worden, was eine Annahme von Potentialgleichheit zwischen Elektroden zweier Längsreihen, wie in den obigen Abbildungen, erübrigt. A = negativer Generator, B = positiver Generator.

Abb. 108b: Isopotentialfeldkarte für das Potential aus Abb. 106 unter Einschluß der linken und rechten Elektroden.

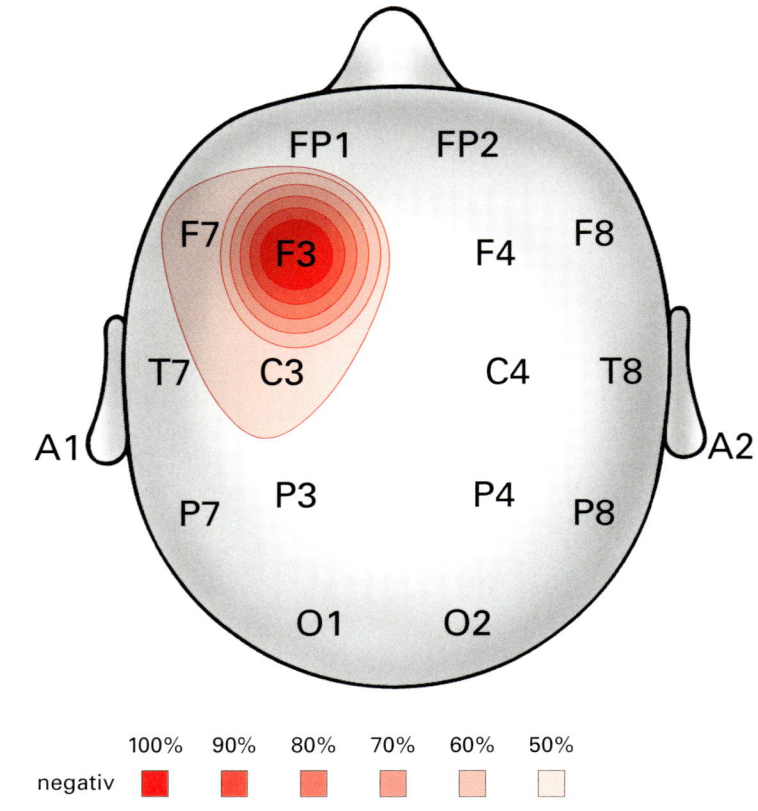

Annahme eines negativen Generators.

Methoden zur Polaritätsbestimmung von Potentialgeneratoren

Wir haben bereits besprochen, daß die Lokalisationsregeln jeweils zwei Möglichkeiten zulassen, je nachdem welche Polarität oder Lokalisation wir für eine Potentialquelle annehmen. Es gibt jedoch eine Reihe von Hinweisen, die Polarität und die Lokalisation eines Potentials zu bestimmen:

a) Die übliche Polarität eines Potentials ist oftmals bekannt. So ist z.B. die Hauptkomponente der Vertex-Wellen und epilepsietypischer Potentiale in aller Regel negativ und z.B. bei POSTS (**P**ositive **O**kzipitale **S**charfe **T**ransienten des **S**chlafes) positiv.

b) Das Maximum eines Potentials ist manchmal bekannt. POSTS (Abb. 22) sind z.B. über den okzipitalen Hirnabschnitten und Vertex-Wellen (Abb. 26) über zentralen Regionen zu erwarten. Patienten mit psychomotorischen Anfällen haben oftmals Spikes in der anterior temporalen und Patienten mit halbseitigen motorischen Anfällen in der kontralateralen zentralen Hirnregion. Patienten mit strukurellen Läsionen bieten in der Regel epilepsietypische Potentiale am Rande der Läsion.

c) Die Potentialfeldverteilung selbst kann in der Lokalisationsbestimmung hilfreich sein, insofern, als das Potentialfeld (bei punktförmigen Generatoren) mit dem Abstand der Entfernung vom Generator abfallen muß. Mit anderen Worten werden die Potentialfelddifferenzen in gleichweit auseinanderliegenden Elektroden logarhythmisch abfallen. Praktisch bedeutet dies, daß wir in Elektroden **nahe an der Potentialquelle hochamplitudige Potentiale** sehen werden (Abb. 119). Die Potentiale, die wir in der klinischen Elektroenzephalographie ableiten rühren jedoch nicht von Punktgeneratoren, sondern sog. Oberflächengeneratoren (Speckmann et al. 1993) und der Abfall des Potentials kann deshalb doch flacher ausfallen, insbesondere wenn kleine Elektrodenabstände vorliegen. **Flache isoelektrische Oberflächenfelder** sind in der Nähe von Potentialquellen extrem selten und reflektieren in den seltenen klinischen Situationen relativ zuverlässig ein **Potentialminimum** als Ausdruck inaktiven Hirngewebes.

Darüberhinaus zeigen Potentialfeldkarten elektrisch sinnvolle und logische Spannungverteilungen nur, wenn wir vom richtigen Polaritätsmaximum ausgehen (Abb. 97a und b). Wenn wir die falsche Polarität annehmen ist dies nicht der Fall (Abb. 97d, 105b).

Alle oben genannten Hinweise gewähren in den meisten Fällen eine korrekte Annahme über die Polarität eines Generators.

Potentialfeldkarten zur Identifikation von Artefakten und Montagen

In der klinischen Elektroenzephalographie ist es oft wichtig, Artefakte von zerebraler Aktivität zu unterscheiden und manchmal kann es erforderlich sein, Ableitemontagen, die nicht speziell bezeichnet sind, zu identifizieren. Potentialfeldkarten können uns hierfür sehr dienlich sein.

Die Potentialfeldkarte in Abb. 105a reflektiert die EEG-Ausschläge in Abb. 99 und zeigt eine physiologisch sinnvolle Potentialverteilung über der Schädeloberfläche, wenn wir von der richtigen Montage ausgehen. Unter der Annahme einer anderen Montage würden »unsinnige« Potentialfeldkarten folgen (Abb. 109). Auf diese Weise kann man zwar umständlich, aber relativ verläßlich auf die Ableitemontage rückschließen, was im klinischen Alltag hilfreich sein kann, wenn z.B. versehentlich eine Montage falsch beschriftet wurde. Ein Sonderfall sind zwei bipolare Elektrodenreihen, in denen die beiden Elektrodenreihen an beiden Enden verbunden sind, wie z.B. FP1-F3, F3-C3, C3-P3, P3-O1 und FP1-F7, F7-T7, T7-P7, P7-O1. In dieser Konstellation ist die Summe der Ausschläge nach oben und unten dieselbe (Abb. 110). Der kleine Unterschied in Abb. 110 entsteht durch Meßungenauigkeiten. Mit dieser Methode können wir bei Abb. 99 leicht erkennen, daß es sich um eine bipolare Ableitung handeln muß. Auf die referentielle Ableitung in Abb. 106 angewandt zeigt sich sofort, daß das Prinzip nicht anwendbar ist und eine »unsinnige« Potentialfeldverteilung zustande käme (Abb. 109). In der Abb. 109 sieht man eine Potentialfeldkarte für die Sharp Wave aus Abb. 99 unter der Annahme einer falschen Montage. Man erkennt sofort, daß das Potentialfeld nicht »stimmt«.

Dieses Prinzip ist besonders hilfreich, um Artefakte zu identifizieren und von zerebraler Aktivität zu differenzieren. Grundsätzlich lassen sich zwei Gruppen von Artefakten unterscheiden: sog. physiologische Artefakte, wie EKG (Abb. 121a–c), EMG (95a–c), Augen- (Abb. 111a und b, 113a–b, 114, 120a) und Zungenbewegungen (Abb. 11) weisen eine physiologische Potentialfeldverteilung mit typischer Lokalisation auf. Ein typisches Beispiel hierfür sind vertikale Augenbewegungsartefakte (Abb. 111a–b, 113a–b, 114), die in einer bipolaren Längsreihe einen charakteristischen Potentialfeldabfall von frontal nach okzipital zeigen und wie in den Kanälen 1 und 5 der Abb. 111a dargestellt immer höhere Ausschläge zeigen werden als in den folgenden Kanälen 2 und 6. Diese einfache Beobachtung kann sehr nützlich sein in der Unterscheidung zwischen Augenbewegungen und intermittierender frontal betonter Verlangsamung, die oftmals in den Kanälen 2 und 6 höhere oder gleich hohe Amplituden zeigt als in den Kanälen 1 und 5 (Abb. 112a). Die Abb. 113a und b zeigen Augenblinkartefakte links und eine rechts fronto-polare Verlangsamung bei einer Patientin, der das rechte Auge fehlt. Hier wird der Unterschied zwischen Potentialfeldabfall für das Blinkartefakt im Vergleich zur Verlangsamung besonders deutlich.

Die andere Gruppe von Artefakten wird hervorgerufen von nicht-biologischen, externen Störungen. Ein typisches Beispiel hierfür sind Bewegungsartefakte, die Potentialspannungen mit unphysiologischen Feldverteilungen generieren. Eine Elektroden-Potentialfeld-Relation oder Potentialfeldkarte für solche Artefakte würde eine völlig »unsinnige« Verteilung ergeben (Abb. 115a–d).

Abb. 109: Potentialfeldkarten der Sharp Wave aus Abb.99 unter der Annahme »falscher« Ableitemontagen und negativer Generatoren.

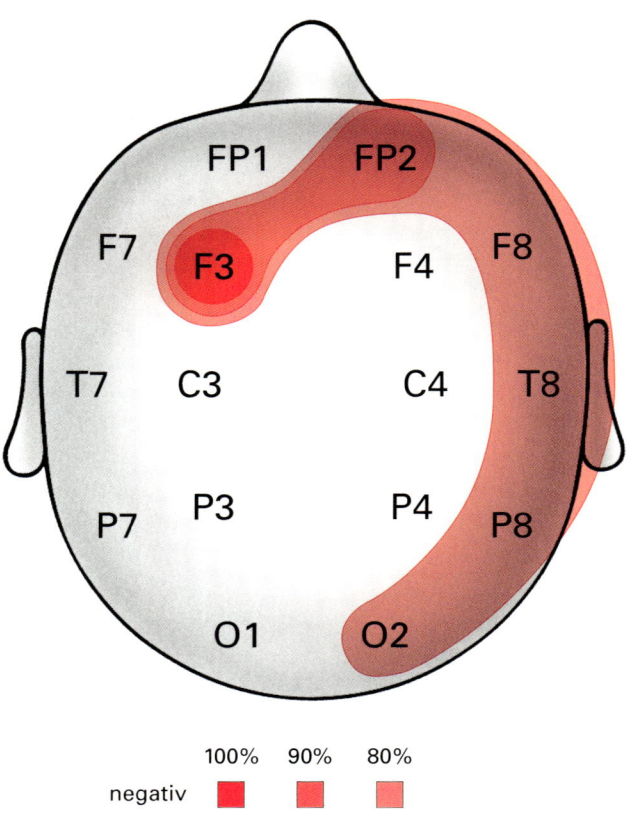

Falsche *Annahme einer alternierenden bipolaren Längsreihe.*

Die »Folgerungen« sind erheblich vereinfacht, um die Methode des Vorgehens zu verdeut- lichen (s.Tafel 8).

Kanal		Folgerung
1	FP1-F7	FP1 und F7 isoelektrisch
2	FP2-F8	FP2 negativer als F8
3	F7-T7	F7 und T7 isoelektrisch
4	F8-T8	F8 und T8 isoelektrisch
5	T7-P7	T7 und P7 isoelektrisch
6	T8-P8	T8 und P8 isolelektrisch
7	P7-O1	P7 und O1 isoelektrisch
8	P8-O2	P8 und O2 isoelektrisch
9	FP1-F3	F3 negativer als Fp1
10	FP2-F4	FP2 negativer als F4
11	F3-C3	F3 negativer als C3
12	F4-C4	F4 und C4 isoelektrisch
13	C3-P3	C3 und P3 isoelektrisch
14	C4-P4	C4 und P4 isoelektrisch
15	P3-O1	P3 und O1 isoelektrisch
16	P4-O2	P4 und O2 isoelektrisch

Ein Konflikt ergibt sich aus der Folgerung, daß F4 weniger negativ als FP2 ist , dann aber in den anderen Kanälen isoelektrisch mit C4, P4 und O2 wäre. Die Elektroden F8, T8, P8 und O2 wären ebenfalls isoelektrisch. Dieser Konflikt ist unter der Annahme, daß wir es mit einer alternierenden bipolaren Längsreihe zu tun haben, nicht auflösbar. Die Potentialfeldkarte wird dadurch inkonsistent und ergäbe überdies eine »unsinnige« Feldverteilung.

Abb. 110: **Sharp Wave, regional links frontal**

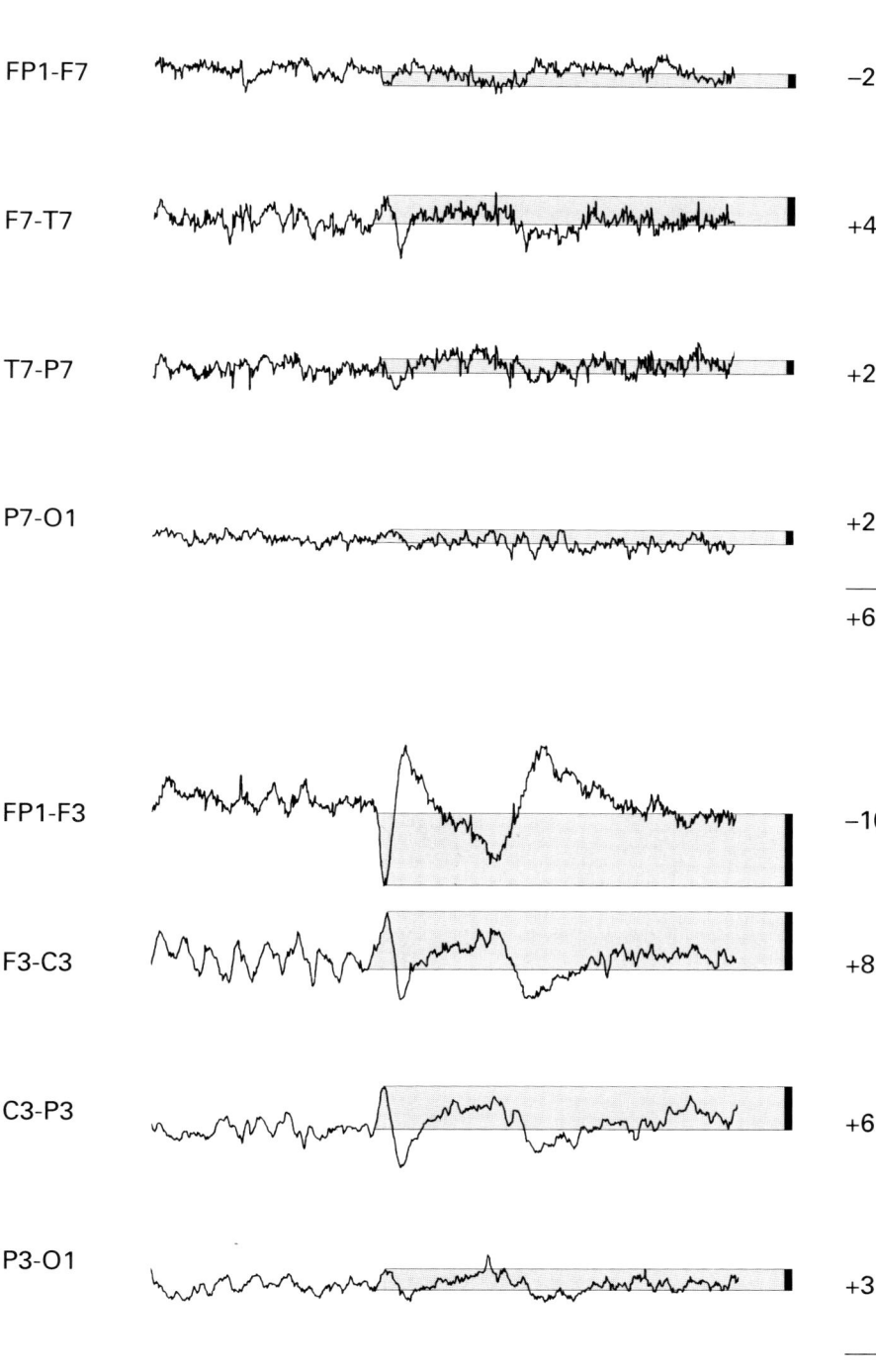

FP1-F7   −2

F7-T7   +4

T7-P7   +2

P7-O1   +2

     +6

FP1-F3   −10

F3-C3   +8

C3-P3   +6

P3-O1   +3

     +7

70 μV

1 s

Bipolare Längsreihe.

Neben die Elektroden ist jeweils der Potential-abfall in Millimetern des Ausschlages angegeben. Von FP1 nach O1 über die parasagittale bzw. temporale Längsreihe sind die jeweiligen Ausschläge von der Grundlinie bis zum Maximum des Potentials ausgemessen worden. Es zeigt eine »Summe« der Potentialgradienten zwischen dem »ansteigenden« und »absteigenden« Schenkel des Potentials für die temporale Längsreihe von +6 mm und die parasagittale Reihe von +7 mm. Die Differenz ergibt sich durch Meßungenauigkeiten.

Potentialfelder durch Dipole

Alle oben erläuterten Regeln der Lokalisationsbestimmung gelten nur unter der Voraussetzung, daß wir von einer unipolaren Potentialquelle ausgehen. Das ist sicherlich eine brauchbare und unter praktischen Gesichtspunkten vertretbare Vereinfachung. Wir wissen allerdings, daß realiter biologische Potentialgeneratoren aus Dipolen bestehen (Speckmann et al. 1993). Ein großer Teil dieser Dipole liegt senkrecht zur Schädeloberfläche, was zur Folge hat, daß wir mit am Skalp fixierten Elektroden nur den einen Pol erfassen, während der andere Pol in der Tiefe der Sulci verborgen bleibt (Jayakar et al. 1991). Eine genaue Analyse erlaubt dennoch manchmal die Darstellung beider Pole (Abb. 20, 29b–c, 116–121, 123 und 124). Bei der Analyse einer Potentialfeldverteilung sollten wir grundsätzlich die Möglichkeit eines Dipoles berücksichtigen. Graphisch läßt sich dies am einfachsten darstellen, indem bei einer Elektroden-Potentialfeldverteilung die Nullinie nach oben bzw. unten verschoben wird (Abb. 118a–c). Man muß dabei bedenken, daß mit der Verschiebung der Nullinie sich auch die Orientierung des Dipoles verändert (Abb. 118a–c). Typische Beispiele für an der Schädeloberfläche ableitbare Dipole (EKG, laterale Augenbewegungen, benignes epilepsietypisches Potential des Kindesalters, Spike bei Zustand nach Trepanation) sind in Abb. 20, 29b–c, 116–121, 123 und 124 gezeigt. Die sog. benignen epilepsietypischen Potentiale des Kindesalters, die sich über verschiedenen Hirnregionen darstellen können (Abb. 29–32) (Lüders et al. 1987) zeigen oftmals auch Dipole an der Schädeloberfläche (Abb. 29b–c, 116, 118a–c). Wenn sie in der Zentralregion auftreten, werden sie von manchen auch Rolando-Spikes genannt (Abb. 29a–c, 30). Das Konzept benigner epilepsietypischer Potentiale des Kindesalters umfaßt neben den hier häufig dargestellten Dipolen verschiedene Charakteristika, wie z.B. Morphologie der Spikes, bevorzugte Lokalisation, häufigeres Auftreten im Schlaf und nur geringes Risiko für epileptische Anfälle (Lüders et al. 1987). Bei diesen Spikes können wir zwar die beiden Pole darstellen, jedoch die Position der Nullinie nicht genau bestimmen. Wenn man für Potentialdipole (z.B. laterale Augenbewegung) eine Potentialfeldkarte auf der Annahme eines unipolaren Generators erstellen wollte, ergäbe sich eine unsinnige Verteilung (Abb. 122a und b). Diese Potentialfeldverteilung würde mit der Regel kollidieren, daß die **Potentialspannung mit zunehmendem Abstand vom Generator exponentiell abfällt** (Abb. 119). In der Abb. 119 sieht man einen Dipol graphisch dargestellt. Von der Negativität zur Positivität hin wird der Potentialabfall zunächst exponentiell flacher. Nach Durchschreiten des »Nullpunktes« wird allerdings der Gradient wieder steiler, je näher man dem Maximum der Positivität kommt. Läge die Nullinie bei 1 »sähe« man nur die Negativität, im Fall 2 käme auch die Positivität zur Darstellung (Abb. 119). Diese Regel des exponentiellen Potentialfeldabfalls würde bei der unipolaren Darstellung eines Dipols verletzt werden. Theoretisch müßte uns diese Überlegung helfen, zwischen uni- und dipolaren Generatoren zu unterscheiden (Abb. 29b–c, 116–118, 123–124). Praktisch ist dies jedoch meistens nicht möglich, insbesondere wenn Skalpelektroden nahe an dem einem Ende des Dipols und entfernt zum anderen Ende liegen, was im klinischen Alltag der Elektroenzephalographie oft der Fall ist. Durch den Einsatz einer sogenannten nicht-zephalen Referenz, d.h. einer Referenz, die nicht am Kopf, sondern z.B. auf einer Schulter liegt, läßt sich vermutlich eine exaktere Potentialfelddarstellung erzielen (Abb. 124a–c) (Ebner et al. im Druck).

Solche Ableitungen, die bei evozierten Potentialen von manchen Labors seit langem bevorzugt werden, sind leider sehr artefaktanfällig, insbesondere für EKG.

Horizontale und vertikale Augenbewegungen

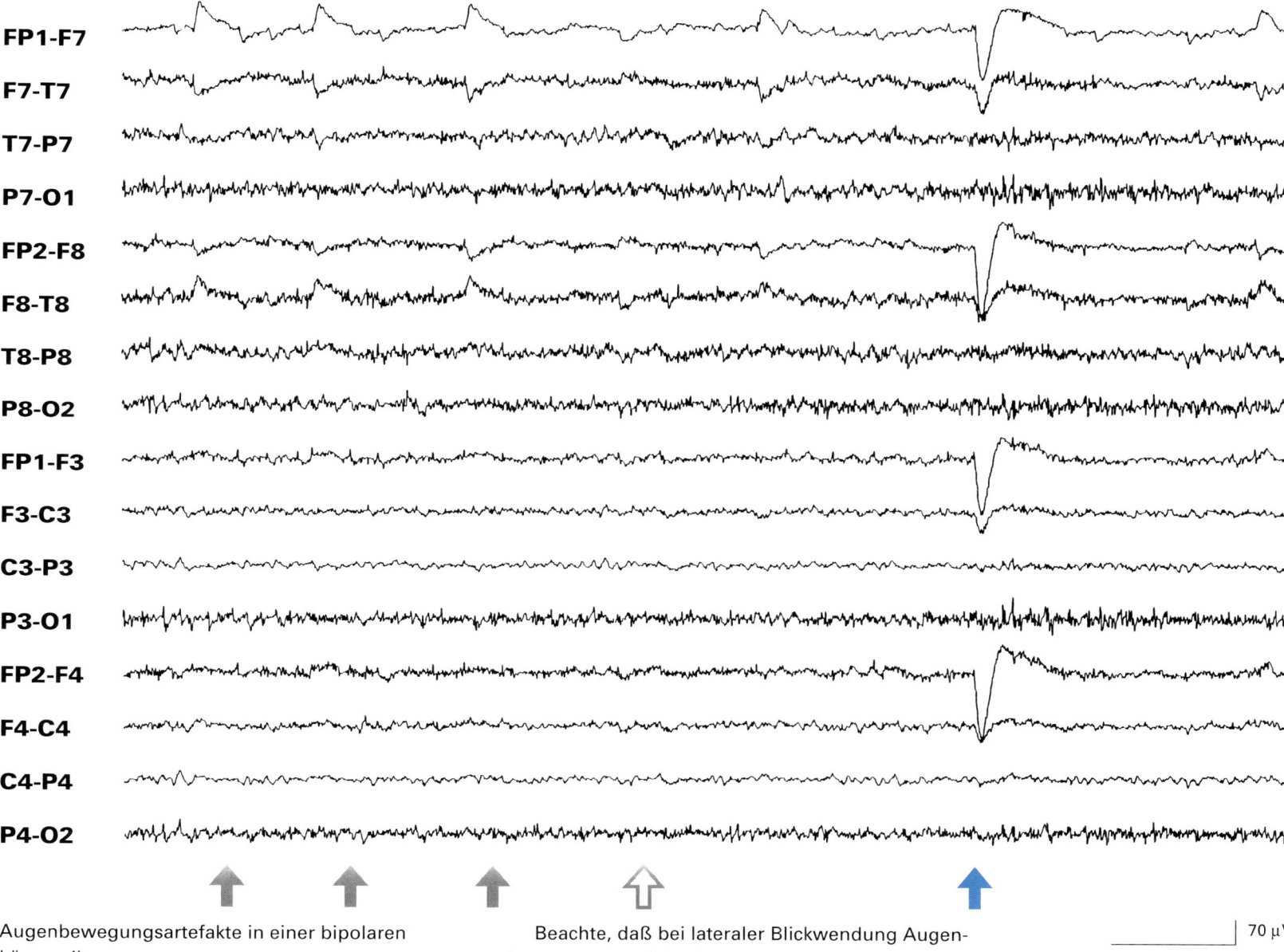

Augenbewegungsartefakte in einer bipolaren Längsreihe.

Zu Beginn der Abbildung blickt der Patient nach links (volle Pfeile) und danach nach rechts (offener Pfeil). Gegen Ende der Abbildung sieht man ein Blinkartefakt, das mit einer Aufwärtsbewegung der Bulbi einhergeht (blauer Pfeil).

Beachte, daß bei lateraler Blickwendung Augenbewegungsartefakte in den Kanälen 9 und 13 bzw. 10 und 14 nicht auftreten (volle und offene Pfeile). Ein vertikales Augenbewegungsartefakt (Blink) bewirkt dagegen in Kanal 9 und 13 bedeutend höhere Ausschläge als in Kanal 10 und 14 (blauer Pfeil).

70 µV

1 s

Abb. 111b: Vertikale Augenbewegung.

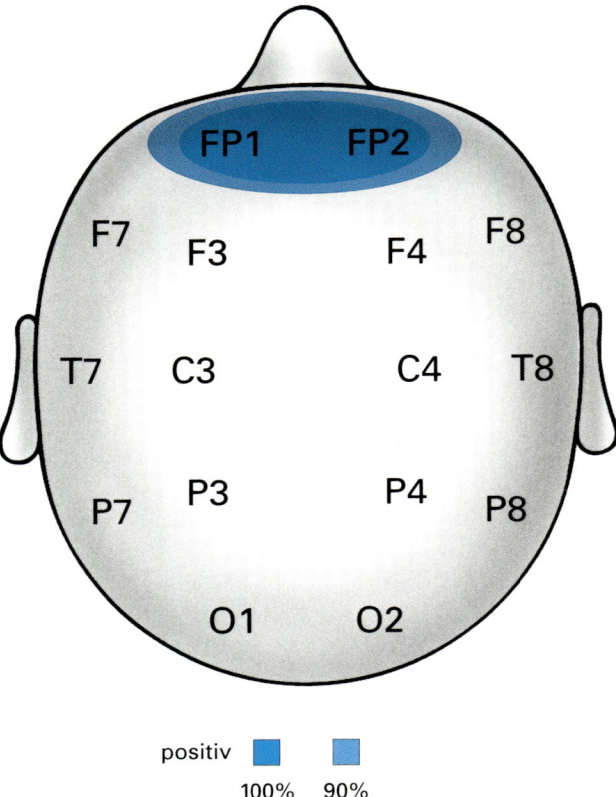

Potentialfeldkarte für das Auge bei Blick nach oben im Rahmen eines Blinks (blauer Pfeil).
Bei FP1 und FP2 liegt das Maximum eines positiven Potentialfeldes (Cornea).

Multiple Potentialgeneratoren

Potentialfelder, die wir in der klinischen Elektroenzephalographie darstellen, entsprechen eigentlich multiplen, in Schichten angeordneten Generatoren (Abb. 123) (Speckmann et al. 1993). Die Potentialspannung, die wir von solchen Potentialquellen ableiten können, hängt von der räumlichen Anordnung der Elektroden zur Oberfläche des Generator ab und wird durch das Konzept des »Raumwinkels« veranschaulicht. Dieses Konzept ist an anderer Stelle ausführlich behandelt (Gloor 1985, Morris und Lüders 1985). Diese Modelle sind jedoch grobe Vereinfachungen und wir müssen annehmen, daß die meisten Potentiale, die im klinischen EEG abgeleitet werden, vermutlich durch viel komplexere, sich in multiplen Schichten und unterschiedlichen räumlichen Orientierungen ausrichtenden Generatoren enstehen. Auch hochkomplexe mathematische Modelle können derzeit keine befriedigende Lösung dieser Frage anbieten. Sicherlich sind die in diesem Kapitel erläuterten Regeln zur visuellen Lokalisationsbestimmung von EEG-Potentialen grobe, aber unter praktischen klinischen Gesichtspunkten verzeihliche und erforderliche Vereinfachungen. Mit zunehmender Digitalisierung und Computerisierung des EEG wird es hoffentlich möglich werden, komplexere und mathematisch exaktere Modelle für multiple Potentialgeneratoren zu entwickeln und auf dieser Grundlage eine genauere Potentiallokalisierung zu ermöglichen. Die Einbeziehung bildgebender Verfahren könnte helfen, die mathematisch möglichen Modelle besser einzugrenzen und ihren Gebrauchswert zu erhöhen. Dennoch bestehen wohl kaum Zweifel, daß diese technologisch sehr aufwendigen Entwicklungen von den praktischen Erfahrungen der klinischen Elektroenzephalographie, die in über 60 Jahren unter Anwendung einiger in diesem Kapitel erläuterten Regeln gesammelt wurden, profitieren werden.

Kontinuierliche Verlangsamung, links fronto-polar

FP1-F3

F3-C3

C3-P3

P3-O1

FP2-F4

F4-C4

C4-P4

P4-O2

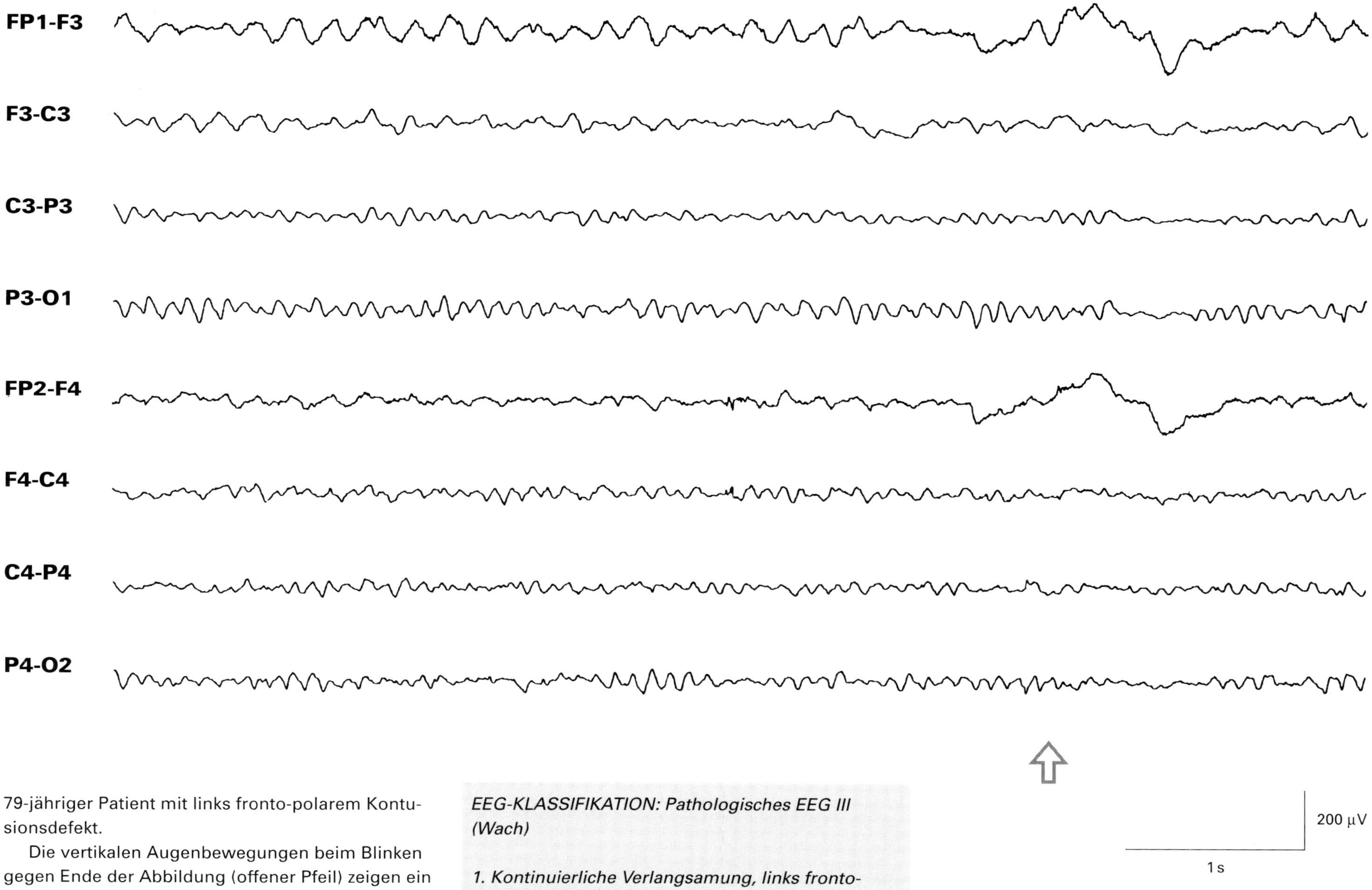

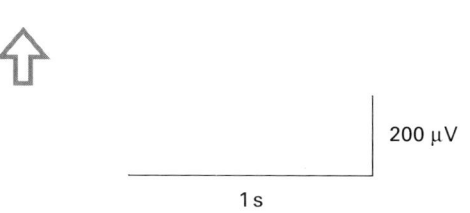

79-jähriger Patient mit links fronto-polarem Kontusionsdefekt.

Die vertikalen Augenbewegungen beim Blinken gegen Ende der Abbildung (offener Pfeil) zeigen ein deutlich anderes Potentialfeld, als die links fronto-polare Verlangsamung. Während die Augenbewegung einen steilen Potentialabfall von Kanal 1 zu 2 bzw. 5 zu 6 zeigt, ist für die links frontale Verlangsamung der Abfall bei einzelnen Wellen in Kanal 2 höher als in Kanal 1. Ein solcher Potentialgradient von FP1 zu F3 kann, unabhängig von der Blickrichtung, nicht von einer Augenbewegung herrühren.

EEG-KLASSIFIKATION: Pathologisches EEG III (Wach)

1. Kontinuierliche Verlangsamung, links fronto-polar

EEG-BEURTEILUNG: Dieses EEG zeigt Hinweise für eine Läsion in der linken Fronto-polar-Region.

200 µV

1 s

Kontinuierliche Verlangsamung, rechts fronto-polar

FP1-F3

F3-C3

C3-P3

P3-O1

FP2-F4

F4-C4

C4-P4

P4-O2

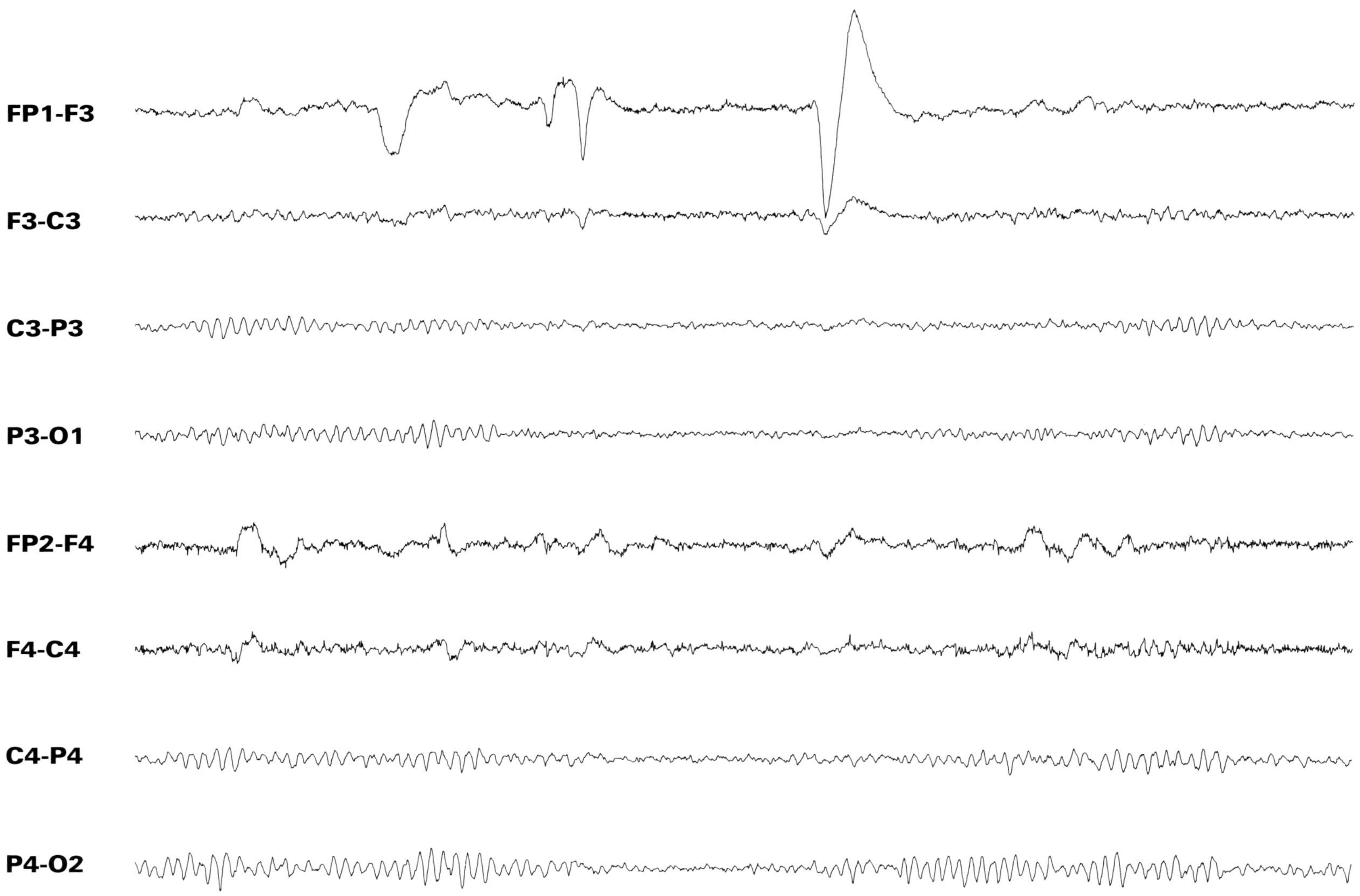

56-jährige Patientin mit rechts frontalem Kontusionsdefekt und einer fokalen Epilepsie mit
psychomotorischen und generalisierten tonisch-
klonischen Anfällen. Z.n. Enukleation des rechten
Auges.
Muskelartefakte in F4 und FP2. In den Kanälen 1
und 2 der bipolaren Längsreihe sieht man Blinkartefakte, die durch Volumenleitung auch noch im
Kanal 5 etwas abgebildet sind. Rechts fronto-polar
dominieren kontinuierliche irreguläre Theta- und
Deltafrequenzen. Beachte den Potentialabfall des

Augenartefakts links von Kanal 1 zu 2, wohingegen
der Potentialfeldabfall für die rechts frontale Verlangsamung von Kanal 5 zu 6 gleichbleibt bzw.
kaum abnimmt. Dies wäre durch keine Augenbewegung erklärbar.

EEG-Klassifikation: pathologisches EEG III (Wach)

*1. Kontinuierliche Verlangsamung, rechts fronto-
polar*

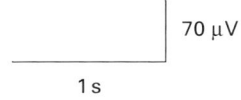
70 µV

1 s

EEG-Beurteilung:
Dieses EEG zeigt Hinweise für eine rechts fronto-
polare Läsion und reflektiert den Z.n. Enukleation
des rechten Auges.

Kontinuierliche Verlangsamung, rechts fronto-polar

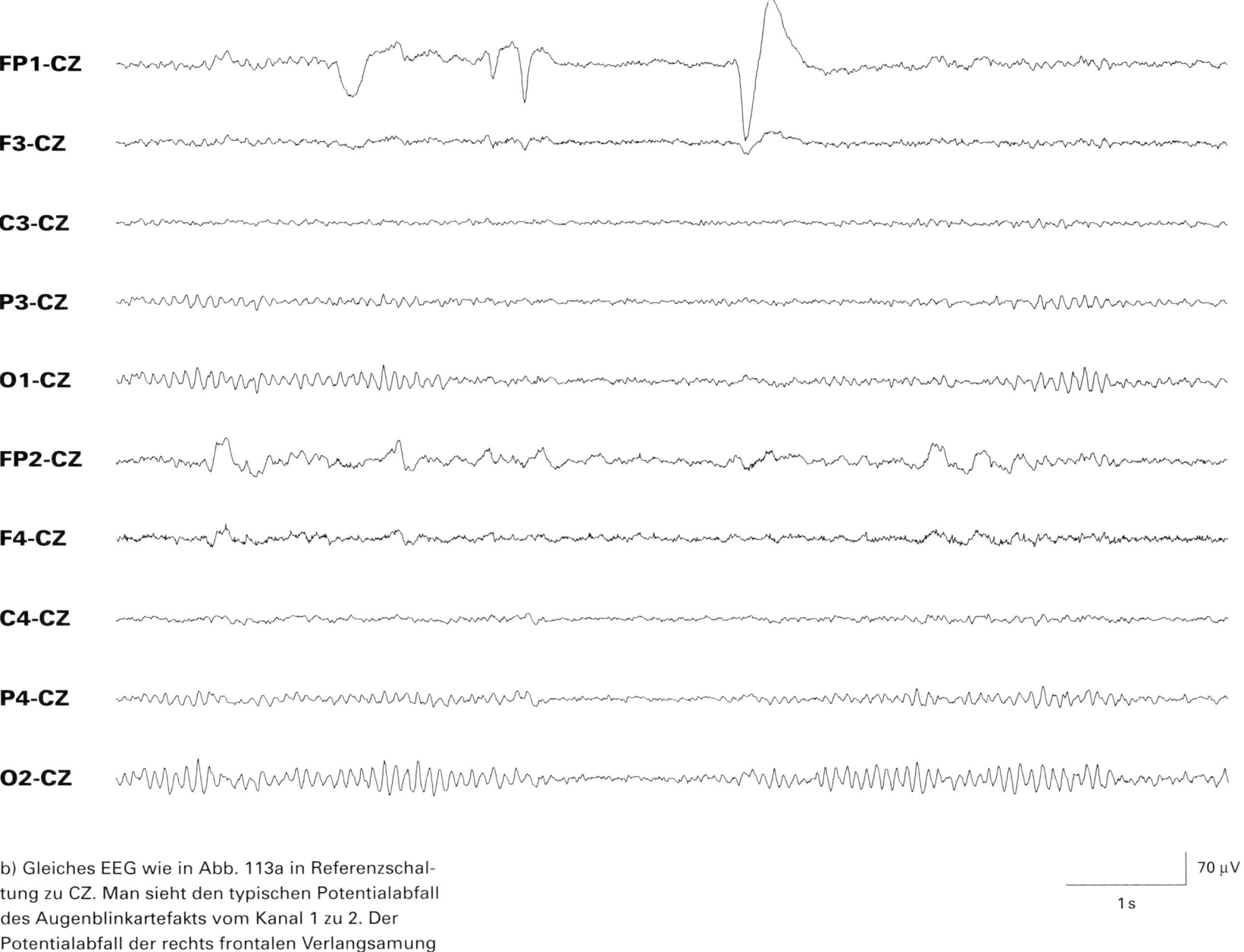

b) Gleiches EEG wie in Abb. 113a in Referenzschaltung zu CZ. Man sieht den typischen Potentialabfall
des Augenblinkartefakts vom Kanal 1 zu 2. Der
Potentialabfall der rechts frontalen Verlangsamung
demgegenüber ist von Kanal 6 zu 7 deutlich flacher.

70 µV

1 s

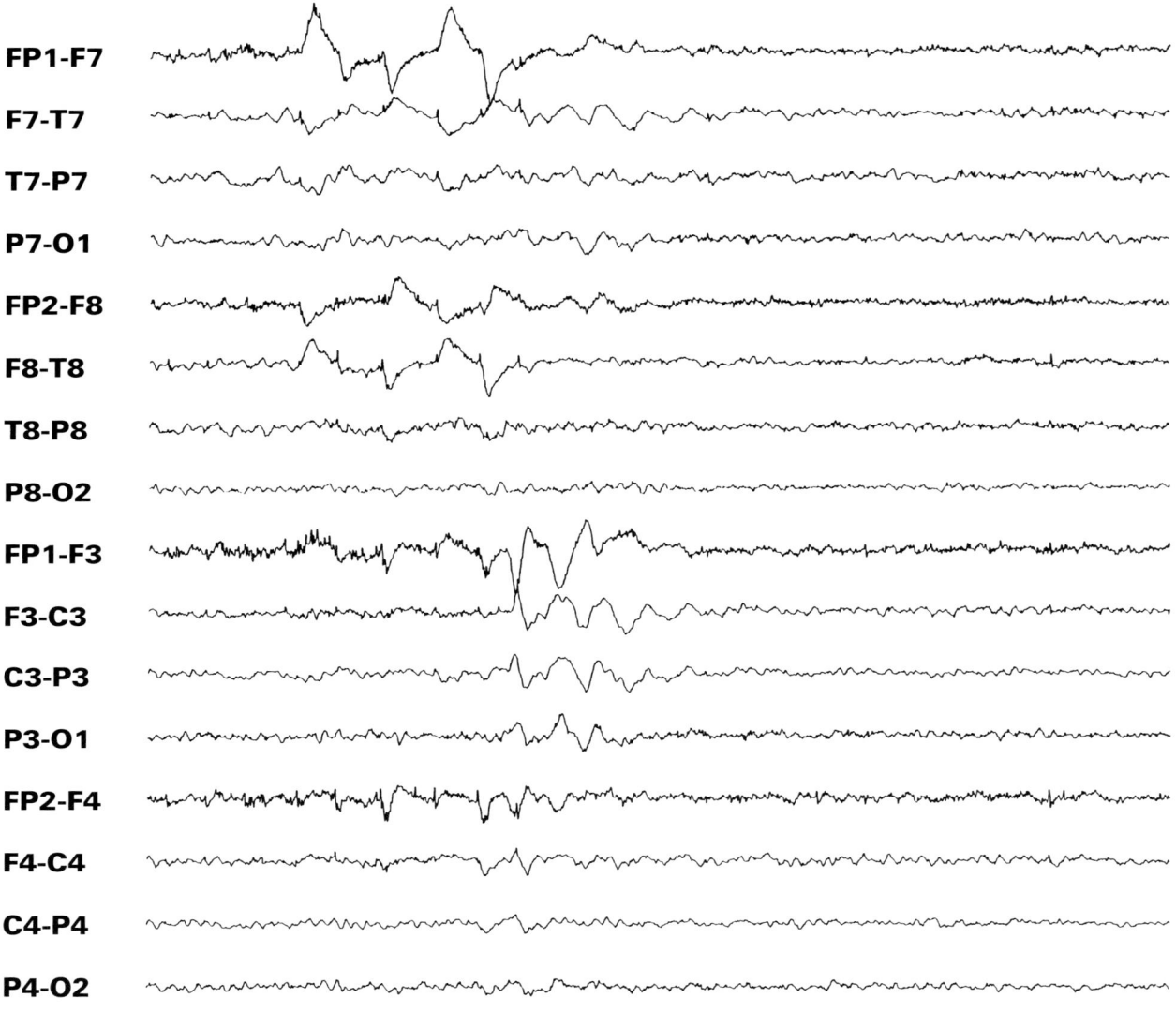

FP1-F7

F7-T7

T7-P7

P7-O1

FP2-F8

F8-T8

T8-P8

P8-O2

FP1-F3

F3-C3

C3-P3

P3-O1

FP2-F4

F4-C4

C4-P4

P4-O2

| 100 µV
1 s

Gleiche Patientin wie in Abb. 91a. Beachte den deutlichen Potentialfeldunterschied zwischen den lateralen und schrägen Augenbewegungen, die von einer links frontalen Verlangsamung gefolgt ist. Die Verlangsamung hat eine negative Phasenumkehr bei F3, während die Augenbewegungen mit einer deutlich lateralen Komponente einen Dipol zwischen F7 und F8 zeigen. Augenbewegungen, gleich welcher Richtung, können bei F3 bzw. F4 keine Phasenumkehr erzeugen. Dagegen sind gegensätzliche Phasenumkehren bei F7 und F8 typischerweise durch laterale Augenbewegungen bedingt. Wenn der Blick nach links geht, wird F7 positiv und F8 negativ bzw. umgekehrt bei Blickwendung nach rechts.

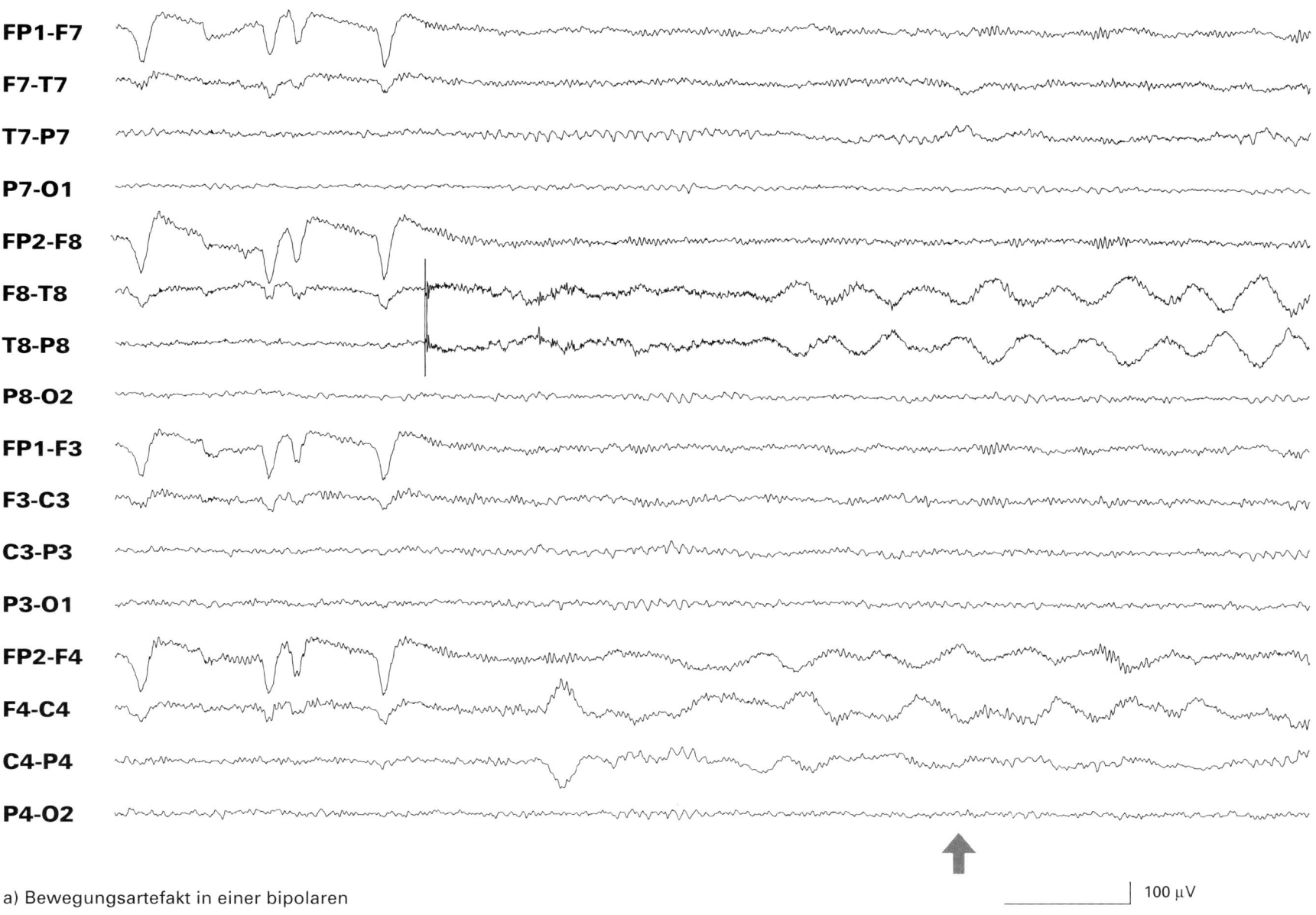

FP1-F7

F7-T7

T7-P7

P7-O1

FP2-F8

F8-T8

T8-P8

P8-O2

FP1-F3

F3-C3

C3-P3

P3-O1

FP2-F4

F4-C4

C4-P4

P4-O2

100 µV

1 s

a) Bewegungsartefakt in einer bipolaren
Längsreihe.

Zu Beginn der Bewegung des Patienten sieht man
ein hohes, sehr schnelles Artefakt an der Elektrode
T8, das durch Berührung der Elektrode mit der
Hand entstand. Danach sieht man mehr oder weniger rhythmische langsame Wellen an den Elektroden T8, C4 und F4 und T7.

Bewegungsartefakt

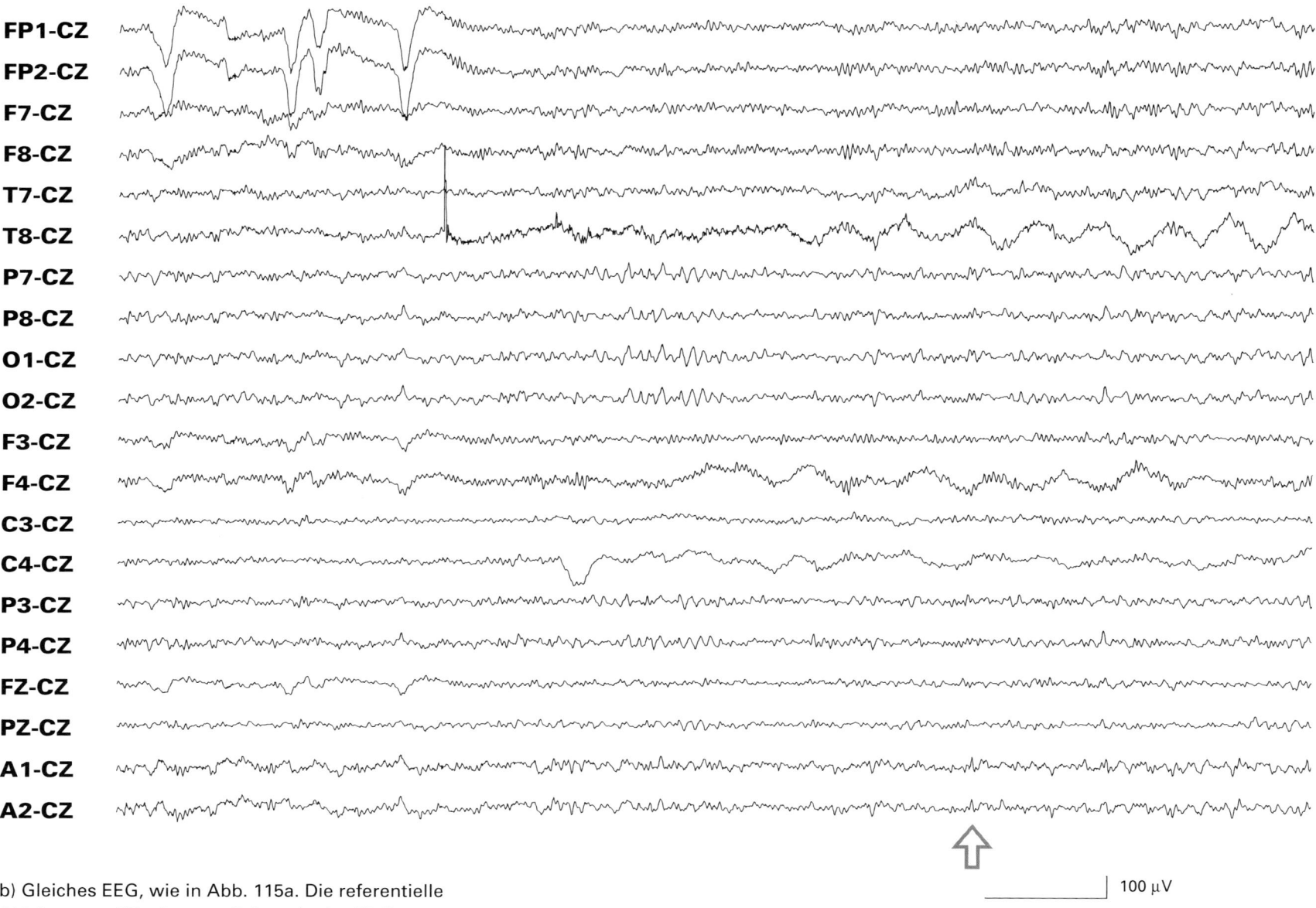

b) Gleiches EEG, wie in Abb. 115a. Die referentielle
Ableitung zu CZ zeigt zum Zeitpunkt des Pfeiles
Ausschläge nach unten in der Elektrode F4 und
nach oben in den Elektroden T7 und T8. Die Elektrode C4 bietet zu diesem Zeitpunkt, der den »Gipfel«
der Welle in den Elektroden T7 und T8 anzeigt, eine
Aufwärtsbewegung, die noch am Beginn des Ausschlages nach oben liegt.

100 μV

1 s

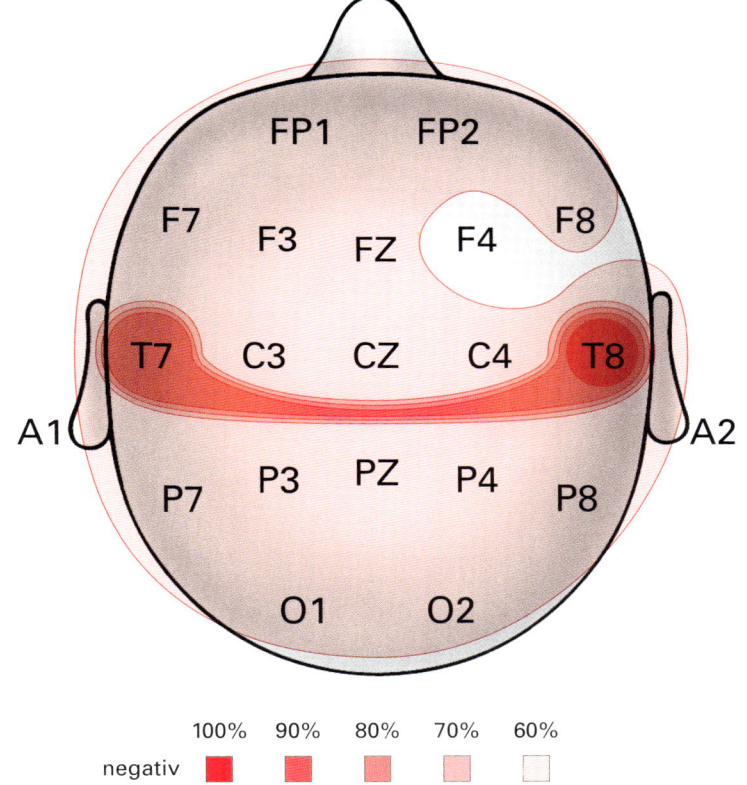

Abb. 115c: Bewegungsartefakt.

100% 90% 80% 70% 60%

negativ

»Unsinnige« Potentialfeldkarte für das Bewegungsartefakt aus Abb.
115a und b unter der Annahme eines **negativen** Generators.

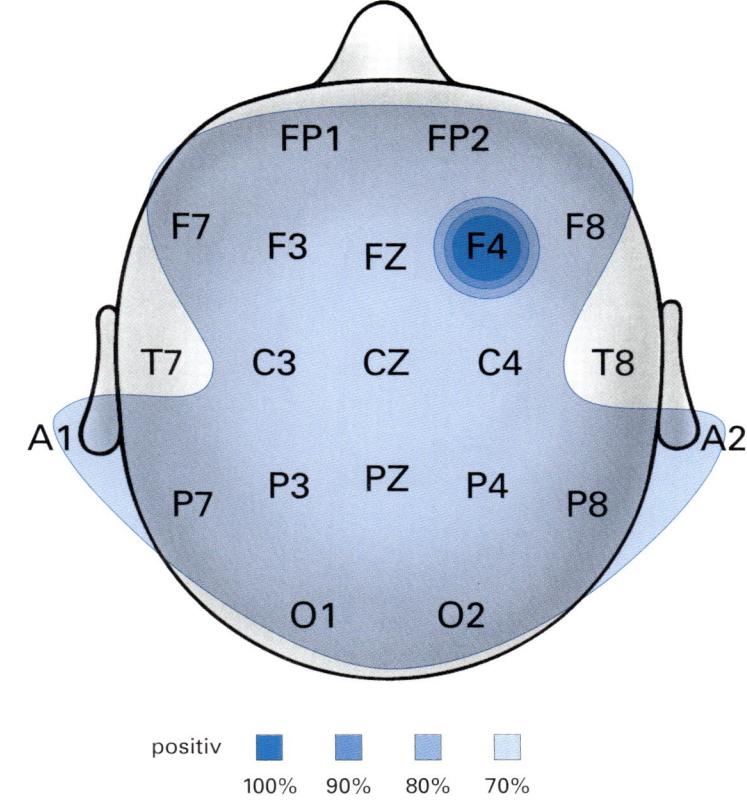

Abb. 115d: Bewegungsartefakt.

positiv

100% 90% 80% 70%

»Unsinnige« Potentialfeldkarte für das Bewegungsartefakt aus Abb.
115a und b unter der Annahme eines **positiven** Generators.

Abb. 116: Diagramm eines Dipols aus Abb. 29b–c.

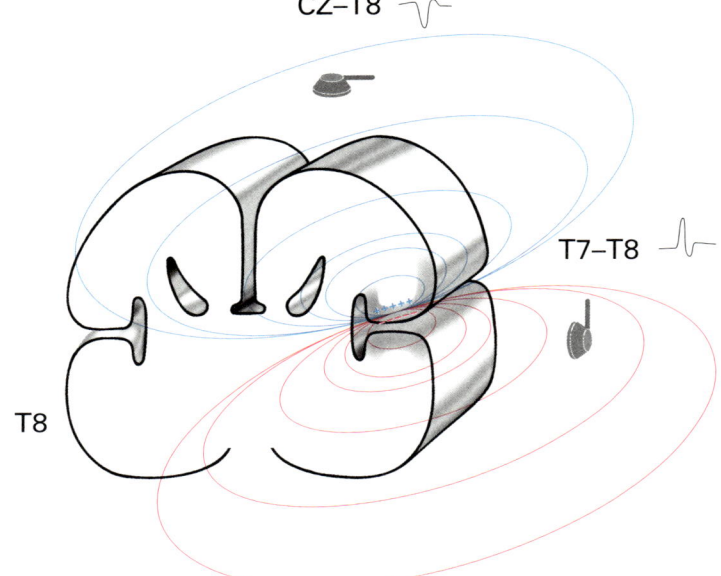

CZ–T8

T7–T8

T8

a) Die Elektrode T7 zeichnet die Negativität und die Elektrode CZ die Positivität auf. Die Referenz T8 liegt am Schnittpunkt der Felder und wird dadurch nicht »kontaminiert«. Der Generator solcher Potentiale liegt vermutlich in der Sylvischen Furche (Lüders et al. 1987).

Abb. 117: Diagramm eines Dipols aus Abb. 20a–d.

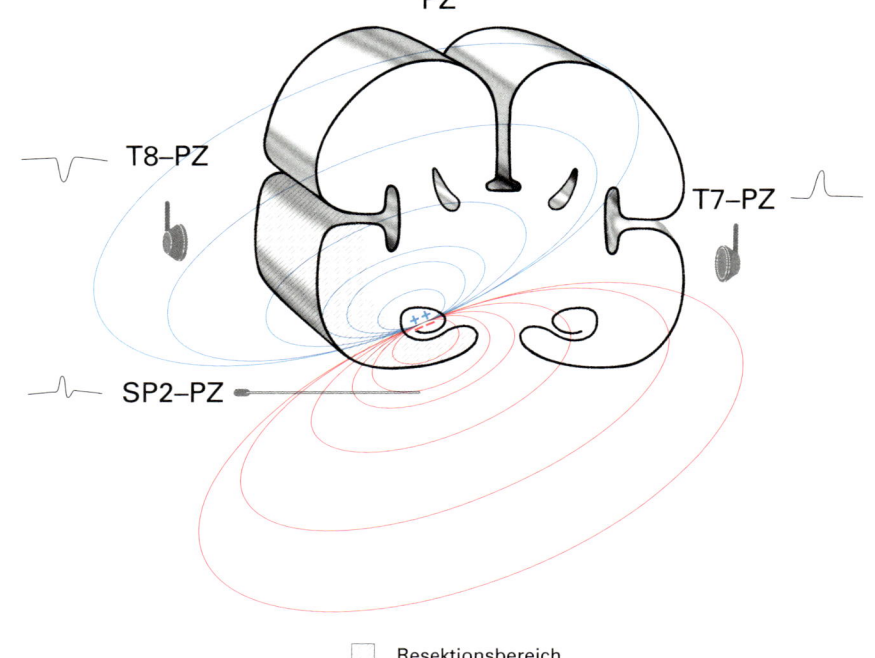

PZ

T8–PZ

T7–PZ

SP2–PZ

☐ Resektionsbereich

b) Nach Temporallappenteilresektion zeigen sich manchmal Sharp Waves, bei denen Sphenoidalelektroden (SP2) eine Negativität und lateral temporale (T8) Elektroden eine Positivität ableiten. Die Negativität reicht in diesem Fall bis auf die linke Temporalregion (TP7). Z.n. rechts lateral temporaler Resektion.

Abb. 118a: Elektroden-Potentialfeld-Relation für das Potential aus Abb. 29b und 116.

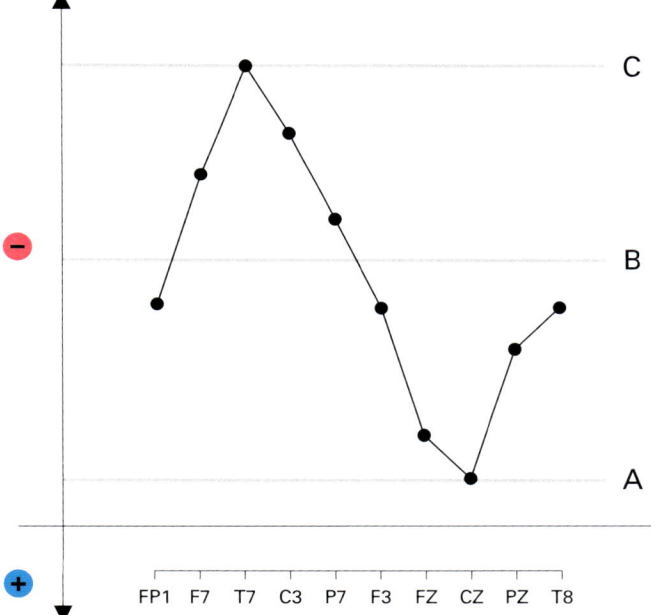

Elektroden-Potentialfeld-Relation, die zeigt, daß je nach Lage der Kurve monopolare (A = negativ und C = positiv) oder zwei dipolare Generatoren (B) ein Potential erklären. Entsprechende Isopotential-feldkarten zeigen dies für die jeweilige Annahme der »Nulllinie«.

Abb. 118b: Potential aus Abb. 29b–c.

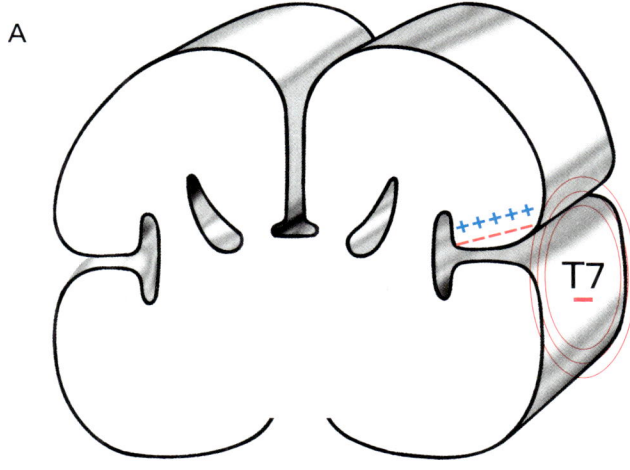

Nur negatives Potentialfeld dargestellt.

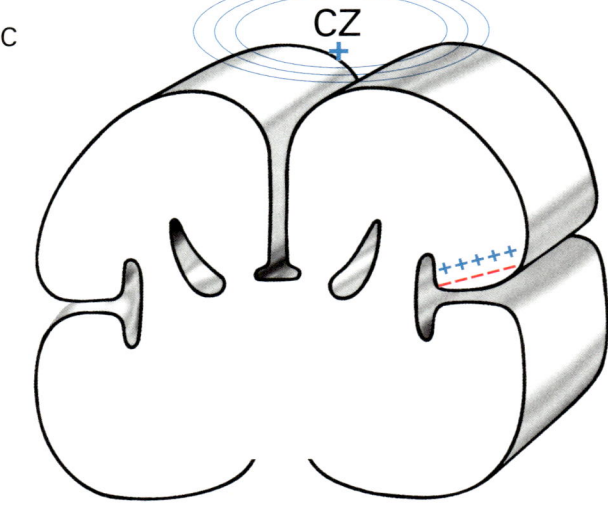

C

CZ

+++++

Nur positives Potentialfeld dargestellt.

Abb. 119: Dipol (B) aus Abb. 116 und 118a.

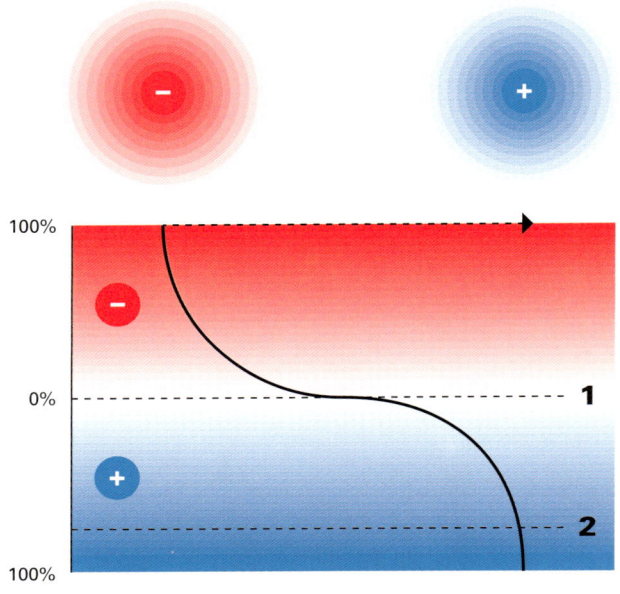

Ein Potentialfeld fällt in der Regel exponentiell ab, d.h. vom negativen Maximum auf der Abszisse in Richtung Positivität wird der Potentialabfall zunehmend flacher, was im unteren Teil der Graphik veranschaulicht wird. Je näher man jedoch zum positiven Maximum kommt, desto steiler wird der positive Potentialanstieg. Am Umschlagspunkt läge eine sog. Nullinie. Diese Charakteristik des Potentialgradienten könnte theoretisch helfen, zwischen unipolaren und dipolaren Generatoren zu differenzieren.
Liegt eine hypothetische »Nullinie« bei 1 würde sich keine Positivität darstellen. Bei einer etwas positiveren Nullinie (2) zeigte sich der Dipol.

Abb. 120a: Beispiele für an der Schädeloberfläche ableitbare Dipole: Augenbewegung

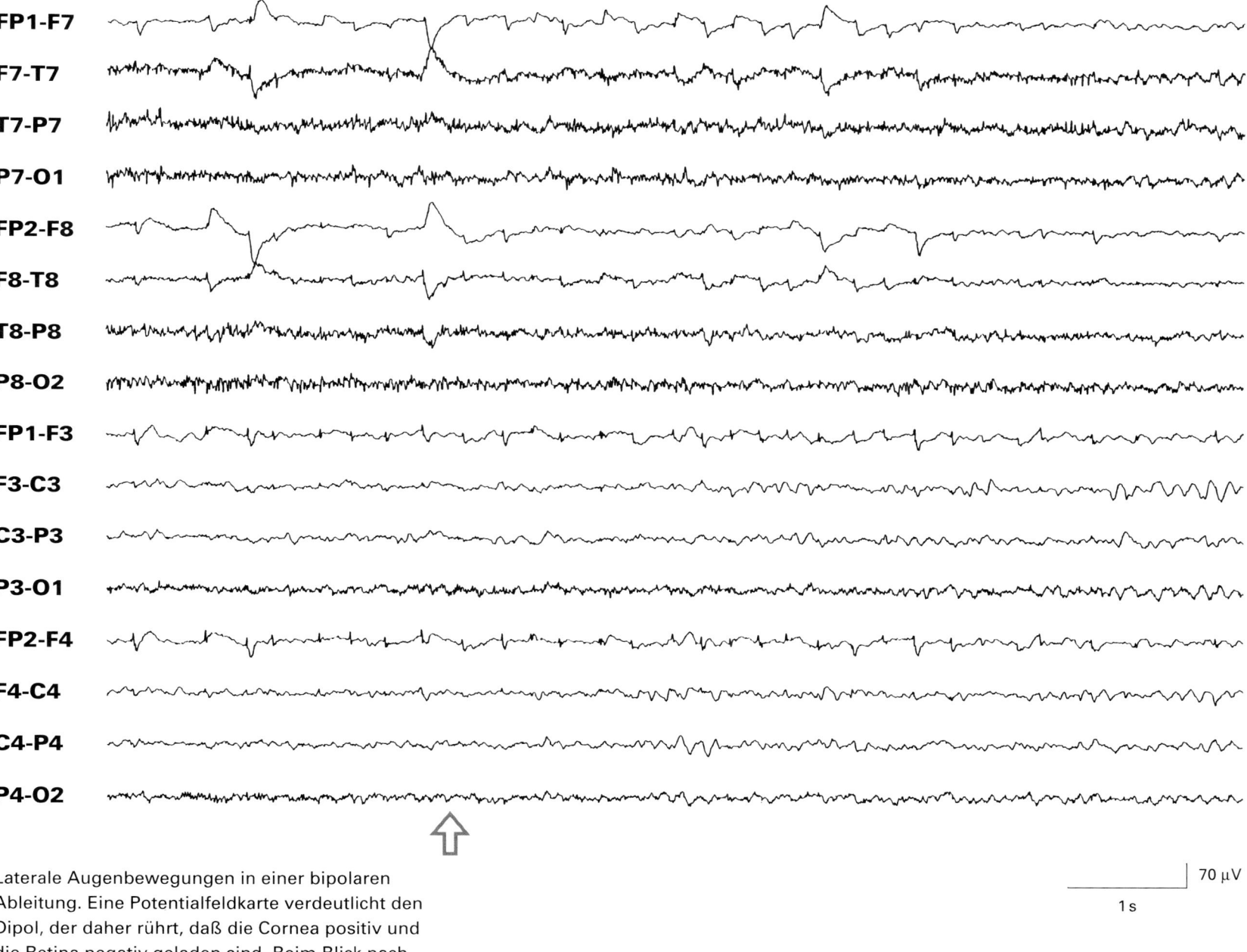

Laterale Augenbewegungen in einer bipolaren Ableitung. Eine Potentialfeldkarte verdeutlicht den Dipol, der daher rührt, daß die Cornea positiv und die Retina negativ geladen sind. Beim Blick nach rechts (Pfeil) wird die Elektrode F8 daher positiv und F7 negativ.

70 µV

1 s

Abb. 120b: Beispiel für an der Schädeloberfläche ableitbare Dipole: Augenbewegung.

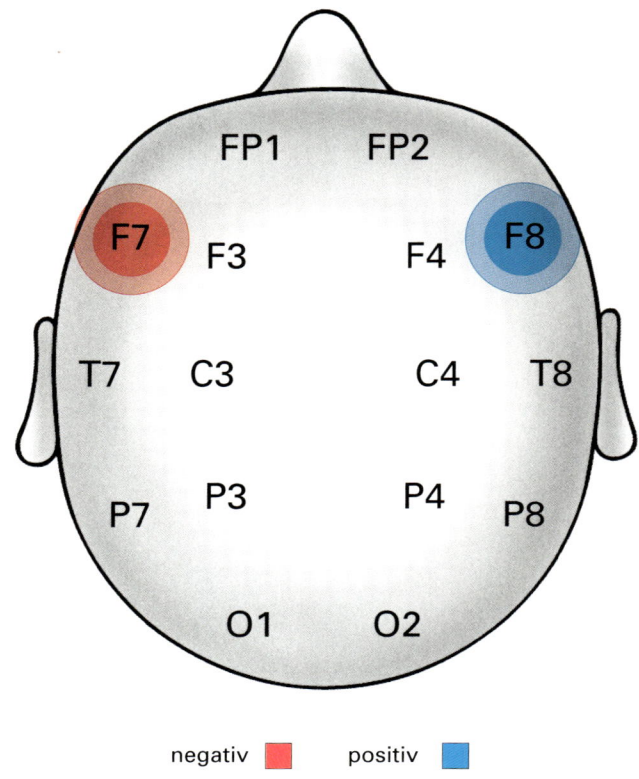

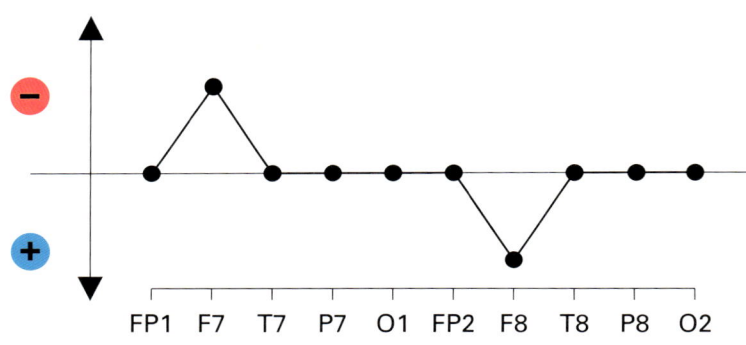

negativ ▮   positiv ▮

Laterale Augenbewegung nach rechts (s. Abb. 120a).

Abb. 121a: **Beispiele für an der Schädeloberfläche ableitbare Dipole: EKG**

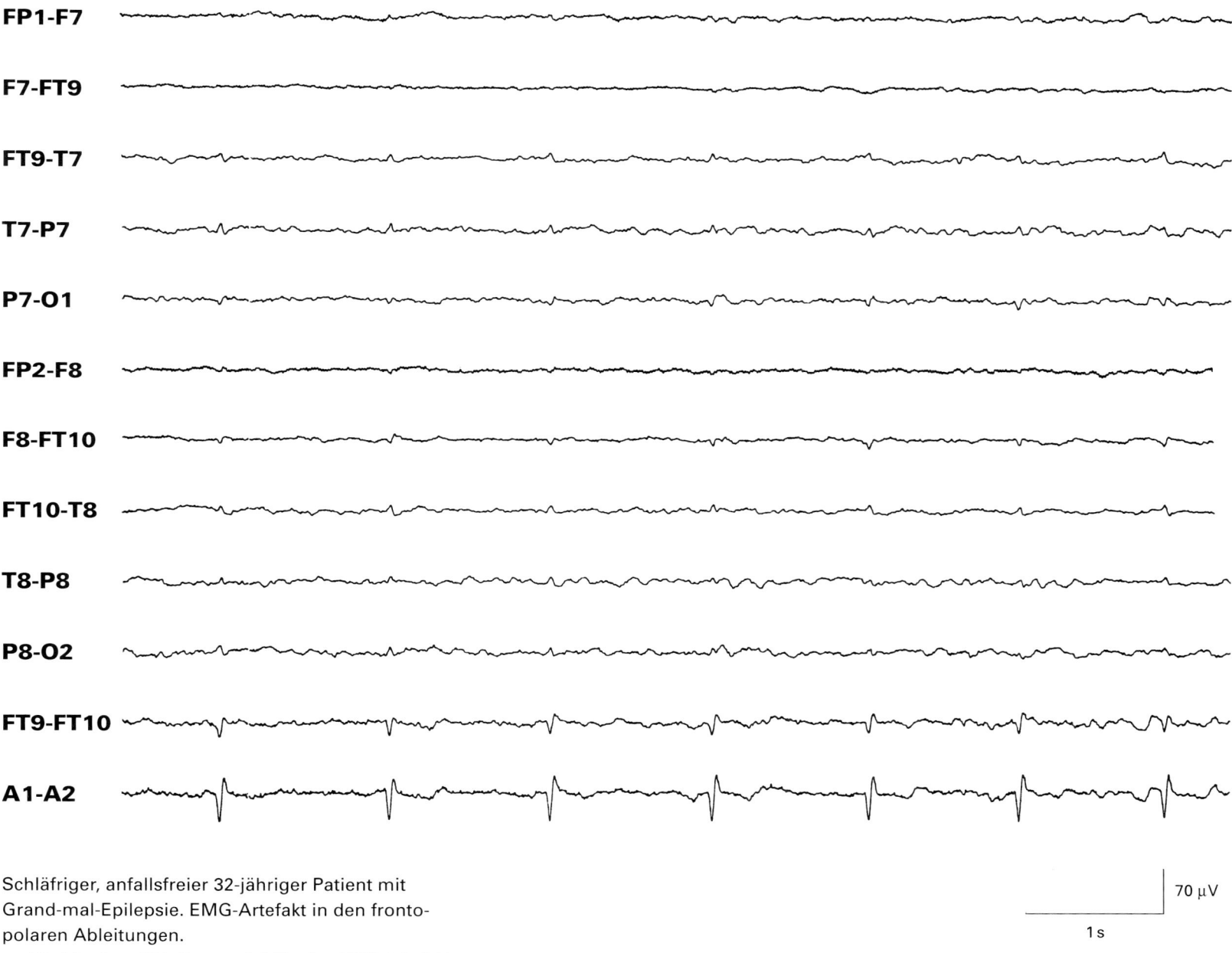

FP1-F7

F7-FT9

FT9-T7

T7-P7

P7-O1

FP2-F8

F8-FT10

FT10-T8

T8-P8

P8-O2

FT9-FT10

A1-A2

70 µV

1 s

Schläfriger, anfallsfreier 32-jähriger Patient mit Grand-mal-Epilepsie. EMG-Artefakt in den frontopolaren Ableitungen.

Die bipolare Ableitung zeigt für das EKG-Artefakt Positivität links posterior temporal (P7) und Negativität rechts anterior temporal (FT10). Das EKG stellt sich vor allem in den Kanälen FT9-FT10 und A1-A2 dar.

Beispiele für an der Schädeloberfläche ableitbare Dipole: EKG

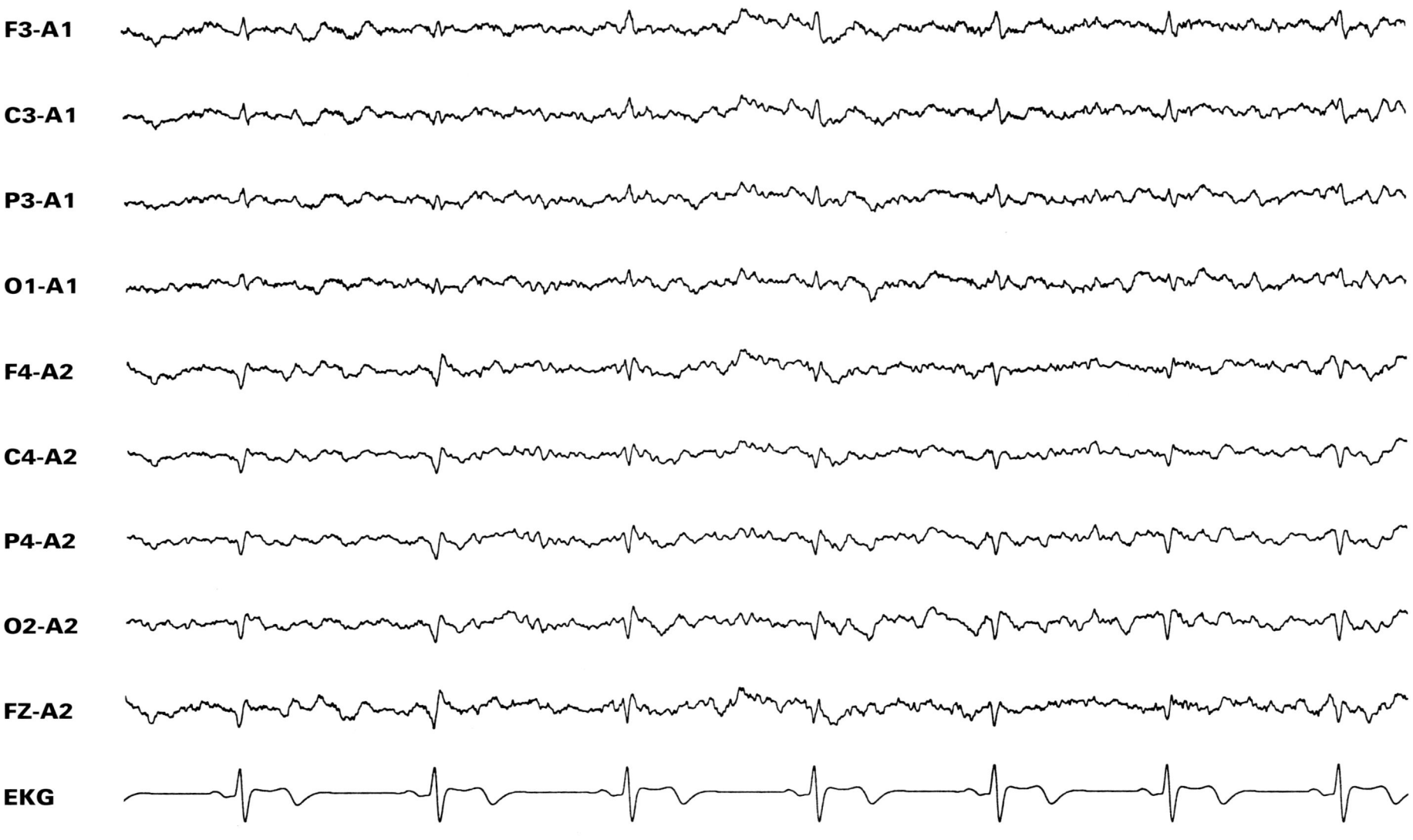

Gleicher Patient, wie in Abb. 121a. Die Referenzschaltung zum rechten Ohr veranschaulicht ebenfalls die dipolare Verteilung. Die zum linken Ohr
geschalteten Elektroden weisen einen Ausschlag
nach oben auf, was auf das Maximum der Positivität in der linken Ohrelektrode deutet. In der posterioren Ableitung (O1-A1) zeigt sich der niedrigste
Ausschlag, was darauf hindeutet, daß am Skalp das
Maximum posterior liegt. Umgekehrt sind in den
zum rechten Ohr geschalteten Elektroden Ausschläge nach unten zu sehen, d.h. Negativität in der

rechten Ohrelektrode, wobei rechts eher die vordere Schädeloberfläche die Negativität zeigt (durch
niedrigere Amplituden in der Schaltung zum rechten Ohr angezeigt). Der Dipolvektor liegt somit
diagonal mit Negativität rechts fronto-temporal
und Positivität links temporo-okzipital (Abb. 121c).

70 µV

1 s

Abb. 121c: Beispiele für an der Schädeloberfläche ableitbare Dipole.

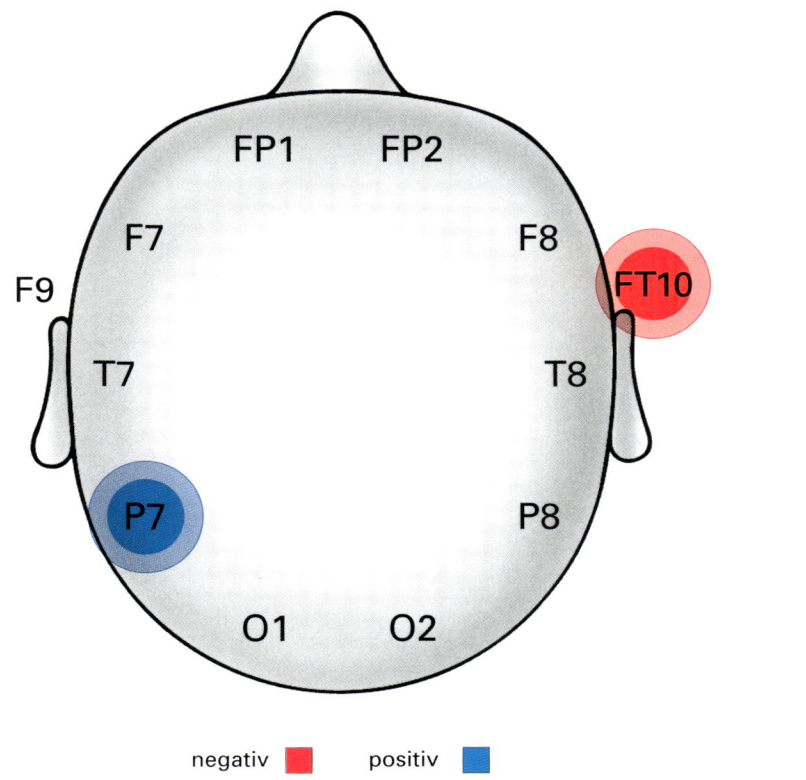

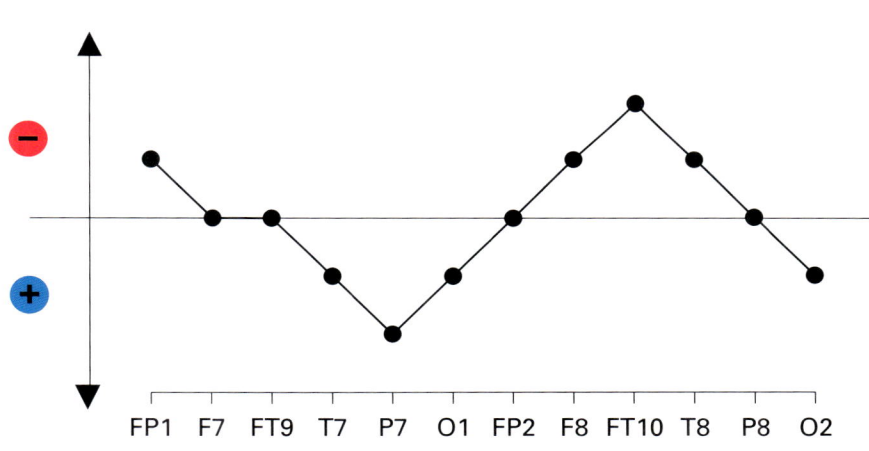

negativ 🟥   positiv 🟦

Elektroden-Potentialfeld-Relation für das EKG-Artefakt aus Abb. 121a. Die Potentialfeldkarte zeigt die Lokalisation des EKG-Dipols am Kopf, wobei die linke posterior temporale Region (P7) positiv und die rechte vordere temporale Region (FT10) negativ ist.

Abb. 122: Der Versuch die Dipol-Beispiele aus Abb.120 (laterale Augenbewegung) und 121 (EKG) unter der Annahme eines unipolaren, z.B. negativen Generators in Isopotentialfeldkarten graphisch abzubilden erbringt »unsinnige« Potentialfeldverteilungen und vernachlässigt einen Pol.

a) Laterale Augenbewegung.

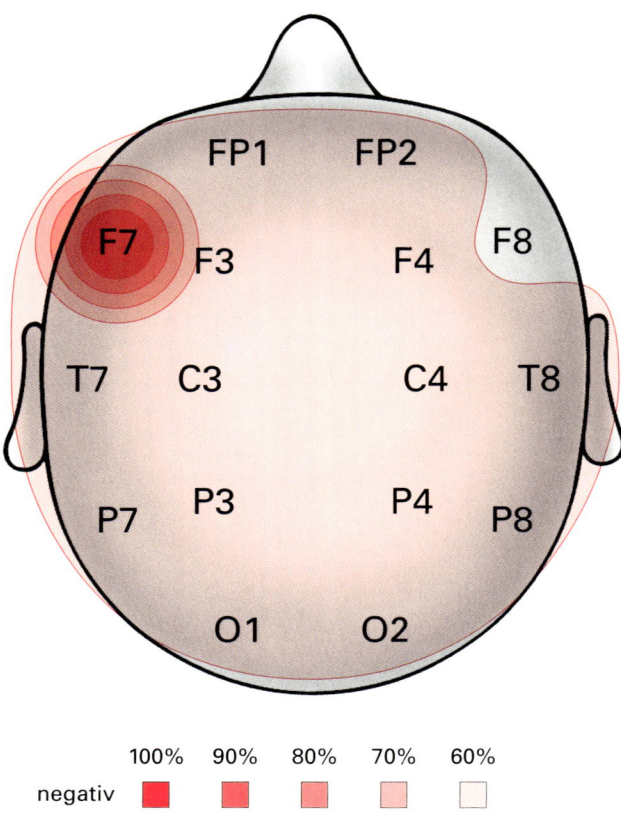

b) EKG.

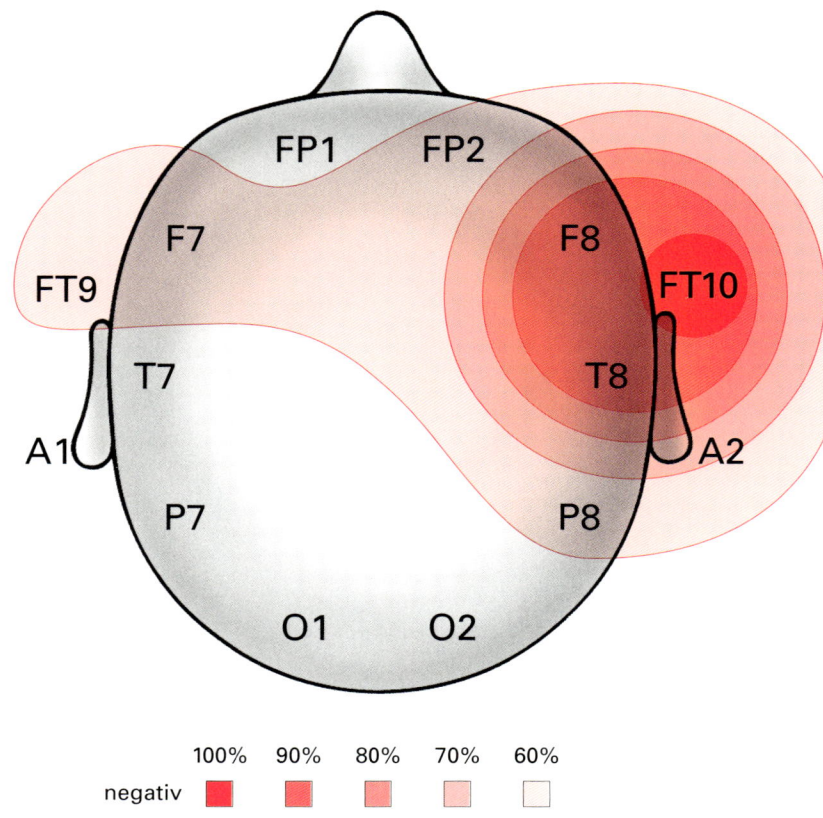

Annahme eines unipolaren negativen Generators.
Beachte, daß das Potentialfeld direkt um den hypothetischen Generator bei F7 steil abfällt, über weiten Schädelregionen flach ist und dann von F4 zu F8 erneut abrupt abfällt. Dies wäre für die Annahme eines unipolaren Generators ungewöhnlich (s. Abb. 119).

Annahme eines unipolaren negativen Generators.

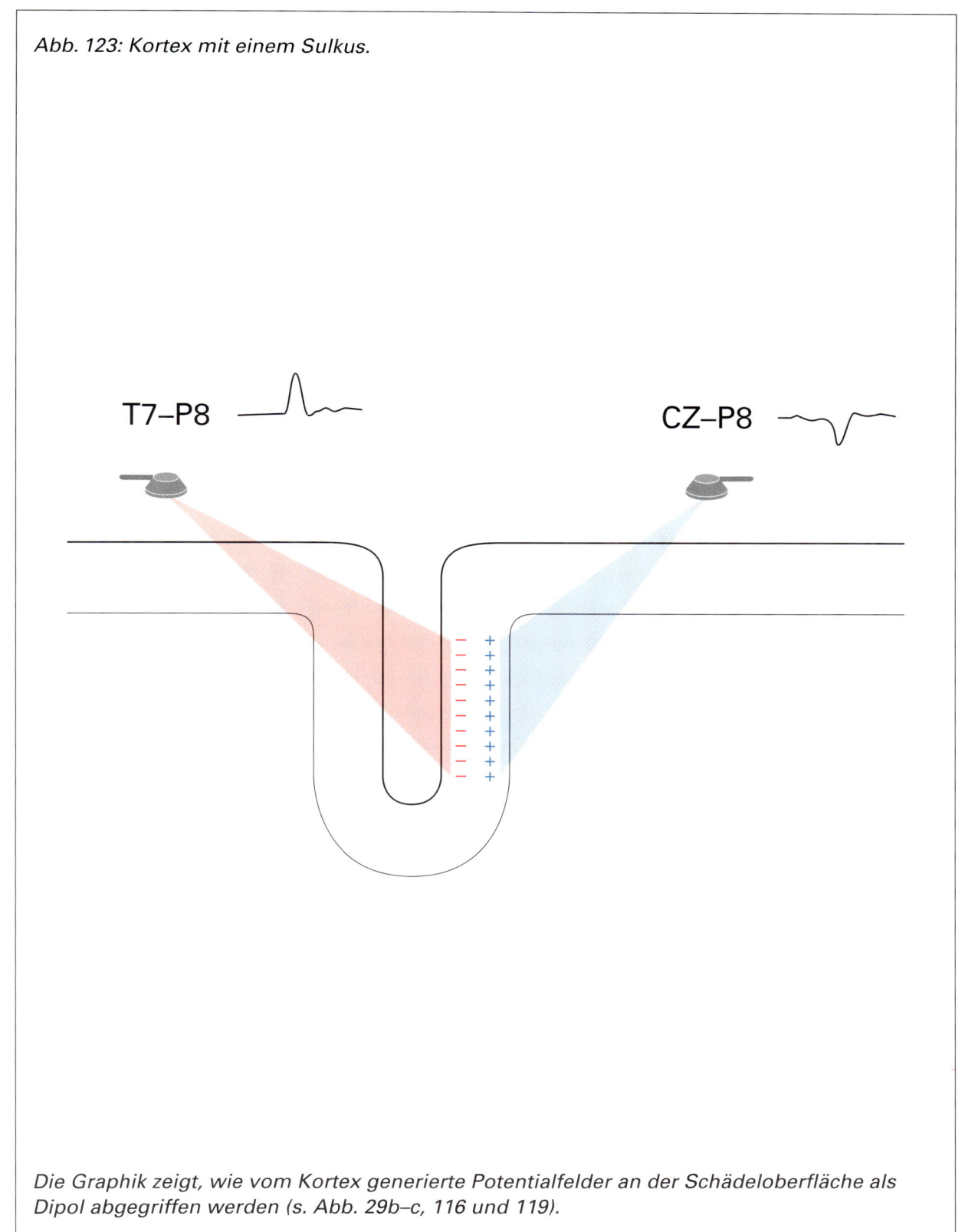

Abb. 123: Kortex mit einem Sulkus.

T7–P8

CZ–P8

Die Graphik zeigt, wie vom Kortex generierte Potentialfelder an der Schädeloberfläche als Dipol abgegriffen werden (s. Abb. 29b–c, 116 und 119).

Abb. 124a–b: **Spike, links mesio-temporal**

a)

FP1-F7

F7-SP1

SP1-T7

T7-P7

FP2-F8

F8-SP2

SP2-T8

T8-P8

b)

FP1-CZ

SP1-CZ

F7-CZ

T7-CZ

P7-CZ

O1-CZ

FP2-CZ

SP2-CZ

F8-CZ

T8-CZ

P8-CZ

O2-CZ

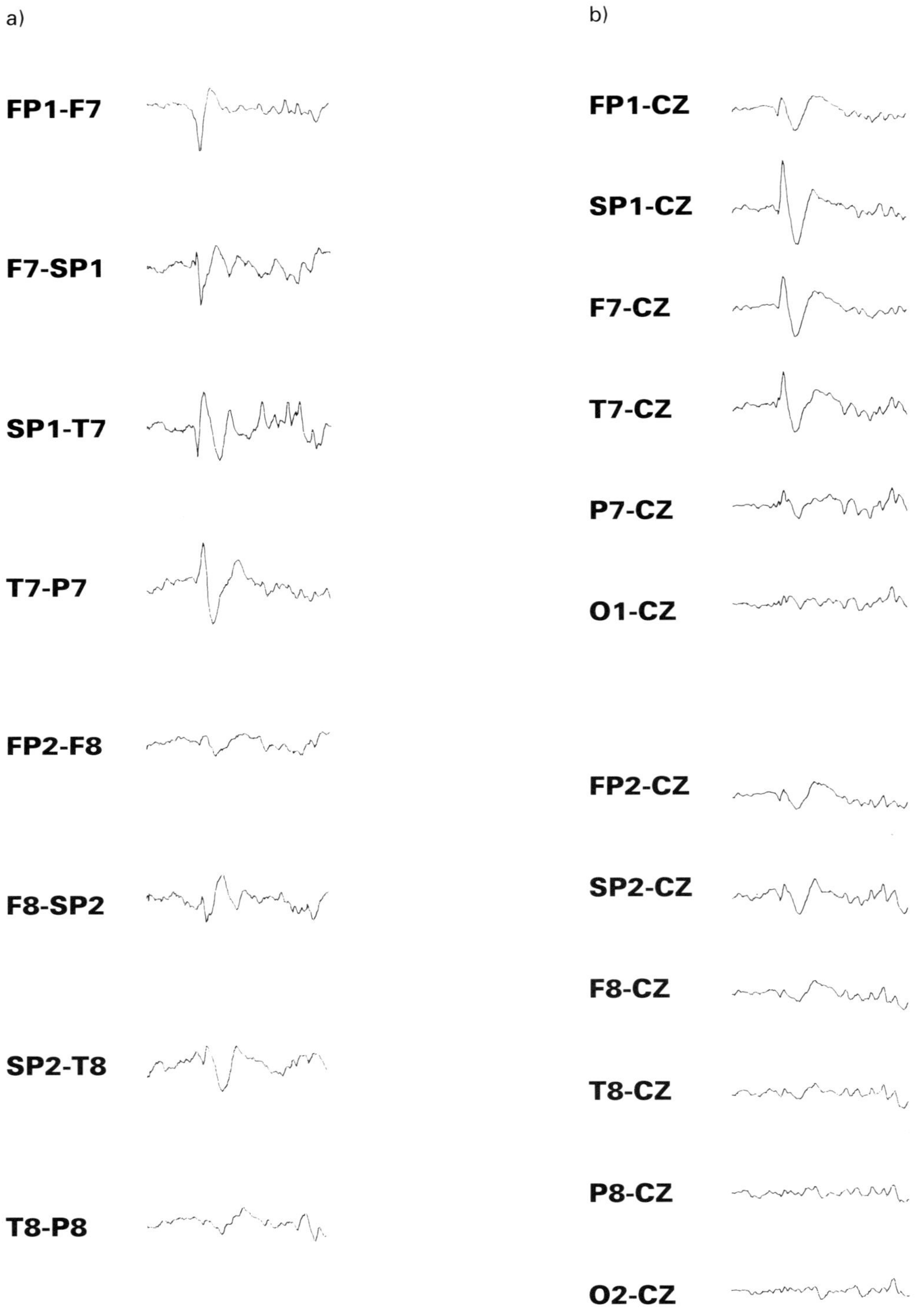

16-jähriger Junge mit visuellen Auren, tonischen und psychomotorischen Anfällen bei zystischer Läsion links temporo-okzipital.
Dipol mit Negativität an der linken Sphenoidal-elektrode (SP1) und Positivität median bis rechts parietal (PZ, P8). Beachte links posterior temporale 14 und 6 Hz positive Spikes direkt nach dem links mesio-temporalen Spike.

a) Bipolare Längsreihe. Man sieht eine deutliche Negativität in SP1.

b) Ableitung zu einer CZ-Referenz. Es kommt die Negativität in der linken mesiotemporalen Region zur Darstellung.

EEG-KLASSIFIKATION: *Pathologisches EEG III (Schläfrigkeit)*

1. Spike, links mesio-temporal

EEG-BEURTEILUNG: Dieses EEG spricht für eine linksseitige Temporallappenepilepsie.

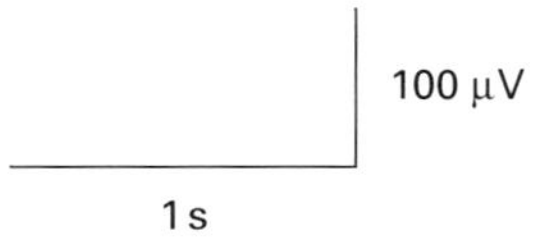

100 µV

1 s

198

Spike, links mesio-temporal

c)

FP1-RS

SP1-RS

F7-RS

T7-RS

P7-RS

O1-RS

FP2-RS

SP2-RS

F8-RS

T8-RS

P8-RS

O2-RS

FZ-RS

CZ-RS

PZ-RS

c) Ableitung mit einer nicht-zephalen Referenz (RS = rechte Schulter), die deutlich die Negativität bei SP1 und eine sehr weite Positivität bei CZ, PZ, P8, O2, O1 zeigt. Die CZ-Referenz zeigte somit den Dipol nicht, da CZ selbst im positiven Feld liegt.

100 µV

1 s

Literatur

Adelman, S., Lüders, H., Dinner, D.S. and Lesser, R.P.: Paradoxical lateralization of parasagittal sharp waves in a patient with epilepsia partialis continua. Epilepsia 23, 291–295, 1982.

Aguglia, U., Farnarier, G., Tinuper, P., Rey, M., Gomez, M. and Quattrone, A.: Subacute spongiform encephalopathy with periodic paroxysmal activities: Clinical evolution and serial EEG findings in 20 cases. Clin. Electroencephalogr. 18, 147–158, 1987.

Aird, R.B. and Gastaut, Y.: Occipital and posterior electroencephalographic rhythms. Electroencephalogr. Clin. Neurophysiol. 11, 637–656, 1959.

Ajmone-Marsan, C.A., and Zivin, L.S.: Factors related to the occurence of typical paroxysmal abnormalities in the EEG records of epileptic patients. Epilepsia 11, 361-381, 1970.

Amerikanische EEG Gesellschaft. Richtlinien 1976. In. D.W. Klass und D.D. Daly (Hrsg.). Klinische Elektroenzephalographie. Gustav Fischer Verlag, Stuttgart, 433–451, 1984.

American Electroencephalographic Society: Guidelines for standard electrode position nomenclature. J. Clin. Neurophysiol. 8, 200–202, 1991.

Arenas, A.M., Brenner, R.P. and Reynolds C.F.III: Temporal slowing in the elderly revisited. Am. J. EEG Technol. 26, 105–114, 1986.

Austin, E.J., Wilkus, R.J. and Longstreth, W.T., Jr.: Etiology and prognosis of alpha coma. Neurology 38, 773–777, 1988.

Bätz, B.: Zur Bestimmung der Polarität von EEG-Potentialen. EEG-Labor 2, 112–126, 1980.

Bätz, B.: Das Problem der Registrierung »bilateral-synchron generalisierender« Spike-wave-Paroxysmen. EEG-Labor 5, 33–40, 1983.

Bauer, G., Aichner, F. und Klingler, D.: Aktivitäten im Alpha-Frequenzbereich und Koma. Z. EEG-EMG 13, 28–33, 1982.

Bauer, G.: Cerebral anoxia. In: G. Niedermeyer and F. Lopez da Silva (eds.). Electroencephalography. Basic Principles, Clinical Applications and Related Fields. 2 edition, Urban & Schwarzenberg, Baltimore, 383–389, 1987.

Bauer, G.: EEG, drug effects, and central nervous system poisoning. In: G. Niedermeyer and F. Lopez da Silva (eds.). Electroencephalography. Basic Principles, Clinical Applications and Related Fields. 2 edition, Urban & Schwarzenberg, Baltimore, 567–578, 1987.

Bauer, G. und Pieber, R.: Über periodische Komplexe im EEG. Z. EEG-EMG 5, 75–86, 1974.

Berger, H.: Über das Elektrenkephalogramm des Menschen. VIII. Arch. Psychiatr. Nervenkr. 101, 452–469, 1934.

Bickford, R.G. and Butt, H.R.: Hepatic coma: the electroencephalographic pattern. J. Clin. Invest. 34, 790–799, 1955.

Binnie, C.D., MacGillivray, B.B. and Osselton, J.W.: Derivations and Montages. In: A. Remond (ed.). Handbook of Electroencephalography and Clinical Neurophysiology. Vol. 3C, Elsevier, Amsterdam, 22–57, 1974.

Binnie, C.D.: Recording techniques: montages, electrodes, amplifiers, and filters. In: A.M. Halliday, S.R. Butler and R. Paul (eds.). A Textbook of Clinical Neurophysiology. John Wiley & Sons, Chichester, 3–22, 1987.

Bird, T.D. and Plum, F.: Recovery from barbiturate overdose coma with a prolonged isoelectric electroencephalogram. Neurology 18, 456–460, 1968.

Blom, S., Heijbel, J. and Bergfors, P.: Benign epilepsy of children with centro-temporal EEG foci. Prevalence and follow up study of 40 patients. Epilepsia 13, 609–619, 1972.

Blume, W.T.: Lennox-Gastaut syndrome. In: H. Lüders and R.P. Lesser (eds.). Epilepsy: Electroclinical syndromes. Springer Verlag, Berlin, 73–92, 1987.

Brenner, R.P. and Atkinson, R.: Generalized paroxysmal fast activity: Electroencephalographic and clinical features. Ann. Neurol. 11, 386–390, 1982.

Brenner, R.P. and Schaul, N.: Periodic EEG patterns: Classification, clinical correlation, and pathophysiology. J. Clin. Neurophysiol. 7, 249–267, 1990.

Browman, C.P., Gujavarty, K.S., Sampson, M.G. and Milter, M.M.: REM sleep episodes during maintenance of wakefullness test in patients with sleep apnea syndrome and in patients with narcolepsy. Sleep 6, 23–28, 1983.

Browne, T.R., Penry, J.K., Porter, R.J, and Dreifuss, F.E.: Responsiveness before, during and after spike-wave paroxysms. Neurology 24, 659–665, 1974.

Carroll, W.M. and Mastaglia, F.L.: Alpha and beta coma in drug intoxication uncomplicated by cerebral hypoxia. Electroencephalogr. Clin. Neurophysiol. 46, 95–105, 1979.

Chatrian, G.E., Shaw, C.M. and Leffman, H.: The significance of periodic lateralized epileptiform discharges in EEG: An electrographic, clinical and pathological study. Electroencephalogr. Clin. Neurophysiol. 17, 177–193, 1964.

Chatrian, G.E.: The lambda waves. In: A. Remond (ed.). Handbook of Electroencephalography and Clinical Neurophysiology. Vol. 6A: G.E. Chatrian and G.C. Lairy (eds.). Elsevier, Amsterdam, 123–149, 1976.

Chatrian, G.R.: Electrophysiologic evaluation of brain death: A critical appraisal. In: M.J. Aminoff (ed.). Electrodiagnosis in Clinical Neurology. Churchill Livingstone, New York, 669–736, 1986.

Chatrian, G.R.: Coma, other states of altered responsiveness, and brain death. In: D.D. Daly and T.A. Pedley (eds.). Current Practice of Clinical Electroencephalography. 2 nd edition, Raven Press, New York, 425–487, 1990.

Cobb, W.A., Guiloff, R.F., Cast, J.: Breach rhythm: the EEG related to skull defects. Electroencephalogr. Clin. Neurophysiol. 47, 251–171, 1979.

Cooper, R., Winter, A.L., Crow, H.J. and Walter, W.G.: Comparison of subcortical, cortical, and scalp activity using chronically indwelling electrodes in man. Electroencephalogr. Clin. Neurophysiol. 18, 217–228, 1965.

Creutzfeldt, O. and Houchin, J.: Neuronal basis of EEG waves. In: A. Remond (ed.). Handbook of Electroencephalography and Clinical Neurophysiology. Vol. 2C, Elsevier, Amsterdam, 5–55, 1974.

Daly, D.D.: Genesis of abnormal activity. In: A. Remond (ed.). Handbook of Electroencephalography and Clinical Neurophysiology. Vol. 14, Elsevier, Amsterdam, 5–10, 1975.

Daly, D.D.: Epilepsy and syncope. In: D.D. Daly and T.A. Pedley (eds.). Current Practice of Clinical Electroencephalography. 2 nd edition, Raven Press, New York, 269–334, 1990.

de la Paz, D. and Brenner, R.P.: Bilateral independent periodic lateralized epileptiform discharges. Arch. Neurol. 38, 713–715, 1981.

Deutsche EEG-Gesellschaft: Empfehlungen der Deutschen EEG-Gesellschaft zur Bestimmung der Todeszeit. Z. EEG-EMG. 2, Suppl. 1, 53–54, 1970.

Deutsche EEG-Gesellschaft: Richtlinien zur Beschreibung und Beurteilung des EEG. EEG-Labor 7, 1–3, 1985.

Deutsche EEG-Gesellschaft: Mindestanforderungen für die Durchführung von EEG-Ableitungen in Klinik und Praxis. EEG-Labor 7, 178, 1985.

Deutsche EEG-Gesellschaft: Empfehlungen zu Ableiteprogrammen. EEG-Labor 8, 125–138, 1986.

Doose, H., und Gerken, H.: Photosensibilität. Genetische Grundlagen und klinische Korrelationen. Z. EEG-EMG 4, 182–187, 1973.

Drury, I.: Epileptiform patterns of children. J. Clin. Neurophysiol. 6, 1–39, 1989.

Dünsing, F.: Die Alphawellenaktivierung als Herdsymptom im Elektroencephalogramm. Nervenarzt 19, 544–552, 1948.

Ebner, A. , Collura, T., Baumgartner C. und Lüders, H.-O.: Registrierung temporaler Spikes mit einer nicht-zephalen Referenzelektrode. (Abstrakt) Z.EEG-EMG im Druck.

Eeg-Olofsson, O., Petersen, I. and Sellden, U.: The development of the electroencephalogram in normal children from the age of 1 through 15 years. Paroxysmal activity. Neuropädiatrie 4, 375–404, 1971.

Ellingson R.J.: Das EEG von Frühgeborenen und Neugeborenen. In. D.W. Klass und D.D. Daly. Klinische Elektroenzephalographie. G. Fischer Verlag, Stuttgart, 133–158, 1984

Fisch, B.J and Klass, D.W.:The diagnostic specificity of triphasic waves. Electroencephalogr. Clin. Neurophysiol. 70, 1–8, 1988.

Gabor, A.J. and Seyal, M.: Effect of sleep on the electrographic manifestation of epilepsy. J. Clin. Neurophysiol. 3, 23–38, 1986.

Gastaut, H., Roger, J., Soulayrol, R., Tassinari, C.A. et al.: Childhood epileptic encephalopathy with diffuse slow spike-waves (otherwise known as »petit mal variant«) or Lennox syndrome. Epilepsia 7, 139–179, 1966.

Gibbs, F.A., Davis, H. and Lennox, W.G.: The EEG in epilepsy and impaired states of consciousness. Arch. Neurol. Psychiatry 34, 1133–1148, 1935.

Gibbs, F.A., Gibbs, E.L. and Lennox, W.G.: Effect on the electroencephalogram of certain drugs which influence nervous activity. Arch. Intern. Med. 60, 154–166, 1937.

Gibbs, F.A. and Gibbs, E.L: Atlas of Electroencephalography. Vol.1, 2nd edition, Addision-Wesley, Reading, MA., 1951.

Gibbs, F.A. and Gibbs E.L.: Atlas of Electroencephalography. Vol.2, 2 nd edition, Addison-Wesley, Reading, MA., 1952.

Gibbs, F.A. and Gibbs E.L.: Atlas of Electroencephalography. Vol.3, Addison-Wesley, Reading, MA., 1964.

Gibbs, F.A., Rich, C.L., Gibbs, E.L.: Psychomotor variant type of seizure discharge. Neurology 13, 991–998, 1963.

Gilmore, P.C. and Brenner, R.P.: Correlation of EEG, computerized tomography and clinical findings: study of 100 patients with focal delta activity. Arch. Neurol. 38, 371–372, 1981.

Glaze, D.G.: Drug effects. In: D.D. Daly and T.A. Pedley (eds.). Current Practice of Clinical Electroencephalography. 2 nd edition, Raven Press, New York, 489–512, 1990.

Gloor, P., Kalabay, O. and Giard, N.: The electroencephalogram in diffuse encephalopathies: electroencephalographic correlates of grey and white matter lesions. Brain 91, 779–802, 1968.

Gloor, P.: Neural generators and the problem of localization in electroencephalography: application of volume conduction theory to electroencephalography. J. Clin. Neurophysiol. 2, 327–354, 1985.

Goldensohn, E.S. and Koehle, R.: EEG Interpretation: Problems of Overreading and Underreading. Futura Publishing Co., Mount Kisko, N.Y., 107–112, 1975.

Goldensohn, E.S.: Das EEG bei fokalen, intrakraniellen Läsionen. In: D.W. Klass und D.D. Daly. Klinische Elektroenzephalographie. Fischer, Stuttgart, 279–310, 1984.

Hansotia, P., Gottschalk, P., Green, P. and Zais, D.: Spindle coma incidence, clinicopathologic correlates and prognostic value. Neurology 31, 83–87, 1981.

Hess, R. und Neuhaus , T.: Das Elektroenzephalogramm bei Blitz-Nick-Salaamkrämpfen und bei anderen Anfallsformen des Kindesalters. Arch. Psychiat. Nervenkr 189, 37–58, 1952.

Hess, R.: Electroencephalographische Studien bei Hirntumoren. Thieme Verlag, Stuttgart, 1958.

Hockaday, J.M. and Whitty, C.M.: Factors determining the electroencephalogram in migraine: a study of 560 patients, according to clinical type of migraine. Brain 92, 769–788, 1969.

Hockaday, J.M. and Potts, F., Epstein, E., Bonnazi, A. and Schwab, R.S.: Electroencephalographic changes in acute cerebral anoxia from cardiac or respiratory arrest. Electroencephalogr. Clin. Neurophysiol. 18, 575–586, 1965.

Hughes, J.R.: Two forms of the 6/sec spike wave complex. Electroencephalogr. Clin. Neurophysiol. 48, 535–550, 1980.

International Federation of Societies for Electroencephalography and Clinical Neurophysiology: Report of the comittee on methods of clinical examination in electroencephalography. Electroencephalogr. Clin. Neurophysiol. 10, 370–375, 1958.

Janz, D. und Christian W.: Impulsiv-Petit mal. Dtsch. Z. Nervenheilk. 176, 346–386, 1957.

Jasper, H.H.: Das 10-20-Elektrodensystem der Internationalen Föderation. EEG-Labor 2, 143–149, 1980.

Jayakar, P., Duchowny, M., Resnick, T.J. and Alvarez, L.A.: Localization of seizure foci: pitfalls and caveats. J. Clin. Neurophysiol. 8, 414–431, 1991.

Jeavons, P.M., Bower, B.D. and Dimitrakoudi, M.: Long term prognosis of 150 cases of »West syndrome«. Epilepsia 14, 153–164, 1973.

Kaibara, M. and Blume, W.T.: The postictal electroencephalogram. Electroencephalogr. Clin. Neurophysiol. 70, 99–104, 1988.

Katz, R.I. and Horowitz, G.R.: Electroencephalogram in the septuagenerian: studies in a normal geriatric population. J. Am. Geriatr. Soc. 30, 273–275, 1982.

Kellaway, P.: Die visuelle Analyse der verschiedenen Aktivitäten des normalen EEG Erwachsener und Kinder. In: D.W. Klass und D.D. Daly. Klinische Elektroenzephalographie. Fischer, Stuttgart, 62–132, 1984.

Kellaway, P.: An orderly approach to visual analysis: characteristics of the normal EEG of adults and children. In: D.D. Daly and T.A. Pedley (eds.). Current Practice of Clinical Electroencephalography. 2 nd edition, Raven Press, New York, 139–199, 1990.

Klass, D.W. and Westmoreland, B.F.: Nonepileptogenic epileptiform electroencephalographic activity. Ann. Neurol. 18, 627–635, 1985.

Knott, J.R.: Electrode montages revisited: How to tell up from down. Amer. J. EEG Technol. 9, 33–45, 1969.

Knott, J.R.: Further thoughts on polarity, montages and localization. J. Clin. Neurophysiol. 2, 63–75, 1985.

Kornmüller, A.E.: Einführung in die klinische Elektrenkephalographie. J.F. Lehmann, München, 1944.

Kozelka, J.W. and Pedley, T.A.: Beta and mu rhythms. J. Clin. Neurophysiol. 7, 191–207, 1990.

Kubicki, S., Rieger, H., Busse, G. und Barckow, D.: Elektroenzephalographische Befunde bei schweren Schlafmittelvergiftungen. Z. EEG-EMG 1, 80–93, 1970

Kubicki, S. und Höller, L.: Systematische Einteilung der EEG-Grundrhythmen und -Normvarianten. EEG-Labor 2, 32–53, 1980.

Kugler, J., Martin, J.J., Radermecker, F.J. und Stochdorph, O.: Periodische Komplexe im EEG bei nekrotisierender Herpes-Enzephalitis. Z. EEG-EMG 7, 63–71, 1976.

Kugler, J.: Elektroenzephalographie in Klinik und Praxis. 3. Auflage, Thieme, Stuttgart, 171–192, 1981.

Kuroiwa, Y. and Celesia, G.: Clinical significance of periodic EEG patterns. Arch. Neurol. 37, 15–20, 1980.

Lai, C.W. and Gragasin, M.E.: Electroencephalography in herpes simplex encephalitis. J. Clin. Neurophysiol. 5, 87–103, 1988.

Lennox, W.G. and Davis, J.P.: Clincal correlates of the fast and the slow spike wave electroencephalogram. Pediatrics 5, 626–644, 1950.

Lerch, D.R. and Kaplan, A.M.: Alpha-pattern coma in childhood and adolescence. Arch. Neurol. 41, 68–70, 1984.

Lesser, R.P., Lüders, H., Dinner, D.S. and Morris, H.H.: An introduction to the basic concepts of polaritiy and localisation. J. Clin. Neurophysiol. 2, 45–61, 1985.

Lombroso, C.T., Schwartz I.H., Clark, D.M., Muench, H. and Barry, J.: Ctenoids in healthy youths. Controlled study of 14- and 6-per-second positive spiking. Neurology 16, 1152–1158, 1966.

Lombroso, C.T.: Neonatal polygraphy in full-term and premature infants: A review of normal and abnormal findings. J. Clin Neurophysiol. 2, 105–155, 1985.

Lüders, H., Lesser, R.P., Dinner, D.S. and Morris, H.H.III: Benign focal epilepsy of childhood. In: H. Lüders, R.P. Lesser (eds.). Epilepsy. Electroclinical Syndromes. Springer, Berlin, 303–346, 1987.

Lüders, H.-O., Burgess, R.C. and Noachtar, S.: Expanding the International Classification of seizures to provide localization information. Neurology 43, 1650-1655, 1993.

Lüders, H.-O. und Noachtar, S.: Atlas epileptischer Anfälle und Syndrome. Im Druck.

Markand, O.N.: Slow spike-wave activity in EEG and associated clinical features often called »Lennox« or »Lennox-Gastaut« syndrome. Neurology 27, 746–757, 1977.

Markand, O.N.: Electroencephalography in diffuse encephalopathies. J. Clin Neurophysiol. 1, 357–407, 1984.

Markand, O.N.: Alpha rhythms. J. Clin. Neurophysiol. 7, 163–189, 1990.

Matsuo, F. and Knott, J.R.: Focal positive spikes in electroencephalography. Electroencephalogr. Clin. Neurophysiol. 42, 15-25, 1977.

Maulsby, R.L.: Grundlagen für die visuelle Analyse: Polaritätskonvention, Grundbegriffe der Lokalisation und elektrische Felder. In: D.W. Klass und D.D. Daly (Hrsg.). Klinische Elektroenzephalographie. Fischer, Stuttgart, 23–31, 1984.

Maulsby, R.L., Kellaway, P., Graham, M., Frost, J.D., Proler, M.L., Low, M.D. and North, R.R.: The Normative Electroencephalograpic Data Reference Library. Final Report, Contract NAS 9–1200, National Aeronautics and Space Administration. 1968. Zitiert nach: Zifkin B.G. and Cracco, R.Q.: An orderly approach to the abnormal EEG. In: D.D. Daly and T.A. Pedley (eds.). Current Practice of Clinical Electroencephalography, 2nd edition, Raven Press, New York, 253–267, 1990.

Meierkord, H., Fish, D., Smith S.J.M., Scott, C.A., Shorvon, S. and Marsden, C.D.: Is nocturnal paroxysmal dystonia a form of frontal lobe epilepsy? Mov. Dis. 7, 38-42, 1992.

Morris, H.H. III and Lüders, H.: Electrodes. Electroencephalogr. Clin. Neurophysiol. 37, S3–S26, 1985.

Morris, H.H. III. Lüders, H., Lesser, R.P., Dinner, D.S. and Klem G.H.: The value of closely spaced scalp electrodes in the localization of epileptiform foci: a study of 26 patients with complex partial seizures. Electroencephalogr. Clin. Neurophysiol. 63, 107–111, 1986.

Newmark, M.E. and Penry, J.K.: Photosensitivity and Epilepsy: A Review. Raven Press, New York, 1979.

Niedermeyer, E.: The EEG-signal: Polarity and field determination. In: E. Niedermeyer and F.H. Lopez da Silva (eds.). Electroencephalography. Basic Principles, Clinical Applications and related Fields. Urban & Schwarzenberg, Baltimore, 79–83, 1987.

Niedermeyer, E.: Abnormal EEG patterns (epileptic and paroxysmal). In: E. Niedermeyer and F.H. Lopez da Silva (eds.). Electroencephalography. Basic Principles, Clinical Applications and related Fields. Urban & Schwarzenberg, Baltimore, 183–207, 1987.

Noachtar, S.: Der Klicker-Test: eine einfache Methode zur Überprüfung und Dokumentation der Bewußtseinslage im EEG. EEG-Labor 15, 41–46, 1993.

Noachtar, S. and Wyllie, E.: Atlas of epileptiform abnormalities. In: E. Wyllie (ed.). Treatment of Epilepsy: Principles and Practice. Lea and Febiger, Philadelphia, 298–355, 1993.

Pampiglione, G and Harden, A.: Resuscitation after cardiovascular arrest. Prognostic evaluation and early electrophalographic features. Lancet 1, 1261–1264, 1968.

Pampiglione, G. and Lehovsky M.: The evolution of EEG features in Tay-Sachs' disease and amaurotic family idiocy in 24 children. In: P. Kellaway and I. Petersén (eds.). Clinical Electroenephalography in Children. Grune and Stratton, Stockholm, 287–306, 1968.

PeBenito, R. and Cracco, J.B.: Periodic lateralized epileptiform discharges in infants and children. Ann. Neurol. 6, 47-50, 1979.

Pedley, T.A. and Traub, R.D.: Physiological basis of the EEG. In: D.D. Daly and Pedley, T.A. (eds.). Current Practice of Clinical Electroencephalography. Raven Press, New York, 107–137, 1990.

Petersén, I. and Eeg-Olofsson, O.: The development of the electroencephalogram in normal children from the age of 1 through 15 years – non-paroxysmal activity. Neuropädiatrie 2, 247–304, 1971.

Puglia, J.F., Brenner, R.P. and Soso, M.J.: Relationship between prolonged and self-limited photoparoxysmal responses and seizure incidence. J. Clin. Neurophysiol. 9, 137–144, 1992.

Radermecker, F.J.: Infections and inflammatory reactions, allergy and allergic reactions, degenerative diseases. In: A. Remond (ed.). Handbook of Electroencephalography and Clinical Neurophysiology. Vol.15A. Elsevier, Amsterdam, 162-235, 1977.

Radtke, R.A.: Sleep disorders. In: D.D. Daly and T.A. Pedley (eds.). Current Practice of Clinical Electroencephalography. 2nd edition, Raven Press, New York, 561–592, 1990.

Rechtschaffen, A., Wolpert, E.A., Dement, W.C., Mitchell, S.A. and Fischer, C.: Nocturnal sleep of narcoleptics. Electroencephalogr. Clin. Neurophysiol. 15, 599–609, 1963.

Rechtschaffen, A. and Kales, A.: A manual of standardized terminology, techniques and scoring system for sleep stages of human subjects. Public Health Services, USA, NIH Publication No. 204, Goverment Printing Office, Washington, 1968.

Reiher, J. and Lebel, M.: Wicket Spikes: clinical correlates of a previously undescribed EEG pattern. Can. J. Neurol. 4, 39–47, 1977.

Reiher, J., Beaudry, M. and Leduc, C.P.: Temporal intermittent rhythmic delta activity (TIRDA) in the diagnosis of complex partial epilepsy: sensitivity, specificity and predictive value. Can. J. Neurol. Sci. 16, 398–401, 1989.

Reilly, E. and Peters, J.F.: Relationsship of some varieties of electroencephalographic photosensitivity to clincal convulsive disorders. Neurology 23, 1050–1057, 1973.

Rumpl, E., Prugger, M., Bauer, G., Gerstenbrand, F., Hackl, J.M. and Pallua, A.: Incidence and prognostic value of spindles in post-traumatic coma. Electroencephalogr. Clin. Neurophysiol. 56, 420–429, 1983.

Salinsky, M., Kanter, R. and Dasheiff, R.: Effectiveness of multiple EEGs in supporting the diagnosis of epilepsy: an operational curve. Epilepsia 28, 331–334, 1987.

Sato, S., Dreifuss, F.E. and Penry, J.K.: The effect of sleep on spike wave discharges in absence seizures. Neurology 23, 1335–1345, 1973.

Schaul, N., Lüders, H. and Sachdev, K.: Generalized, bilaterally synchronous bursts of slow waves in the EEG. Arch. Neurol. 38, 690–692, 1981.

Schaul, N.: Pathogenesis and significance of abnormal nonepileptiform rhythms in the EEG. J. Clin. Neurophysiol. 7, 229–248, 1990.

Scheuler, W.: Ableiteprogramme in der Elektroenzephalographie. I. Allgemeiner Aufbau und grundsätzliche Eigenschaften hinsichtlich der Darstellung hirnelektrischer Aktivität. EEG-Labor 4, 101–115, 1982 a.

Scheuler, W.: Ableiteprogramme in der Elektroenzephalographie. II. Zur Wahl von Ableiteprogrammen bei der Darstellung unterschiedlicher EEG-Aktivitäten. EEG-Labor 4, 136–160, 1982 b.

Schwartz, M.S., Prior, P.F. and Scott, D.F.: The occurence and evolution in the EEG of a lateralized periodic phenomen. Brain 96, 613–622, 1973.

Sharbrough, F.W: Nonspecific abnormal EEG patterns. In: G. Niedermeyer and F. Lopez da Silva (eds.). Electroencephalography. Basic Principles, Clinical Applications and Related Fields. 2 edition, Urban & Schwarzenberg, Baltimore, 163–181, 1987.

So, E.L., Ruggles, K.H., Ahmann, P.A. and Olson, K.A.: Prognosis of photoparoxysmal response in nonepileptic patients. Neurology 43, 1719–1722, 1993.

Speckmann, E.J., Elger, C.E., Altrup, U.: Neurophysiological basis of the EEG. In: E. Wyllie (ed.). The Treatment of Epilepsy: Principles and Practices. Lea & Febiger, Philadelphia, 185–201, 1993.

Steudel, W.I., Krüger, J. und Grau, H.: Zur Alpha- und Spindel-Aktivität bei komatösen Patienten nach einer Schädel-Hirn-Verletzung unter besonderer Berücksichtigung der Computer-Tomographie. Z. EEG-EMG 10, 143–147, 1979.

Synek, V.M. and Synek, B.J.L.: »Theta pattern coma« occuring in younger adults. Clin. Electroencephalogr. 18, 54–60, 1987.

Torres, F., Faoro, A., Loewenson, R. and Johnson, E.: The electroencephalogram of elderly subjects revisited. Electroencephalogr. Clin. Neurophysiol. 56, 391–398, 1983.

Tyner, F.S., Knott, J.R. and Mayer, W.B. Jr.: Polarity and localisation. In: F.S. Tyner, Knott, J.R. Mayer and W.B. Fundamentals of EEG Technology. Vol.1: Basic Concepts and Methods. Raven Press, New York, 146–159, 1983.

Vogel, F: Über die Erblichkeit des normalen Elektroencephalogramms. Thieme, Stuttgart, 1958.

Vogel, F.: Untersuchungen zur Genetik der Beta-Wellen im EEG des Menschen. Dtsch. Z. Nervenheilk. 184, 137–173, 1962.

Walsh, J.M. and Brenner, R.P.: Periodic lateralized epileptiform discharges – long-term outcome in adults. Epilepsia 28, 533–536, 1987.

Weir, B.: The morphology of the spike-wave complex. Electroencephalogr. Clin. Neurophysiol. 19, 284–290,1965.

Westmoreland, B,F., Klass, D.W., Sharbrough, F.W. and Reagan, T.J.: Alpha-coma. Electroencephalographic, clinical, pathological and etiological correlations. Arch. Neurol. 32, 713–718, 1975.

Westmoreland, B.F. and Klass, D.W.: A distinctive rhythmic EEG discharge of adults. Electroencephalogr. Clin. Neurophysiol. 51, 186–191, 1981.

Westmoreland, B.F.: Benign EEG Variants and Patterns of uncertain clinical significance. In: D.D. Daly and T.A. Pedley (eds.). Current Practice of Clinical Electroencephalography, 2nd edition, Raven Press, New York, 243–252, 1990.

White, J.C., Langston, J.W. and Pedley, T.A.: Benign epileptiform transients of sleep: clarification of the "small sharp spike" controversy. Neurology 27, 1061-1068, 1977.

Williamson, P.D., Spencer, D.D., Spencer, S.S., Novelly, R.A. and Mattson, R.H.: Complex partial seizures of frontal lobe origin. Ann. Neurol. 18, 497-504, 1985.

Wolf, P.: Optische Provokationen in der EEG-Untersuchung bei Epilepsie. EEG-Labor 3, 1–34, 1981.

Zifkin B.G. and Cracco, R.Q.: An orderly approach to the abnormal EEG. In: D.D. Daly and T.A. Pedley (eds.). Current Practice of Clinical Electroencephalography, 2nd edition, Raven Press, New York, 253–267, 1990.

Zivin, L. and Ajmone-Marsan, C.: Incidence and prognostic significance of »epileptiform« activity in the EEG of nonepileptic subjects. Brain 91, 751–778, 1968.

Weiterführende Lehrbücher und Atlanten

Blume, W.T.: Atlas of Pediatric Encephalography. New York, Raven Press, 1982.

Daly, D.D., Pedley T.A. (eds.): Current Practice of Clinical Elektroencephalography. New York, Raven Press, 1990.

Klass, D.W. und Daly, D.D. (Hrsg.): Klinische Elektroenzepahlographie. Fischer, Stuttgart, 1984.

Osselton R., Cooper, J.W. and Shaw, J.C.: Elektroenzephalographie, 3. Aufl., Fischer, Stuttgart, 1984.

Spehlmann, R.: EEG Primer. Amsterdam, Elsevier, 1991.

Tyner, F.S., Knott J.R., Mayer Jr. W.B.: Fundamentals of EEG Technology. Vol 1. Basis Concepts and Methods. New York, Raven Press, 1983.

Werner, S.S., Stockard, J.E., Bickford, R.G. Atlas of Neonatal Electroenclephalography. New York, Raven Press, 1977.

Register

Absence, ... 21, 42, 46, 67, 71ff, 84ff
– Status 102
Ableitung,
– bipolare
.... 9ff, 118, 140ff, 144, 149, 166ff
– referentielle 11, 150, 152ff
Ableitemontage 9
Aktivität,
– paroxysmale schnelle 78
– Beta 92
Alpha,
– - Koma 15, 18, 128, 130
– - Reduktion 39
– - rhythmus 69, 119, 127
– - Sopor 15, 128
Alzheimer Erkrankung
  s. Demenz vom Alzheimertyp
Amnestische Episoden 28
Amplitudenunterschied
  s. Asymmetrie
Anästhesie 19
Anfall,
– akinetischer 21
– atonischer 21
– epileptischer 21
– gelastischer 83
– hypermotorischer 21
– klonischer 21, 65
– motorischer 21, 175
– myoklonischer 21, 46, 71, 158
– nicht-epileptischer 21, 97
– pseudo-epileptischer
  s. nicht-epileptischer
– psychogener 21
– psychomotorischer
  .... 12, 21ff, 88ff, 94ff, 161, 198
– subklinischer 44
– tonischer 21, 82, 92ff, 96ff, 198
– tonisch-klonischer 21, 72, 75
– versiver 21
Anfalls-,
– entstehung 41

– klassifikation 21
– muster ....
  ..... 15, 17ff, 43, 88ff, 92ff, 94ff, 161ff
– ursprung 45
Anoxie
  s. anoxische Enzephalopathie
Antidepressiva 104
Aphasie, postiktal 22
Arousal 88
Artefakt, ... 19, 157, 175
– Augenbewegung ....
  .... 175, 78ff, 184, 191ff, 196
– Berührung 129
– Bewegung 129, 185ff
– Blink 31, 126, 179
– EKG
  ...... 54, 59, 80, 123, 157, 178, 193ff
– EMG 82, 86, 88, 96ff, 157ff
– glossokinetisches 33
– Muskel s. EMG
– nicht-biologisches 175
– physiologisches 175
– Schwitz- 19
– Telefon 80
– -verdecktes EEG 15, 44, 96
– Zungenbewegung
  s. glossokinetisches Artefakt
Asymmetrie
  .... 10ff, 15, 18, 39, 104, 108ff, 112
Augen,
– öffnen 26, 69
– schluß 69
Aura, ... 21
– Angst 47, 143
– auditorische 21, 161ff
– autonome s. vegetative
– epigastrische 12, 21ff
– gustatorische 21
– olfaktorische 21
– psychische 21, 94
– somatosensible 21, 96
– vegetative 21
– visuelle 21, 198
Ausprägung 9, 23, 25
Automatismen, orale 88

Barbiturate 104
Befundklassifikation 9

Benigne epilepsiähnliche Transienten
  des Schlafes (BETS)
  s. Transienten, benigne epilepsie-
    ähnliche des Schlafes
Benigne epilepsietypische Potentiale
  des Kindesalters ....
  15, 18, 41ff, 60ff, 142, 146, 158ff, 178
Benzodiazepine 104, 107
Beta,
– erhöhtes 111
– exzessives 15, 18, 104, 107
– -Koma 15, 18, 128, 132
– -Sopor 15, 128
Bipolar 137
Bewußtseinszustand 11, 19
Blockade, neuromuskuläre 19
BNS-Anfälle 43, 81ff, 124
Burst-Suppression
  .... 15, 18, 105ff, 123ff

Ciganek-Rhythmus 34
Coma s. Koma
Cortex s. Kortex
Creutzfeldt-Jacob-Erkrankung
  s. Jakob-Creutzfeldt-Erkrankung
Ctenoids
  s. 14 und 6 Hz positive Spikes

Datenbank 9
Deafferenzierung, kortikale 129
degenerativ 24
Delta,
– de la jeunesse
  s. okzipitales Delta der Jugend
– -Koma 15, 18, 120, 122, 128, 134
– -Sopor 15, 115, 128
– verlangsamung 12, 112
– wellen ... 29ff, 35ff, 40, 115, 126, 129
Demenz vom Alzheimertyp 119
Differenzverstärker 138
Dipol 140, 148, 178, 188, 191ff
Drei Hz Spike-Wave-Komplex
  s. 3 Hz Spike-Wave-Komplexe
Drogenintoxikation, s. Intoxikation
Drop Attack 28
Dysplasie, kortikale
  s. Gyrierungsstörung

EEG,
– artefaktverdecktes 15, 44, 96ff
– Beschreibung 9
– Beurteilung 10, 11
– Differentialdiagnose 23
– Kategorien 15
– Klassifikation 10, 15
– normal 15, 19
– pathologisches 15, 19
– Pathologie 10ff, 16, 19
Einschlaflatenztest 113
Elektrode, ... 19, 138
– anterior temporale 10ff, 19,
– epidurale 19
– Erdungs- 129
– Foramen-ovale 19
– invasive 16ff
– Nasopharyngeal- 10, 19ff
– Ohr- 80, 157
– Ohrreferenz- 129, 194
– Referenz- 62, 152, 154ff, 157
– reihe 140, 142, 146, 166
– Skalp- 16, 129, 140
– spezielle Skalp- 19
– Sphenoidal- 10ff, 19ff
– subdurale 19
– Tiefen- 19
– typen 19
– Zusatz- 11, 142, 152, 164
Elektroden
  -Potentialfeld-Relation 146,
  148ff, 152, 154, 156ff, 164ff, 169ff, 173ff
Elektrokardiogramm (EKG)
  s. Artefakt 129
– Potentialfeld 195
Elektromyogramm (EMG)
  s. Artefakt
Elektrozerebrale Inaktivität ....
  .... 15, 18, 106, 129, 135
Empfindlichkeit 129
Enzephalitis,
– Herpes- 105, 134
– Meningo- 72
– Rasmussen 45
– Virus- 32
Enzephalopathie, ... 105
– anoxische
  ...... 38, 106, 115, 120, 122, 128ff, 130
– hepatische 27, 105, 118

205

– hypoxische 124
– metabolische 105
– toxische 106
epigastrisch
   s. Aura, epigastrische
Epilepsia partialis kontinua ... 45, 103
Epilepsietypische Potentiale
   s. Potentiale, epilepsietypische
Ereignis, paroxysmales 21, 22, 44
Extrasystole 135
Exzessives Beta s. Beta, exzessives

Filter, ... 9
– Hochfrequenz- 38, 129
FIRDA (= Frontale intermittierende
   rhythmische Deltaaktivität) 24, 32
Fokal 16
Fokus,
– epileptogener 105
Frontal, ... 139ff, 144ff
– lappenepilepsie 139, 147
Funktionsstörung
   s. Hirnfunktionsstörung

Generalisiert 16ff
Generator, ... 138, 157
– dipolarer 178, 189
– multiple 180
– negativ 154, 156, 165, 170ff, 173ff
– positiv
   138, 148, 154, 156, 165, 171, 173ff
– Oberfächen- 175
– Punkt- 175
– unipolar
   139ff, 142, 146ff, 152, 178, 189
Glossokinetisches Artefakt
   s. Artefakte
Grad der EEG-Pathologie 19
Grundrhythmus, ... 104
– erhöhter 18, 104
– okzipitaler 24, 26, 104
– reduzierter 12, 18, 109
– Suppression 15, 18, 106, 126ff
– Variante 24, 37, 106
– verlangsamung
   11ff, 15, 18, 23ff, 26ff
Gyrierungsstörung 96, 139, 147

Halluzination,
– visuelle 47
Hamartom 83
Hämatom, ... 126
– subdurales 104, 108
Hemiparese 78, 112, 149
Hemisphäre 21
Herpesenzephalitis
   s. Enzephalitis
Herz,
– fehler 111
– -Kreislauf-Stillstand
   38, 122, 130, 132, 135
– koronare -erkrankung 98
Hippocampus 16
Hirn,
– aktivität 157
– funktionsstörung, diffuse
17, 19, 105, 120, 122ff, 126, 128ff, 133ff
Hirnstamminfarkt s. Infarkt
Hirntod
   s. elektrozerebrale Inaktivität
Hyperventilation, ... 22
– induzierte Verlangsamung ... 35, 70
Hypnagoge Hypersynchronie
   24, 101
hypnapompisch 69
Hypsarrhythmie 15, 18, 43, 81ff

Iktal, ... 21, 44, 94, 96, 161
– inter- 41ff, 83, 94
– post- 13, 105ff, 112
Infarkt,
– Hirn- 105, 111, 120, 130
– pontiner 131
Infratentoriell 24
Intoxikation 106, 128ff
Irregulär 23, 182
Isoelektrisch 154ff, 170, 175
Isopotentialfeld,
– karte
   50, 62ff, 151, 163ff, 169ff, 173ff, 175
– linie 164

Jakob-Creutzfeldt-Erkrankung
   105, 117
Juvenile myoklonische Epilepsie
(Janz-Syndrom) 43, 68, 84

Karotisstenose 115
K-Komplex 112
Klicker-Test 68, 73ff, 84
Knochenlückenrhythmus 108
Koma, ... 19, 25, 106, 128ff
– Alpha- 15, 18, 128, 130
– Beta- 15, 18, 128, 132
– Delta- 15, 18, 120, 122, 128, 134
– Spindel- 18, 128, 131
– Theta- 15, 18, 128, 133
Kontusion, ... 109
– defekt 92, 181ff
Körpertemparatur 129
Kortex 140, 197
Kraniotomie 18, 108
Kreislaufkrise, hypotensive 129

Lambda-Wellen 41, 52
Längsreihe, 9ff, 140, 147, 149, 166
Läsion, ... 17
– destruktive 25, 105
– epileptogene 105, 121, 125
– Hirnstamm- 128
– ponto-mesenzephaler Übergang
   128, 131
– strukturelle 104ff, 137, 175
– zystische 40, 198
Lateralisiert 17, 104
Lateralisierung, paradoxe 22, 103
Lebertransplantation 122
Lennox-Gastaut-Syndrom
   42ff, 71, 76, 93
Lernstörung 60
Lipoidose 105
Locked-In-Syndrom 128
Lokalisation, ... 10, 16, 18
– begriff 16
– bestimmung 16, 137, 140
– regeln 137, 166

Mamma-Karzinom 102
MAO-Hemmer-Entzug 104
Mastoid 172
Medikamentenintoxikation
   s. Intoxikation
Medikation, sedierende
   104, 107, 129, 132

Mesiotemporal 88ff, 198
Migräne, ... 109
– anfall 25
Miniatur-Spike-Wave
   s. 6 Hz Spike-Wave
Montage, ... 175
– bipolare 139ff, 157
– referentielle 139
Müdigkeit s. Schläfrigkeit
Multi,
– fokal 16
– regional 16ff
Muster,
– Besondere - 15, 104
– -erkennung 166
– Periodisches - 15, 18, 105, 115ff
Myoklonien 115

Narbenveränderungen 104
Narkolepsie 104, 113
Narkotika 106
Negativität 138, 141, 146
Neugeborene 104
nicht-lateralisiert 17
Normvariante 24
Nullinie 146, 148, 152, 164, 190

OIRDA (= okzipitale
   intermittierende rhythmische
   Delta-Aktivität) 24
Okulärer Kompressionstest 22
Okzipital, ... 26, 34, 146
– Delta der Jugend 31
Oligodendrogliom 149

Panenzephalitis, subakute
   sklerosierende (SSPE) 105, 116
Paroxysmale
– Ereignis s. Ereignis, paroxysmales
– schnelle Aktivität 78
Pavor nocturnus 101
Periodisches Muster
   s. Muster periodisches
Periodische Lateralisierte Epilepsietypische Entladungen (PLEDs)
   15, 18, 105, 119ff

Phantom-Spike-Wave
  s. 6 Hz Spike-Wave
Phasenumkehr,
  .... 137, 140ff, 146, 148, 184
– dreifache - 149, 151
– negative - 56, 141, 146ff, 149
– mehrfache - 137
– positive - 141ff, 149
– weite - 137, 142ff
Photic Driving 43, 51, 87, 110
Photoparoxysmale Reaktion
  .... 15, 18, 43, 84ff
Photostimulation 43, 84ff
Polarität, ... 137ff, 148
– bestimmung 139, 175
– konvention 138, 152
Polymorph 120, 125
Positivität 56, 60ff, 138ff, 141, 146
Potential, ... 139
– dipol 178
– epilepsietypisches 41
– feld
  ... 137ff, 157, 166, 170, 175, 178, 190
– felddifferenz 175
– feldeinstreuung 157
– feldkarte s. Isopotentialfeldkarte
– feldverteilung 137, 164, 178
– generator 138ff, 175, 178, 180
– gradient 166, 190
– quelle 164, 175
– spannung 146, 170
– verteilung 166, 175
– wert 152, 166, 171
Polyspikes 15, 18, 43, 76ff
Positive okzipitale scharfe
  Transienten des Schlafes
  (POSTS) 41, 53, 175
Psychomotorische Variante
  s. rhythmisches temporales Theta
  der Schläfrigkeit

Quelle 138
Querreihe 9ff, 140

Raumwinkel 180
Reaktion, photoparoxysmale
  s. photoparoxysmale Reaktion

Reaktivität 23, 129
Reduziert 18
Referenz, ... 137
– -ableitung 11, 150
– -elektrode, indifferente 157, 171
– -elektrode, kontaminierte 162
– -elektrode, nicht-zephale ... 178, 199
Regional 16ff
Rektus lateralis Spikes 52, 58
REM,
– Rebound 104
– Schlaf 113
Repetitionsrate 42, 75
Respiration 129
Retardation, mentale 149
rhythmisch 23
Rhythmisches temporales Theta
  der Schläfrigkeit 24, 41, 98ff
Rolando-Spitzen
  s. epilepsietypische Potentiale des
  Kindesalters

Schädel-Hirn-Trauma 99
Scharfe Transienten
  s. Transienten, scharfe
Scharfe Wellen s. Wellen, scharfe
Schlaf, ... 19
– Apnoe 104
– Beginn-REM 15, 18, 104, 113
– deprivation 104
– spindel 57, 67, 77, 79, 112
– stadium 1 53
– stadium 2 .... 67, 77
Schläfrigkeit 19, 34
Sechs Hz positive Spikes
  s. 6 Hz positive Spikes
Sechs Hz Spike Wave
  s. 6 Hz Spike Wave
Schreiberausschlag 137ff
Sharp-Wave
  15, 18, 41, 47ff, 144ff, 153, 155, 168, 171
Shunt, ventrikulo-peritonealer
  .... 111, 133
Slow-Spike-Wave-Komplexe
  .... 15, 18, 42, 71ff
Small Sharp Spikes
  s. Benigne epilepsieähnliche
  Transienten des Schlafes (BETS)

Somnolenz 19
Sopor, ... 19, 25, 106, 128
– Alpha - 15, 128
– Beta - 15, 128
– Delta - 15, 115, 128
– Spindel - 128
– Theta - 15, 128
Spannungsverteilung 175
Spike 10ff, 15,
  .... 18ff, 41, 45ff, 142ff,
  .... 149ff, 175, 177ff
Spike-Wave-Komplexe
  .... 15, 18, 42, 67ff
Spitzenpotentiale
  s. epilepsietypische Potentiale
SSPE
  s. Panenzephalitis, subakute
  sklerosierende
Status,
– Absence - 102
– epileptikus s. auch Epilepsia
  partialis continua 103, 112
– muster 15, 18, 44, 102
– myoklonikus 115
Stimulation,
– akustische 129, 133
– Photo- 43, 51, 87, 84ff, 110
– sensorische 106, 128
– taktile 133
– visuelle 129
Subklinische Rhythmische Entladungen der Erwachsenen
  (SREDA) 41, 43, 100
Sulkus 197
supratentoriell 24
Synkope 22

Tachyarrhythmia absoluta 38
Tay-Sachs-Erkrankung 105
technisch,
– schwieriges EEG 19
– ungenügendes EEG 19
Temporale Verlangsamung
  der Älteren 24, 30
Temporallappen,
– epilepsie 18, 30, 88ff, 198
– teilresektion 47ff, 188
Thermistor 93

Theta,
– frontales 34
– koma 15, 18, 128, 133
– sopor 15, 128
– variante 34, 37
– wellen 115, 126
Todeszeitbestimmung
  s. elektrozerebrale Inaktivität
Tracé paroxystique 124
Transienten,
– benigne epilepsieähnliche
  des Schlafes 41, 54
– scharfe 36, 45, 49
– steile 41
Transitorisch ischämische Attacke 98
Travelling Wave 105
Trepanationsnarben 104
Trikuspidalatresie 123
Triphasische Wellen ... 15, 18, 105, 118
Tuberöse Sklerose 121
Tumor 105

Unipolar s. Generator, unipolarer
Unterdrückung des
  Grundrhythmus 25

Verlangsamungen, ... 15, 23, 104
– intermittierend ....
  .... 15, 18, 23ff, 29ff, 184
– kontinuierliche 10, 12ff, 15,
  18, 23, 25, 39ff, 108, 112, 115, 181ff
– physiologische 24
Verstärkereingang 138ff
Vertex-Wellen
  .... 41, 57, 61, 67, 69, 157, 175
Vigilanz 19
Volumenleitung 138, 182

Wach, ... 19
– EEG 114
Welle,
– biphasische 117
– steile 41
– triphasische ... 15, 18, 105, 118
Wicket-Spikes 41, 55
Widerstandsschwankung 157

207

Zone,
– epileptogene 137
Zyste, porenzephale 104, 106, 127

3 Hz Spike-Wave-Komplexe ....
.... 15, 18, 42, 75
6 Hz »Phantom« Spike Wave ....
.... 41ff, 69
6 Hz positive Spikes 56
10-10 System 11, 20, 48, 147, 164
10-20 System 11, 164
14 und 6 Hz positive Spikes 41, 79